中国医学科学院健康科普研究中心推荐读物

过敏医生说

主 编 尹 佳 王良录

中国协和医科大学出版社

北 京

图书在版编目（CIP）数据

过敏医生说 / 尹佳，王良录主编. —北京：中国协和医科大学出版社，2022.4
ISBN 978-7-5679-1914-3

Ⅰ.①过… Ⅱ.①尹…②王… Ⅲ.①变态反应病—普及读物 Ⅳ.①R593.1-49

中国版本图书馆CIP数据核字（2022）第024196号

过敏医生说

主　　编：尹　佳　王良录
责任编辑：杨小杰
封面设计：许晓晨
责任校对：张　麓
责任印制：张　岱

出版发行：中国协和医科大学出版社
　　　　　（北京市东城区东单三条9号　邮编100730　电话010-65260431）
网　　址：www.pumcp.com
经　　销：新华书店总店北京发行所
印　　刷：三河市龙大印装有限公司
开　　本：710mm×1000mm　　1/16
印　　张：23
字　　数：332千字
版　　次：2022年4月第1版
印　　次：2022年10月第2次印刷
定　　价：78.00元

ISBN 978-7-5679-1914-3

谨以此书献给
所有深受过敏性疾病困扰的朋友！

编委会名单

主　编　尹　佳　王良录

编　委　（以姓氏笔画为序）

编委简介

（按姓氏笔画排序）

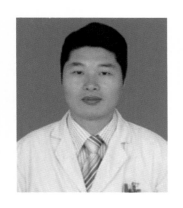

马行凯，苏州大学附属张家港医院（张家港市第一人民医院）耳鼻咽喉科副主任医师。擅长过敏性鼻炎、过敏性咳嗽等相关疾病的诊断和治疗。

王子熹，北京协和医院变态反应科主治医师。擅长过敏性鼻炎、哮喘、食物过敏、严重过敏反应及慢性荨麻疹的诊治。

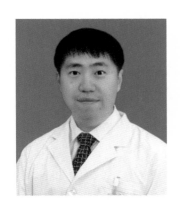

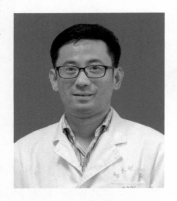

王宇清，医学博士，主任医师，教授，博士研究生导师。苏州大学附属儿童医院呼吸科副主任兼五病区主任。主要从事儿童支气管哮喘、慢性咳嗽、睡眠呼吸障碍疾病的临床及科研工作。

文利平，医学博士，北京协和医院变态反应科副主任医师。擅长过敏性疾病常见病、疑难病的诊疗，尤其对食物过敏和过敏性休克等急重症的诊疗有独到见解。

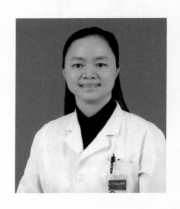

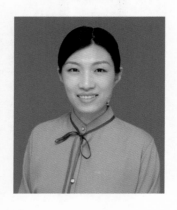

孔瑞，医学博士，首都医科大学宣武医院风湿免疫-变态反应科医师。擅长过敏性鼻炎、结膜炎、哮喘、荨麻疹、特应性皮炎等的诊治。

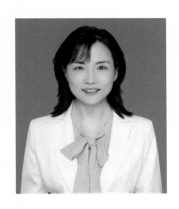

邓珊，北京协和医院变态反应学博士，大连医科大学附属第二医院过敏（变态）反应科副主任医师。擅长过敏性疾病的诊治。

冯彦，医学博士，硕士研究生导师，副教授，山西医科大学第一医院耳鼻咽喉头颈外科主任医师。擅长过敏性疾病的诊治。

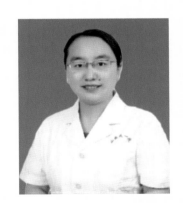

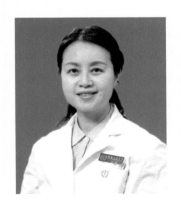

向莉，医学博士，主任医师，副教授，硕士研究生导师，首都医科大学附属北京儿童医院过敏反应科主任。擅长各类儿童过敏性疾病的临床诊疗及复杂疑难过敏性疾病的综合管理。

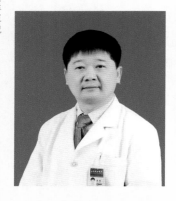

关凯，医学博士，副主任医师，副教授，硕士研究生导师，北京协和医院变态反应科主任助理。擅长上下呼吸道过敏性疾病（过敏性鼻炎、过敏性咳嗽、过敏性哮喘）、食物过敏、药物过敏、昆虫（蜂毒）毒液过敏、过敏性休克、特应性皮炎等过敏性疾病的诊治。在花粉过敏特异性诊断、脱敏治疗疗效及安全性评估领域具有较高学术造诣；在蜂毒致严重过敏反应领域学术研究居国内领先。

汤葳，医学博士，上海交通大学医学院附属瑞金医院呼吸与危重症医学科主任医师。擅长哮喘、慢性阻塞性肺疾病、呼吸道过敏性疾病的诊治。

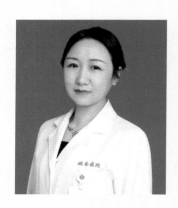

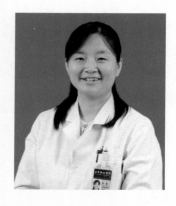

汤蕊，医学博士，硕士研究生导师，北京协和医院变态反应科副主任医师。擅长过敏性鼻炎、哮喘、荨麻疹、血管性水肿、遗传性血管性水肿、过敏性皮炎、湿疹、食物过敏、严重过敏反应的诊治。

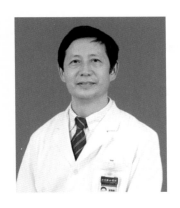

孙劲旅，医学博士，教授，博士研究生导师，主任医师，北京协和医院变态反应科副主任。擅长过敏性疾病特别是尘螨过敏、花粉过敏、严重过敏反应和食物过敏的临床及基础研究。

杜伟，医学博士，北京协和医院皮肤科主治医师。主要研究过敏性疾病和自身免疫性疾病，对过敏性疾病、感染性皮肤病、性病及激光治疗有较丰富的经验。

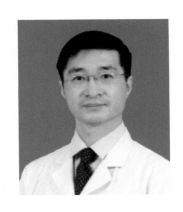

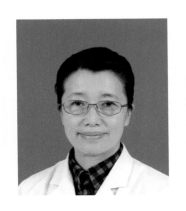

李宏，医学博士，副教授，北京协和医院变态反应科副主任医师。主要从事儿童及成人过敏性鼻炎、哮喘、荨麻疹、特应性皮炎、食物过敏、严重过敏反应等过敏性疾病的临床及科研工作。

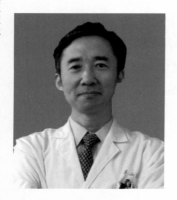

李巍，教授，博士研究生导师，复旦大学附属华山医院皮肤科主任医师，上海市皮肤病研究所副所长。在特应性皮炎、荨麻疹、银屑病等皮肤病的诊断和治疗方面具有丰富经验，致力于炎症与过敏性皮肤病的临床和基础研究。

李丽莎，临床医学博士，北京协和医院变态反应科主治医师。主要研究方向为变应性鼻炎、食物过敏、药物过敏。

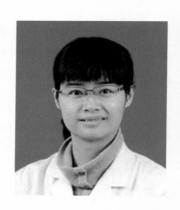

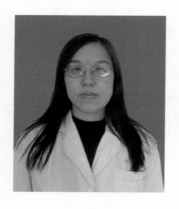

张影，医学博士，中国食品药品检定研究院研究员。从事过敏原制品的质量控制和标准化研究，完成了尘螨、花粉等多种过敏原制品的注册检验、检定方法的方法学验证、质量标准完善等工作。

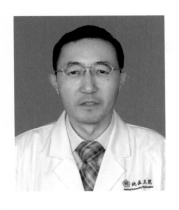

张雁林，医学博士，副教授，硕士研究生导师，北京大学第三医院职业病科副主任医师。擅长过敏性疾病、职业相关疾病的诊疗。

陈浩，医学博士，华中科技大学同济医学院附属同济医院过敏反应科主治医师。擅长各种过敏性疾病的诊断与治疗。

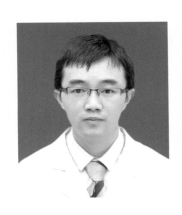

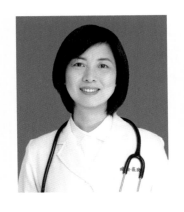

邵洁，内科学博士，上海交通大学医学院附属瑞金医院儿科主任医师。主要从事儿童哮喘、过敏性鼻炎、过敏性结膜炎、过敏性皮炎、食物过敏等过敏性疾病的临床和研究工作。

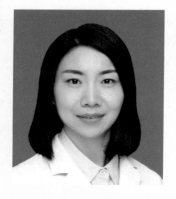

孟娟，医学博士，副教授，四川大学华西医院耳鼻咽喉头颈外科过敏性疾病诊治中心负责人。擅长气道过敏性疾病、食物过敏、药物过敏及严重过敏反应的诊治。

钟华，卓正医疗皮肤科副主任医师，美容主诊医师。擅长过敏性皮肤病、玫瑰痤疮、痤疮、黄褐斑的诊治及医疗美容和皮肤年轻化管理。

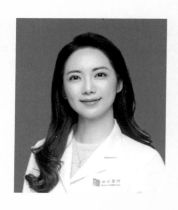

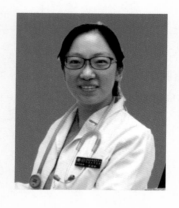

姜楠楠，医学博士，首都医科大学附属北京儿童医院过敏反应科主治医师。擅长食物过敏、严重过敏反应的临床诊疗。

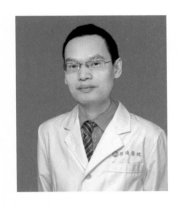

祝戎飞，医学博士，华中科技大学同济医学院附属同济医院过敏反应科主任医师。擅长过敏性鼻炎、哮喘、特应性皮炎等疾病的管理和脱敏治疗。

姚煦，主任医师，教授，博士研究生导师，中国医学科学院皮肤病医院（皮肤病研究所）过敏与风湿免疫科主任。擅长过敏性疾病和自身免疫性皮肤病的临床诊断和治疗。

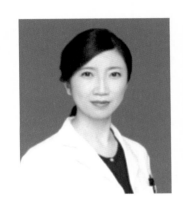

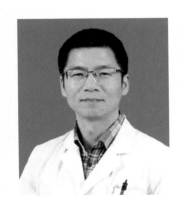

顾建青，北京协和医院变态反应科主治医师，中国医师协会变态反应医师分会青年委员会委员，中国研究型医院学会过敏医学专业委员会青年委员，北京医学会过敏变态反应学分会委员。

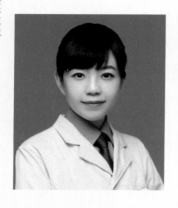

柴若楠，医学博士，副主任医师，副教授，中国人民解放军北部战区总医院过敏反应科主任。擅长儿童及成人过敏性疾病的诊断及治疗。

徐迎阳，医学博士，北京协和医院变态反应科住院医师。从事过敏性疾病的临床及基础研究。

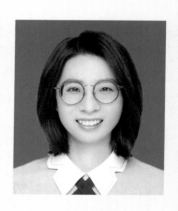

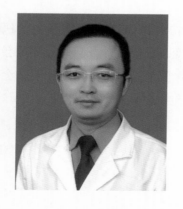

徐国纲，主任医师，教授，中国人民解放军总医院第二医学中心卫勤部副部长。擅长呼吸系统疾病、感染性疾病的诊治。

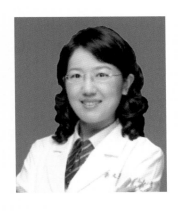

高翔，北京协和医学院变态反应学博士，副主任医师，青岛大学附属医院变态反应科副主任。主要从事成人与儿童花粉过敏、过敏性鼻炎与哮喘、食物与药物过敏、严重过敏反应的临床及基础研究，擅长脱敏治疗。

崔乐，医学博士，北京协和医院变态反应科主治医师。擅长过敏性鼻炎、过敏性结膜炎、咳嗽、哮喘、荨麻疹、特应性皮炎、严重过敏反应等过敏性疾病的治疗。

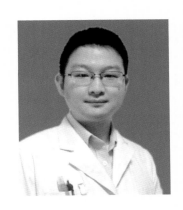

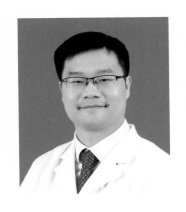

曾跃平，医学博士，副主任医师，硕士研究生导师，北京协和医院皮肤科主任助理兼科研秘书。主要研究方向为过敏性皮肤病（特别是特应性皮炎和荨麻疹）和皮肤组织病理诊断。

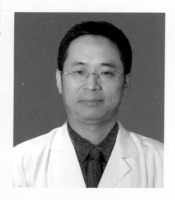

蔺林，医学博士，教授，复旦大学附属华山医院耳鼻咽喉头颈外科主任医师。擅长治疗各类鼻腔、鼻窦疾病。

鲜墨，广州医科大学呼吸内科学博士，广州医科大学附属第一医院变态反应科主治医师。在过敏性疾病如支气管哮喘、过敏性鼻炎、过敏性皮炎、食物过敏及脱敏治疗等方面有丰富临床经验。

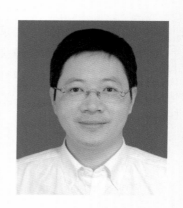

序 一

　　有人说，过敏性疾病是一种"文明病"；也有人说，过敏性疾病是一种"富贵病"。这两种说法虽然至今没有得到学术界的公认，但通过我们长期的临床观察，这些观点在某些方面是有一定道理的。

　　我国正行进在文化昌明、精神生活和物质生活日益丰富多彩的大道上；经过我们初步调查，国人的体质引发过敏性疾病的概率并不一定低于西方人。由此可以预见，过敏性疾病在我国可能会出现一些新发展和新动向。

　　尹佳教授和王良录教授发起和主编的这本有关过敏性疾病的科普读物《过敏医生说》，深入浅出地介绍了过敏性疾病的来龙去脉，通俗易懂，对广大公众和过敏性疾病患者有很好的指导和启发作用。过敏性疾病是一种可防可治的疾病，如果处置得当，还可能获得不药而愈的效果。

　　希望通过广泛持续的科普宣传，医患合力，推动我国的过敏性疾病医疗事业平稳安全快速地向前发展！

北京协和医院变态反应科创始人、原主任

叶世泰

2021年11月

序 二

在北京协和医院建院 100 周年之际，作为医院最具特色科室之一的变态反应科，也已经走过了 65 年历程。1956 年，我国第一个诊治过敏性疾病的科室——变态反应科在北京协和医院成立，成为我国过敏性疾病诊疗事业发展的摇篮，对提高我国过敏性疾病防治水平发挥了重要作用。

从 20 世纪 60 年代证实我国北方地区引起夏秋季花粉过敏最重要诱因是蒿属花粉，到 80 年代牵头 70 余个城市开展全国气传花粉和真菌调查，描绘我国气传致敏花粉谱和真菌谱；从自主研发我国本土过敏原诊断和治疗制剂，到将这些制剂推广应用到全国近千家医院，惠及千百万过敏性疾病患者……协和变态反应科在精耕细作中不断发展壮大。在发展自身的同时，协和变态反应科也培训了来自全国各地兄弟医院的医生，先后举办 46 届全国变态反应学习班，培养从事过敏性疾病诊治的医疗工作者 4000 余人，他们成为推动我国过敏性疾病诊疗事业发展的重要力量。

在北京协和医院的倡议和推动下，中华医学会变态反应学分会于 2001 年成立；《中华临床免疫和变态反应杂志》于 2007 年创立；中国医师协会变态反应医师分会和北京医师协会变态反应专科医师分会于 2016 年成立。2017 年，变态反应专科首次进入复旦大学医院管理研究所《中国医院专科综合排行榜》，至此北京协和医院变态反应科始终蝉联榜首。

"看过敏，去协和"已成为众多过敏性疾病患者的共识。每年有十万以上的过敏性疾病患者来到协和变态反应科求医寻药，一个个中国首例、乃至世界首例的过敏性疾病患者在这里被诊断与治疗，一个个过敏性疾病疑难病罕见病队列研究在这里建立与随访。

　　然而，中国之大，过敏性疾病患者之多，仅靠北京协和医院一家、仅靠医生单方面的努力是远远不够的。要知道，过敏性疾病在避开过敏原的情况下可防可治。这就需要广大过敏性疾病患者和社会公众多多了解过敏性疾病防治知识，和医生一起共同管理自己的健康。

　　尹佳教授和王良录教授主编的《过敏医生说》一书，以通俗易懂的语言传递过敏性疾病防治的科普知识，进一步规范过敏性疾病的诊断、治疗和预防。相信本书的出版，一定能对那些正在饱受过敏之苦的患者及其家人们有所帮助。

北京协和医院院长

张抒扬

2021年11月

前　言

2021年9月16日，北京协和医院迎来了百岁诞辰。为向百年协和华诞献礼，为了让全国的过敏性疾病患者了解过敏性疾病的科普知识，我们编写了此书。

过敏性疾病是新世纪的流行病，已被世界卫生组织列为21世纪需要重点研究和防治的疾病之一。据报道，目前全球1/5的人患有慢性过敏性疾病；未来，我们周围还会出现更多的过敏性疾病患者。欧洲过敏与临床免疫学学会（EAACI）甚至预测，欧洲未来将有50%的人口出现过敏。

近十年，我国过敏性疾病患病人数显著增多，当以数亿计！与如此庞大的患病人群相比，我国各医院独立的过敏专科和过敏专科医生的数量远远不能满足患者的需求。我国过敏性疾病患者亟须来自过敏专科医生的权威科普知识。

为及时向我国公众和患者推送科学的过敏性疾病防治知识，北京协和医院联合中国医师协会变态反应医师分会、北京医师协会变态反应专科医师分会、《中华临床免疫和变态反应杂志》及40余家媒体和企业，于2016年8月创立了"中国过敏防治周"（每年8月第二周），希望通过每年持续一周的专题科普推广活动，提高国人对过敏性疾病的知晓度。通过6年持续的"中国过敏防治周"推广活动，我国老百姓对过敏性疾病的认识水平已明显提高。

为持续推进"中国过敏防治周"的成果，我们于2019年创立了"中华临床免疫和变态反应杂志"微信公众号。此公众号由北京协和医院主办，致力于向我国医生、患者、公众和媒体持续推送过敏性疾病领域最新的研究成果和科普资讯；公众号编委会由来自全国各医院数十位过敏性疾病相关领域的中青年临床医生组成，每周推出8篇文章，其中5篇是原创或编译的科普文章。

　　《过敏医生说》一书汇集了"中华临床免疫和变态反应杂志"微信公众号自创立以来已发表的原创科普文章，其中包括过敏性疾病科普知识、病例介绍、疾病防治措施、国内外研究进展等。本书内容丰富，语言深入浅出，对广大过敏性疾病患者正确认识和预防过敏性疾病必将有所帮助。

　　阅读此书，您仿佛坐在过敏专科医生的诊室中听他们娓娓道来。如果您或您的家人和朋友正在面临过敏问题，推荐您阅读此书，也推荐您关注我们的"中华临床免疫和变态反应杂志"微信公众号。

　　百年协和，一切为民。希望这本书能成为过敏性疾病患者及其家人的良师益友！

　　我们过敏专科医生希望以这种方式，走进千家万户，守护我国过敏性疾病患者的健康！

北京协和医院变态反应学系主任

中国医师协会变态反应医师分会会长

《中华临床免疫和变态反应杂志》主编

2021年9月

目　　录

第七部分
昆 虫 过 敏

第八部分
疫苗与过敏

第九部分
过敏性鼻炎

第十部分
过敏性皮肤疾病

第十一部分
儿 童 哮 喘

第十二部分
成 人 哮 喘

第一部分

过敏浅谈

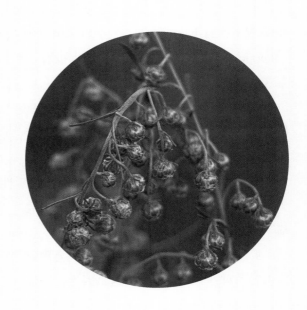

读懂过敏性疾病的"身体密码"

对我们每一个人来说，过敏性疾病既熟悉又陌生。过敏的发病率逐年增高，全世界的过敏人口占比已高达20%～40%，位列全球第六大慢性疾病。做到及时发现、规范诊断、正确治疗，有助于远离过敏性疾病的危害。您知道如何判别过敏性疾病，怎样读懂儿童及成人过敏的"身体密码"吗？让我们一起来了解一下。

过敏性疾病的"身体密码"

1. 过敏性敬礼　过敏性鼻炎儿童为了缓解鼻痒和使鼻腔通畅，经常会用手掌或手指自下向上搓鼻子，这个动作类似敬礼的姿势，称为"过敏性敬礼"（allergic salute）或"变应性敬礼"。也有一些儿童因鼻痒常做歪口、耸鼻、按住鼻尖及捏着鼻子等动作。

2. 熊猫眼（过敏性暗影）　过敏性鼻炎儿童的典型症状为揉眼睛，同时因鼻腔不通畅，导致血液经鼻腔回流受阻碍，容易在眼睛下方形成类似"熊猫眼"的黑眼圈（allergic shiner）。

3. 一字形皱褶　因为鼻子痒，有些过敏性鼻炎儿童习惯性地往上推着鼻子揉搓鼻尖，长此以往，就在鼻子上方形成一道横行的褶皱，称为"变应性皱褶"（allergic crease）。

4. "龅牙"（腺样体面容）　鼻炎会导致鼻塞，迫使儿童张口呼吸，长此以往很容易对容貌产生影响。这是因为长期张口呼吸会导致牙齿向外突出、排列不整齐、鼻梁扁平、硬腭高拱，形成腺样体面容，影响面容发育。

5. 反射性清嗓　过敏性鼻炎会导致有些患者长期过敏性咳嗽，多发生在晚上睡觉前和早上起床后。这是因为鼻子不通气，躺下后容易导致分泌物倒流引发咳嗽与喘息。患者会感觉咽部有异物感，无意识地发出"嗯、嗯"的清嗓声。

过敏性疾病的其他表现

如果出现以下症状，首先考虑为过敏反应，请及时来变态（过敏）反应科就诊。

1. 鼻部症状　常年鼻痒、打喷嚏、流鼻涕，打扫房间时加重，可能是尘螨过敏性鼻炎；季节性出现症状，可能是春季或夏秋季花粉导致的花粉症。

2. 呼吸道症状　经常发作憋气、喘息、呼吸困难，要考虑过敏性哮喘；换季时或者感冒后反复咳嗽，可能是过敏性咳嗽或咳嗽变异性哮喘等。

3. 眼耳症状　眼痒、红肿，耳痒、外耳道内反复流水，可能是过敏性结膜炎、外耳湿疹等。

4. 皮肤症状　小儿皮肤发红、皮疹、粗糙、脱屑，要考虑食物过敏导致的幼儿湿疹。皮肤大片风团、瘙痒，可能为不同原因导致的急、慢性荨麻疹。使用化妆品后面部发红、皮疹、疼痛，可能为过敏性皮炎。

5. 全身症状　饭后散步或其他运动时，突然出现全身皮疹、胸闷、腹痛、头晕，甚至休克，可能是食物依赖-运动诱发严重过敏反应。

6. 其他　食用海鲜、水果后口唇红肿、瘙痒，甚至全身皮疹，可能为海鲜或水果等食物过敏；家中养宠物，常感觉眼痒、鼻塞、憋气，可能是宠物过敏；还有药物过敏、昆虫蜇刺过敏等。

如何检查过敏原

详见"怎么判断对什么食物过敏"。

脱敏治疗

过敏原特异性免疫治疗（allergen immunotherapy，AIT）又称脱敏治疗（详见第十三部分"脱敏治疗"），是目前世界卫生组织（WHO）推荐的过敏性疾病唯一对因治疗的方法。与单纯药物对症治疗相比，脱敏治疗的优点有：

1．明显减轻甚至完全缓解过敏患者的临床症状。

2．预防新发过敏，预防过敏性鼻炎进一步发展为哮喘。

3．可减少或者停用对症治疗的药物，避免长期用药的副作用。

4．显著提高哮喘的长期缓解率，改善患者的生活质量。

（高　翔）

过敏是由免疫力低下导致的吗

　　"医生，我的孩子得了鼻炎、哮喘，是不是体质太弱、免疫力低下导致的呢？是不是长大了免疫力提高就好了？""医生，我以前不过敏，现在突然过敏了，是不是免疫力下降导致的？给我打点免疫球蛋白提高免疫力吧！"……

　　这些问题基本上每次出门诊都会被患者或其家属问到，表明大家对过敏和免疫力的误解太深。过敏的发生与人体免疫系统有关，但并不是由免疫力降低导致的。人体的免疫系统相当于"入境边检"，当外来物质进入机体，免疫系统会进行识别，有用的或无害的物质会通过"边检"，与人体和谐相处，被吸收利用或被排出；而"边检"识别出有害物质时，免疫系统会立刻做出反应，将"入侵者"驱除或消灭。这套精密的系统保护着我们，免除机体遭受外来有害物质的侵害。而过敏是机体免疫系统出现紊乱，反应过度，把无毒无害物质（如尘螨、真菌、花粉、猫/狗皮屑），甚至是有益物质（如牛奶、鸡蛋等食物）当成有害物质，对其产生过强的、异常的免疫反应，在此过程中人体的组织器官会被误伤，出现皮肤过敏（如急性荨麻疹、湿疹）、过敏性鼻炎、过敏性哮喘，甚至严重过敏反应。所以过敏是免疫系统在某种程度上反应异常、过强，并非免疫力低下。

　　有些过敏性疾病可能随着年龄增大有逐渐缓解的趋势，但并不是免疫力增强的"功劳"。例如，婴幼儿阶段牛奶、鸡蛋过敏引起腹泻、呕吐、湿疹，随着年龄增大、胃肠道消化酶功能增强、胃肠黏膜屏障功能更完善（并非免疫力增强），80%的孩子在3～5岁可能对牛奶、鸡蛋不过敏了。但对坚果、海鲜类过敏的人，对这些食物过敏多会持续终生。而对鸡蛋、牛奶过敏的孩子，即便鸡蛋、牛奶不过敏了，但可能会逐渐出现过敏性鼻炎和/或过敏性哮喘。儿童期哮喘到青春期能否自然缓解与多种因素相关。由病毒、细菌等感染因素诱发的非过敏性哮喘，随着年龄增长、免疫系统发育完全、抵抗力增强，哮喘有可能缓解。但在此过程中不能消极等待其自然缓解不予干预，还是需要积极正规治疗，避免哮喘反复发作、炎症反复刺激，引起气道黏膜增厚、腺体增生、平滑肌肥大增生，造成气道结构重塑，肺功能下降，这种损害一旦出现是永久性、不可逆的。但如果哮喘发病是与过敏因素相关的，自然缓解的概率显著降低。在鼻炎的研究中也有类似发现，儿童鼻炎能否随年龄增长缓解，也与是否由过敏引起密切相关。73%的非过敏性鼻炎会随患者年龄增大缓解，但过敏性鼻炎缓解的概率只有13%～15%。可见过敏并不是随着年龄增大、抵抗力增强就会缓解的。

需要强调的是，一般情况下使用免疫球蛋白来提高免疫力是不主张的。因为这种免疫力是外来的，不是自身的（被动免疫），免疫球蛋白大概2周即被代谢掉，免疫力又会被"打回原形"。另外，免疫球蛋白属于血液制品，一些人注射后可能会引起严重过敏反应；如果在来源上把关不严，可能使健康人感染血液传播疾病，如艾滋病、乙型肝炎、丙型肝炎等。免疫球蛋白一般用于肿瘤化疗的辅助治疗及某些特殊感染的紧急治疗。提高免疫力没有捷径，只有依靠锻炼、合理膳食营养，同时保持心情舒畅、劳逸结合、生活规律，纠正不良生活习惯。过敏性疾病的发病虽然与免疫力降低无关，但无论任何人，为了身体健康，上述事项都是应该做到的。

（孟　娟）

有一种成长是经历过敏

在门诊，变态（过敏）反应科医生常常会遇到倍感焦灼的父母，他们或是对孩子未来成长要经历难以预测的过敏治疗充满焦虑和恐慌，或是自责耽误了孩子的治疗，或是想知道孩子怎么得的病，严重不严重，能否治好。

通常，医生会向疑惑的父母做3个重要的告知：一是解释如何积极治疗这个孩子现患的过敏性疾病；二是普及过敏的来龙去脉，也就是教会父母们认识一个从未听过的概念——过敏进程；三是和孩子父母一起来分析这个孩子本身有哪些过敏进展的危险因素及如何防范。

过敏儿童的成长经历相似之路——过敏进程

距今30～40年前，欧洲的医学研究者观察到过敏性疾病的发生具有较为普遍的年龄特征和规律。早在婴儿出生后2～3个月，最先出现的过敏表征是与食物蛋白过敏相关的皮肤湿疹，或消化道症状如呕吐、腹泻、便血等，随后逐渐加重，约1岁时达到高峰，继之多可缓解。然而一部分幼儿过敏症随年龄增长发生新的变化，在学龄前期症状转为咳喘或鼻炎，在学龄期甚或青少年阶段进展为支气管哮喘和/或过敏性鼻炎。这种情况英文称为"Allergy March"或"Atopic March"，直译为"过敏进程"或"过敏长征"，很是形象，也开创了对过敏性疾病应实施早期预防的策略思路。被诊断为过敏的孩子其父母乍一听"过敏进程"，会很担忧孩子的过敏会从湿疹或食物过敏发展到持续哮喘和持续鼻炎。从事过敏研究的科学家在近年来持续分析各大出生队列人群"过敏经历"的数据，揭示了过敏演变的新认知。

过敏演变并非一条路途——儿童时代过敏经历有7类模式

近年来，有多个人群出生队列前瞻性研究，历时10～20余年，每个独立的队列人群数量均为数千例，属于自然人群，从出生后就被纳入研究项目中，进行持续跟踪随访，观察从出生开始不同年龄段出现过敏症状的时间、症状类型和演变经历，以期探究过敏的遗传因素、环境因素及复杂的免疫机制。将其中一些不同队列人群的过敏症状发生和变化的数据进行采集归纳，先约定从出生至11岁阶段以是否发生湿疹、喘息、鼻炎这3种症状（以医生的诊断为准）中任何之一作为过敏症的开始，并将每一个个体的过敏症状演变进行整合聚类分析建模，发现了如下规律。

从出生到11岁这一阶段的儿童时代，是否过敏及过敏如何演变总体分为8类。第1类表现为从不发生任何一种过敏症状，占51.2%，是"无过敏症"。第2～8类表现为在不同年龄段出现过敏症状，占48.8%，分别经历过敏演变的七类模式之一（图1-1）。第2类表现为"过敏进展"，占3.1%，即1岁前出现早发湿疹伴喘息，逐渐于2～3岁出现鼻炎并伴随湿疹、喘息持续直至11岁；第3类表现为"持续湿疹和喘息"，占2.7%，即1岁前早发湿疹、喘息并持续至11岁，但从无鼻炎；第4类表现为"持续湿疹和迟发性鼻炎"，占4.7%，即1岁前早发湿疹并持续，于5岁新发鼻炎持续至11岁，但从无喘息；第5类表现为"持续喘息和迟发性鼻炎"，占5.7%，即1岁前发作喘息，且于5岁新发鼻炎伴喘息持续至11岁，但无湿疹；第6类表现为"一过性喘息"，占7.7%，即1岁前发作喘息，此后发作频率逐渐减少，直至8岁完全缓解，但从无湿疹、鼻炎；第7类表现为"只有湿疹"，占15.3%，即1岁前以单一湿疹症状起病并持续至11岁，但无喘息、鼻炎；第8类表现为"只有鼻炎"，占9.6%，即3岁始发单一鼻炎症状，5岁后患病率迅速增高并持续至11岁，但罕有湿疹、喘息。

从上述儿童时代过敏演变的模式可见，约一半儿童经历过敏症，虽然进展为

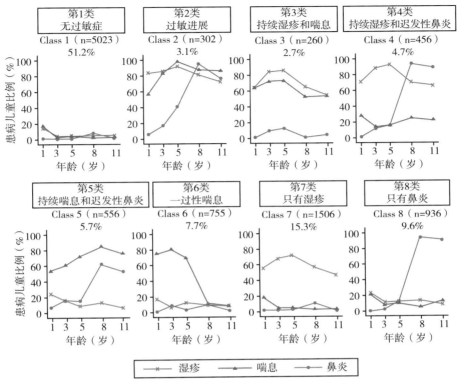

图1-1 第1～8类过敏表现

〔资料来源：BELGRAVE D C，GRANELL R，SIMPSON A，et al. Developmental profiles of eczema，wheeze，and rhinitis：two population-based birth cohort studies. PLos Med，2014，11（10）：e1001748.〕

多系统性过敏症并持续迁延的儿童仅约占3%（如第2类），但非多系统性过敏症（除第6类外，其他类1～2个系统发病）儿童高达38%，所以众多过敏儿童的成长经历是免疫系统在发生发展中与变化着的众多环境因素不断对话的漫长经历。

"过敏进展"的儿童虽然是少数，但他们的治疗最为困难和复杂，具有相似的特征被称为"特应性"，这些儿童往往在幼年出现对多种过敏原（包括食物过敏原和吸入性过敏原）过敏，且持续时间长，或从对一种过敏原过敏发展为对多种过敏原过敏，因此需要对"过敏进展"患儿进行针对性检查化验和必要监测，以早发现、早治疗、早管理。

预防过敏进展非一日之功——早期诊断＋综合防治＋高危防范

早期诊断儿童过敏症有赖于医患双方配合，可从6个方面寻找线索：第一是充分了解父母亲家族过敏史和孩子个人过敏史；第二是积极寻找过敏原及触发过敏发作的相关协同环境因素；第三是尽可能请父母详细叙述既往症状发作的经过和治疗过程；第四是仔细的体格检查；第五是选择合适的过敏原检测方法；第六是对其他可能原因引发类似症状综合分析。

过敏症儿童可能会因为表现不同的症状就诊于变态（过敏）反应科、皮肤科、呼吸科、耳鼻喉科、消化科、儿童保健科、眼科等，典型过敏症状并非难以识别，但要注意勿将过敏性鼻炎当作普通感冒，勿将反复喘息发作视为短暂的免疫功能降低，分不清食物过敏消化道症状与感染所致胃肠炎症，诊断不当就会偏离正确的防治方向。少数儿童是疑难复杂过敏症，需要变态（过敏）反应科或多学科协作进行确诊和治疗。

已经确诊过敏症的患儿，其治疗原则是协同治疗加管理：一是充分药物治疗控制症状，减少反复发作；二是明确知晓过敏原和实施防范措施；三是进行适宜的脱敏治疗预防过敏进展；四是减少触发过敏的相关危险因素（包括空气污染、香烟暴露、反复呼吸道感染、滥用抗生素、社会心理因素等）。

提示有过敏症孩子的父母，对照以下6个方面逐项回答"准备好与孩子共同抵抗过敏了吗？"

1. 理解并认同医生对孩子过敏症的早期诊断。

2. 认识到过敏症在儿童时代并非一蹴而就，而是需要持续管理。

3. 已掌握每一种处方药物的用途、药量、用法和疗程。

4. 已开始执行过敏原环境防控或正在准备执行。

5. 妥善整理保存了医疗病历资料（包括病历文书、检查化验结果、处方资料）。

6. 与所有涉及照顾孩子的家庭成员进行了有效的沟通或准备进行沟通。

如果以上6个方面都已进行或正在进行，那么意味着接受将要迎接的生活挑战——给予孩子更多保护来尽力免除误入过敏发展的危险旅程，呵护孩子健康长大。

（向　莉）

户外自然环境与儿童过敏

近年来，城市绿化作为影响呼吸道过敏性疾病的潜在因素，受到了人们的广泛关注。

研究表明，出生时居住在绿化较好社区的儿童7岁时过敏性哮喘和过敏性鼻炎的发病率较低。生活在有大量动物物种社区的儿童患过敏性疾病和哮喘的风险增加。同样，学校周围的绿化与儿童哮喘之间存在有益联系，尤其是在空气污染程度较高的地区，绿化程度越高，哮喘症状越少。学校周围动物物种丰富度与过敏性疾病的高流行趋势相关。

绿化对过敏性疾病的影响机制尚不清楚。可能归因于植被可降低环境中颗粒物质和有害气体水平，提供更多微生物暴露，微生物多样性可能具有保护性免疫调节作用，防止炎症反应，增强免疫耐受，从而预防过敏性疾病的发生。研究报道，绿色环境的保护作用实际上可能与自主神经调节有关，这种保护作用归因于与自然的接触而不是更高的生物多样性，绿色环境可减轻压力，降低心率，居住在这些地区的儿童适应负荷较低，更有利于健康。

但与绿化保护作用不同的是，动物物种丰富度高是发生过敏性疾病的危险因素。过敏性疾病的高患病率可能与生活在动物物种丰富度较高社区儿童的免疫球蛋白E（IgE）水平升高有关。还有一种解释是，更丰富的物种意味着更丰富的过敏原暴露，在绿色环境中呈保护作用可能是因为我们通常使用的评价指标是生物多样性指数，其不能反映植被物种的丰富度，而物种的丰富度也不能反映物种的均匀度，因此不能解释物种多样性和自然生态系统的真实情况。

户外过敏原暴露与过敏性疾病发生发展之间的联系是非常复杂的，它可能与其他因素相互作用。户外自然环境对过敏性疾病的影响机制还有待进一步研究。

（祝戎飞　杨雅琪）

宝宝过敏会好吗
——从儿童过敏原致敏谱演变的研究找答案

很多有过敏性疾病宝宝的家长有一个共同的困扰，宝宝过敏会好吗？这个病会持续终身吗？

一些出生队列研究观察结果为我们回答了这个问题，在儿童成长过程中，过敏性疾病不是一成不变的，而是一个发展演变的过程，这个过程也并非一条路线、一种规律，而是多条途径。

一项在德国进行的纳入1314名新生儿的观察性出生队列研究（MAS研究），迄今已跟踪近30年，阐明了家族史和早期致敏作用是儿童过敏和哮喘发展到成年早期的重要预测因素，这种因素对IgE介导的20岁以下过敏性疾病患者更为强烈。早期室内过敏原致敏对学龄儿童肺功能发育造成损伤。在20岁时，有过敏家族史的随访对象同时存在过敏反应的比例是无过敏家族史随访对象的3倍。在整个生命进程的前20年中，湿疹是与其他过敏性疾病共存比例最小的疾病。哮喘的发病率在青春期开始后向女性转移，到20岁时性别平衡，而过敏性鼻炎发病率一直是男性多于女性。在青春期开始后，湿疹的发病率已经明显地转变为女性占主导地位，到20岁时，女性的发病率是男性的2倍。

研究发现，高浓度的室内过敏原暴露是特异性过敏的危险因素，这与学龄早期哮喘的发展和肺功能受损有关。产前和产后烟草烟雾暴露增加了特异性过敏反应和哮喘的发生。这种严重的表型与临床上观察到的"过敏进展"现象相符。显然，并不是每个特应性皮炎患者都会发展成哮喘，也不是所有的哮喘患者都有特应性皮炎病史。在婴儿期患有湿疹和父母有过敏史的儿童患哮喘的风险会大大增加。有趣的是，关于湿疹的基因研究，特别是确定丝聚蛋白基因突变是湿疹和随后哮喘发展的主要危险因素，强调了皮肤作为宿主和环境之间的界面在形成免疫反应方面的作用，这些免疫反应甚至在外周器官中也会诱发慢性炎症。

在所有潜在的风险因素中，最应值得关注的是可变因素。所有的出生队列研究表明，出生前的烟草烟雾暴露是一个很强的危险因素。鉴于儿童大部分时间都在家庭环境中度过，暴露于室内过敏原对过敏反应的发生率、哮喘的发展及儿童期至青春期呼吸道疾病的持续存在有着强烈影响，也是所有专业医生诊治和管理患者面临的共同挑战。

（向　莉　范文乐）

益生菌在过敏性疾病防治中的作用

目前，过敏性疾病已成为一种普遍的公共健康问题。2005年世界变态反应组织（WAO）对30个国家过敏性疾病的流行病学调查显示，在这些国家的总人口中，22%的人患有过敏性疾病，如过敏性鼻炎、哮喘、结膜炎、湿疹、食物过敏、药物过敏等。过敏性疾病的发生率正逐年增加，造成了巨大的医疗负担。如何有效预防及治疗过敏性疾病已成为当下研究热点。

过敏是指机体对原本无害物质产生的不适当免疫反应，又称Ⅰ型变态反应，由免疫球蛋白E（IgE）介导。由过敏引发的一组疾病称为过敏性疾病，属于全身性疾病。有以下特点：儿童多发、反复发作、多种过敏原、多器官受累。常见的过敏性疾病见表1-1。

表1-1 由IgE介导的常见过敏性疾病

代表性疾病	常见过敏原	致敏途径	过敏反应
全身性过敏反应	药物、血清、毒素	注射	水肿、血管通透性增加、气管阻塞
过敏性皮肤病	细菌、真菌、金属饰品	接触	局部充血、血管通透性增加
过敏性鼻炎	花粉、尘螨排泄物	吸入	鼻黏膜水肿、鼻黏膜刺激
过敏性哮喘	花粉、尘螨排泄物	吸入	支气管收缩、黏液分泌增多、气道炎症
食物过敏	蟹类、牛奶、鸡蛋、鱼类、小麦	食入	呕吐、腹泻、瘙痒、风团、皮疹

过敏反应发病机制

主要有2种假说。

1. **卫生学假说** 工业化发达国家过敏性疾病发病率很高。家庭规模小型化和儿童感染发生率降低减少了微生物的接触机会，而这些微生物在婴幼儿宿主免疫成熟过程中发挥了重要作用。

2. **肠道菌群假说** 由于肠道正常菌群成员中含有建立肠相关淋巴组织（GALT）早期发育的刺激物，激发辅助性T淋巴细胞（Th）1型免疫应答，因此肠道正常菌群中某些细菌可刺激免疫系统，却不引发对机体有害的炎症反应。现代生活方式和饮食习惯的改变引起肠道菌群构成改变，增加了儿童对过敏性疾病的易感性。

益生菌抗过敏研究

脱敏治疗是过敏性疾病的最佳治疗手段。目前尚未研制出治疗过敏性疾病的疫苗，最主要的治疗方式是采用药物治疗来控制过敏症状（即对症用药）；但药物治疗并不能改变过敏性疾病的进程，因而也就不能从根本上达到治愈效果。随着生物技术的发展和生物药物研究的深入，多项研究显示益生菌对过敏性疾病有一定的预防和治疗效果。文献报道的益生菌抗过敏研究见表1-2。

表1-2　益生菌抗过敏研究近况

研究水平	研究者	年份	涉及菌种	研究结果
体外研究	Pochard	2004	植物乳杆菌、乳酸乳球菌、干酪乳杆菌	升高Th1比例，调节免疫系统
	Shida	2002	干酪乳杆菌代田株	升高Th1比例
	Darab Ghadimi	2008	鼠李糖乳杆菌、格氏乳杆菌、两双歧杆菌、长双歧杆菌	刺激Th1相关细胞因子干扰素-γ分泌，同时抑制Th2相关细胞因子白介素-4和白介素-5分泌

续　表

研究水平	研究者	年份	涉及菌种	研究结果
	Man-Chin Hua	2010	马铃薯杆菌、酪酸梭状芽孢杆菌、粪肠球菌	刺激Th1相关免疫反应
在体研究	Hougee S.（小鼠OVA致敏模型）	2009	动物双歧杆菌乳酸亚种NumRes252、动物双歧杆菌亚种球菌NumRes253、短双歧杆菌M-16V、婴儿双歧杆菌NumRes251、植物乳杆菌NumRes8、鼠李糖乳杆菌NumRes6	1. 短双歧杆菌M-16V与植物乳杆菌NumRes8可以减少肺泡灌流液中的嗜酸性粒细胞，说明上述2种益生菌可以减轻肺部炎症反应，减少卵清蛋白特异性IgE和IgG1的量 2. 植物乳杆菌NumRes8还可以减少实验动物血液中白介素-4、白介素-5和白介素-10的量 3. 短双歧杆菌M-16V可降低皮肤对于卵清蛋白的过敏反应程度，表明上述益生菌可以减轻过敏性疾病强度
	Debra J.Thomas（三元杂交猪）	2010	鼠李糖乳杆菌HN001	鼠李糖乳杆菌HN001对于减轻过敏模型动物的皮肤和肺部过敏反应是有作用的，同时也可以增加干扰素-γ的分泌，有利于诱导Th1应答，可以减轻过敏反应强度
临床研究	Isolauri	2000	鼠李糖乳杆菌LGG、双歧杆菌BB12	可调节过敏性皮炎
	Hattori	2003	短双歧杆菌M-16V	显著减轻花粉过敏症状
	Rosenfeldt	2003	鼠李糖乳杆菌19070-2、罗伊乳杆菌DSM	对于特应性皮炎的控制有很好的作用，尤其对皮试阳性者和IgE水平上升者效果更佳
	Weston	2005	发酵乳杆菌PCC	缓解特应性皮炎的严重程度，减小炎症反应面积
	Ouwehad	2009	益生菌（25%的嗜酸乳杆菌NCFMTM和75%的乳双歧杆菌B1-04）	减轻桦树花粉过敏患者的鼻部症状
	Kalliomaki	2001	鼠李糖乳杆菌	对过敏性疾病高危儿童有一定的预防作用
	Kim	2009	益生菌（两双歧杆菌BGN4、乳双歧杆菌AD011、嗜酸乳杆菌AD031）	有效预防湿疹

目前关于益生菌预防治疗过敏性疾病的机制尚无定论。根据现有文献，大致总结如下：①益生菌通过调节胃肠道环境，使胃肠道达到稳态平衡。②益生菌通过诱导免疫细胞释放细胞因子，改变Th1/Th2平衡，从而促进Th1型免疫反应，抑制Th2型免疫反应。③通过增强调节性T细胞的优势，调节免疫反应。④减少过敏介质如白介素-13、IgE、白介素-4、IgG1和IgG2a等的表达，同时增加IgA、白介素-10、干扰素-γ、转化生长因子-β等的表达。⑤通过改变过敏原受体（TLR）的敏感性，缓解过敏症状。⑥在基因水平上改变mRNA的表达量，增强过敏耐受性等（图1-2）。

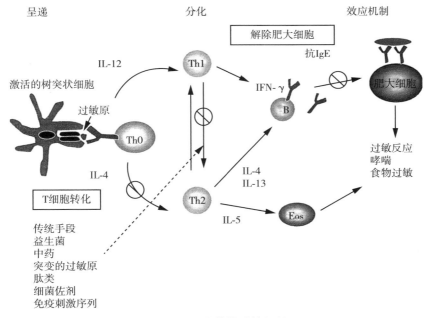

图1-2 益生菌抗过敏机制

［资料来源：Nowakwegrzyn A. Future approaches to food allergy. Pediatrics, 2003, 111（3）：1672-1680.］

由此可见，益生菌在过敏性疾病的防治中具有很大的前景，但作用机制有待进一步明确。

（张　影　李伟楠）

运动诱发严重过敏反应

运动诱发严重过敏反应是一种罕见、危及生命的疾病，主要临床特征是运动中或运动后不久出现严重过敏反应，分为食物依赖性和非食物依赖性。前者又称食物依赖–运动诱发严重过敏反应（food-dependent exercise-induced anaphylaxis，FDEIA），是一种主要由 IgE 介导，同时由运动、非甾体抗炎药和酒精等辅助性因素增强的临床综合征；后者完全由运动引起，即我们通常所说的运动诱发严重过敏反应（exercise-induced anaphylaxis，EIA）。

发病机制

运动诱发严重过敏反应与食物依赖–运动诱发严重过敏反应都由肥大细胞脱颗粒及释放的生物活性介质如组胺、花生四烯酸代谢产物（白三烯、前列腺素和血小板活化因子）及胰蛋白酶介导发生。运动诱发严重过敏反应发生过程中无食物过敏原触发。剧烈运动和脱水可导致血浆渗透压升高、酸碱平衡失调、促胃液素和内源性阿片类物质释放，激活肥大细胞。食物依赖–运动诱发严重过敏反应发病机制可能是由进入机体内的食物过敏原增加及肠道通透性增加引起，这些增加肠道通透性的物质称为协同因子或辅因子。运动是食物依赖–运动诱发严重过敏反应中常见的辅助因素，能增加肠道的通透性。非甾体抗炎药也是常见的辅因子，可直接刺激肠黏膜，降低前列腺素合酶活性，也可以直接引起黏膜刺激和糜烂，增加肠道黏膜通透性，允许更多的食物过敏原进入血流。另外，进食前饮酒可降低过敏反应阈值，感染、体温升高、花粉季节、月经前及排卵期、心理压力大等辅因子都可促进食物依赖－运动诱发严重过敏反应的发生。

临床表现、诊断

运动期间或运动后不久出现症状是运动诱发严重过敏反应和食物依赖－运动诱发严重过敏反应的特征性表现。运动诱发严重过敏反应和食物依赖－运动诱发严重过敏反应的前驱症状包括呼吸困难、皮肤发红、全身瘙痒、咳嗽、腹痛和流涕，停止运动后症状通常会得到改善，而持续的运动可能导致全身性荨麻疹、血管性水肿、支气管痉挛和低血压性晕厥等。

运动诱发严重过敏反应和食物依赖－运动诱发严重过敏反应在不同的活动水平〔剧烈运动（跑步）、轻度活动（如散步）〕均可发生。其表现在不同患者有很大差异，甚至在同一患者每次发作时症状也不尽相同。

详细的病史采集对于运动诱发严重过敏反应及食物依赖－运动诱发严重过敏反应的诊断至关重要。初步评估应侧重于活动类型、活动强度、症状、食物食用情况、药物使用和时间，还要询问其他细节，如可引起过敏反应的物质和已知的食物依赖－运动诱发严重过敏反应辅因子，特别需要注意排除肥大细胞增多症。

常见的触发食物依赖－运动诱发严重过敏反应的食物如小麦、花生、豆类（大豆）、坚果、番茄、荞麦、蔬菜（生菜、芹菜）、大蒜、胡椒粉等。北京协和医院变态反应科研究显示，我国食物依赖－运动诱发过敏反应最常见的触发食物是小麦，并且根据我国的具体国情制定了小麦依赖－运动诱发严重过敏反应的诊断指南。

治疗及管理

运动诱发严重过敏反应或食物依赖－运动诱发严重过敏反应的治疗遵循一

般过敏反应指南，而不依赖于病因。症状出现时要即刻停止运动；一线治疗药物为肾上腺素，二线治疗包括抗组胺药物和糖皮质激素。有报道，抗IgE单克隆抗体奥马珠单抗（Omalizumab）成功用于运动诱发严重过敏反应的治疗，长期应用可以减轻严重过敏反应症状，其可能的作用机制是抗IgE单克隆抗体可以促进肥大细胞稳定性。

尽管之前发生过运动诱发严重过敏反应或食物依赖−运动诱发严重过敏反应，许多患者仍可继续锻炼。患者需要知晓以下事项：第一，应缓慢恢复体力活动；第二，运动时有同伴在旁边，必要时及时自行救治；第三，食物依赖−运动诱发严重过敏反应患者应对辅因子有一定认识，包括在运动前4～6小时内避免进食相应的食物，运动前24～48小时避免服用阿司匹林，在花粉季节和/或高温潮湿的户外环境运动时尤其要小心；第四，感觉有过敏症状时应立刻停止运动，继续运动可能导致严重过敏反应。

（祝戎飞）

第二部分

过敏原与过敏原检测

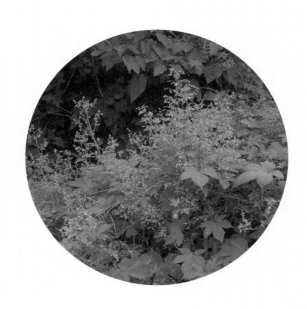

尘螨与过敏

尘螨是人类最常见的吸入性过敏原之一。尽管现在有很多防尘螨的"神器"不断出现，但却无法显著改善尘螨所导致的过敏性疾病的发生发展，这是为什么呢？

我们来认识一下尘螨。成年屋尘螨和粉尘螨的大小为0.2～0.4mm，肉眼可见，雌虫比雄虫大，粉尘螨比屋尘螨大。它们适宜的生存温度为15～35℃，湿度为55%～80%。尘螨属于有性繁殖，繁殖力非常强，一个雌性成虫在1个月内可产30～50个卵。最喜欢的孳生地是卧室，如床垫、软垫、布艺沙发、枕头及地毯等地方。而滋养尘螨的主要来源是什么呢？就是你，我，他/她——人类。一个人每天脱落1.0～1.5g皮屑，足够使100万只尘螨吃饱，而人睡眠时造就的外部环境温度为27～32℃，蒸发的水分约500ml，为螨虫提供了最佳的生长环境。研究显示，一张普通双人床上1g床尘中有1000～10 000个尘螨螨体和螨排泄物。螨的粪便颗粒是人类最强烈的过敏原，能轻易穿透呼吸道引起鼻炎、结膜炎、哮喘等症状的发生和发作。尘螨蜕皮和尸体碎片、螨的唾液和腺体分泌液也是强烈的过敏原。这些过敏原颗粒小（10～40μm），易于悬浮在空气中，非常稳定，在一般住房的残留时间可以为10年以上。

尘螨之所以会引起过敏，是由于它的过敏原大部分都是生物酶，致敏性很强。尘螨主要致敏蛋白为1组和2组过敏原蛋白，在屋尘螨中简称Der p1和Der p2，可以使70%的成人产生特异性IgE（sIgE）。sIgE是过敏性疾病的核心所在，导致过敏症状的发生、发展、恶化。一项研究对我国的9个城市（沈阳、北京、西宁、重庆、武汉、南京、梧州、广州、海口）进行了流行病学调查，收集了来自546个不同家庭的床尘样本，共1022份，用免疫学的酶联免疫吸附试验检测证实了在中国人群中，尘螨的主要过敏原为屋尘螨和粉尘螨，其主要致敏蛋白分别为Der p1（屋尘螨）和Der f1（粉尘螨）。另外，该研究也进行了尘螨过敏原含量的季节性变化分析，证明在我国尘螨过敏原含量高峰是夏秋季，低峰是春季。同时，另一项研究进行了我国过敏原致敏性多中心流行病学调查，范围覆盖华北、华东、华南、西南地区的14个城市24家中心共6304例哮喘和/或鼻炎患者。通过皮肤点刺试验和血清特异性IgE检查进一步证实屋尘螨和粉尘螨是我国最主要过敏原，皮肤点刺试验阳性率均接近60%，且过敏原的阳性率存在地区差异。华南、华东和西南的尘螨阳性率比华北高，与前述家居尘样的研究结果吻合。各个地区屋尘螨和粉尘螨的阳性率均高达50%。屋尘螨IgE的水平比粉尘螨更高。其他检测的过敏原特异性IgE的阳性率均低于10%。尘螨提取物IgE阳性患者用检测过敏原蛋白的IgE芯片发现，屋尘螨和粉尘螨的主要过敏原均是1组和2组过敏原，阳性率均高达95%，其他过敏原蛋白的特异性IgE阳性率低。

尘螨可引起多种过敏性疾病，其中最常见的是过敏性哮喘、过敏性鼻炎、特应性皮炎、慢性荨麻疹、过敏性结膜炎等。此外，尘螨能够侵袭并寄生于人体内从胃肠道到肺的各个组织器官，引发肺螨症、肠螨症、尿螨症、阴道螨症、外耳道螨症等。

临床治疗尘螨过敏的方法主要有3种：常规药物治疗、"隔离"过敏原和脱敏治疗。

1. 常用于治疗过敏的药物有抗组胺药物、糖皮质激素、支气管扩张剂、抗白三烯药物。

2. "隔离"过敏原是指尽量避免与过敏原接触。绝大多数情况下，人们是做不到完全与过敏原"隔离"的，但可以尽量减少生活环境中尘螨的存在。

家庭尘螨的控制目标是减少活尘螨的总量，降低尘螨过敏原的水平，减少人对尘螨及其过敏原的暴露。

那么，如何防控家庭尘螨呢？尘螨孳生的主要条件是合适的温度、适宜的湿度、食物和氧气。日常生活中防控尘螨主要从以下几个方面着手。

（1）暴晒或冷冻：当环境温度上升至50℃以上或低于10℃时，尘螨就难以长期存活。太阳好的时候，将需要除螨的物品放在日光下暴晒，或放入一个黑塑料袋中扎紧袋口暴晒，可使物品相对湿度下降而温度上升，促使尘螨因高温和脱水而死亡，这是一种有效的控制方法，既简单又安全。小物件如孩子的玩具放在冰箱里冷冻，可灭杀尘螨。北方在寒冷季节，将床垫和枕头在室外放置24小时，也是一个推荐的杀螨方法。在温度低于−23℃时，尘螨体内的水分就会形成冰晶导致尘螨死亡，在−20℃放置30分钟，尘螨死亡率为100%。

（2）通风换气：尘螨必须从环境获取足够的水分才能得以存活和繁衍。因此，将相对湿度控制在50%以下是控制尘螨最常用的方法。实验表明，在相对湿度40%～50%、温度25～34℃的环境中，成年螨会在5～11天内脱水死亡。控制环境湿度，居室应经常通风换气，在安装空调并铺设地毯的房间，应特别注意居室的通风换气。

（3）真空存储：在没有氧气的空间，尘螨是无法存活的。对于需要较长时间储存的衣物，可以用抽真空的收纳袋存储。

（4）定期清扫卫生：尘螨以粉末性物质为食，如人和动物皮屑、面粉和真菌等。人体每时每刻都在代谢，脱落的皮屑可是螨虫的美食，不让人体代谢是不可能的。但勤洗勤换衣物、床单被罩、沙发垫等居家用品，能有效减少螨虫的食物。普通洗衣粉在25℃和至少浸泡5分钟的条件下，可去除绝大多数尘螨，我们平时的洗涤就可以轻易地做到这些。每周用55℃及以上的热水洗涤可杀死尘螨和去掉绝大多数尘螨过敏原，一般的滚筒洗衣机都可以做到。

食糖、干果、蜜饯等甜食的储存时间不要太长。在食用甜食制品之前，要认真辨别储藏容器中是否有小白点样生物爬动，对于盛装甜品的容器要定期进行彻底清洗和烘干。有婴幼儿、儿童的家庭，尽量不要把饼干容器放在床边，谨防尘螨爬到床上叮咬孩子娇嫩的皮肤。

尘螨具有强大的繁殖能力，控制室内螨孳生的措施必须全面实施、经常实施，否则当足够的食物和适宜的微环境存在时，剩余活螨可以很快繁衍为一个庞大的群体。

3. 脱敏治疗相比药物治疗，是真正意义上的对因治疗。目前认为，脱敏治疗的疗效机制是通过高剂量过敏原的科学递增浓度的逐步刺激，使过敏的个体产生过敏原阻断性特异性抗体IgG4，阻断过敏核心因子IgE的作用；同时诱导T调节细胞，产生白介素-10、转化生长因子-β等细胞因子，阻断和改善因长期暴露于低剂量过敏原刺激后产生的Th2细胞介导的过敏性炎症反应。临床研究进一步证实了以上治疗机制：在对335例脱敏治疗的患者观察中发现，脱敏治疗诱导产生大量的IgG4，大部分患者在脱敏治疗期间IgG4水平显著上升。其中，屋尘螨的Der p IgG4水平在免疫治疗第10周后开始上升，并在其后的免疫治疗期间持续上升至2年，在第3年保持高水平，与临床疗效存在密切的相关性。当然，这种阻断抗体在不同的治疗人群中存在一定的差异。研究发现，Der p IgG4的增长倍数为儿童大于成人，单纯鼻炎组大于单纯哮喘组，也大于哮喘合并鼻炎组。与对照组比较，儿童患者在治疗10周时，鼻炎就有明显改善，而成人要在治疗6个月后才有改善。在治疗1年后儿童的鼻炎改善情况也明显好于成人。但儿童和成人在治疗6个月后哮喘均有明显改善，两个年龄组间没有差别。脱敏治疗2年后，儿童组的肺功能有明显改善。这些临床研究的结果都提示脱敏治疗应该尽可能早期开展。

（汤　葳　李　宏）

聊聊冬天空气里的那些过敏原

随着天气转凉和冬季来临，花粉过敏患者的症状明显好转甚至消失，但如果你在冬天仍然有持续的打喷嚏、流鼻涕等症状，那就要警惕室内过敏原了。

尘螨

尘螨是最常见的常年性室内过敏原之一，生长在床垫、枕头、布艺家具及地毯中。尘螨过敏患者在家时症状较重，尤其在打扫居室环境尘土飞扬时。但不管居室打扫得多干净，完全去除尘螨是不可能的。但用一些措施可以减少接触，尤其是在卧室中，可以通过移除容易孳生尘螨的物品减轻或避免症状。

1. 选择木地板而非地毯，将布艺沙发换成木质或皮革沙发。
2. 避免在卧室内放置毛绒玩具或将它们放在塑料袋子里。
3. 使用防尘螨床罩、枕套，建议床上用品用热水（＞50℃）定期清洗。
4. 使用带有高效空气过滤器的吸尘器。
5. 推荐安装含有高效过滤器的空气调节系统，空气过滤器最低效率报告值级别应在11～13，级别越高越好。
6. 除螨剂及鞣酸的使用可降低室内尘螨浓度。

真菌

真菌在室内和室外均有存在，在浴室和厨房等潮湿的环境中生长，主要在冰箱冷藏室、室内植物、空调、加湿器、垃圾桶、床垫及旧的海绵枕头中存在，大部分肉眼不可见。当真菌孢子飘浮在空气中时，可导致或加重过敏反应症状。防治措施包括：

1. 在花园工作时戴口罩，进入室内后淋浴或者使用生理盐水洗鼻子。
2. 厨房里洒出的饭菜及时清理，防止真菌生长。
3. 不要使用加湿器，并建议在浴室和地下室使用除湿器降低湿度。
4. 及时清理垃圾桶和冰箱。

宠物

对于宠物爱好者来说，对自己养的宠物过敏是让人心碎的。宠物过敏患者症状可持续存在并随处可以发生，如宠物店，可允许宠物进出的餐馆、商店、学校等。可采取以下防治措施：

1. 将宠物养在户外或限制在居室内特定区域，不让宠物进入卧室。
2. 抚摸宠物或跟宠物玩耍后用肥皂洗手。
3. 使用带有高效空气过滤器的吸尘器，并且给宠物每周洗一次澡。

蟑螂

蟑螂的排泄物不仅可以诱发过敏反应，还可以诱发和加重哮喘。蟑螂生存需要食物和湿度，减少相关暴露可降低蟑螂的生长和繁殖速度。预防措施如下：

1. 保持厨房干净并及时清洗餐具，避免食物洒出。
2. 将食物储存于密封容器中。
3. 及时清理垃圾桶并定期更换。
4. 安装蟑螂诱捕器。
5. 及时修补墙壁裂缝。

（姜楠楠）

漫谈香味及香料过敏

香和臭的区别并不绝对。香味浓到极致就会走向反面。例如，茉莉花香水里的主要成分吲哚，却广泛存在于粪便中。引起这种神奇的变化正是吲哚的衍生物3-甲基吲哚。它还有另外一个不那么雅观的名字——粪臭素。顾名思义，粪便的臭味一部分就是由3-甲基吲哚引起的。3-甲基吲哚是在细菌的作用下由色氨酸的降解而产生。可神奇的是，当3-甲基吲哚被大量稀释后，它又会展现出类似茉莉的花香。事实上，吲哚及其衍生物几乎都有这种令人产生双重嗅觉的魔力。也就是说，它在极低浓度下具有愉悦人的花香，而在极高的浓度下却有熏死人的臭味。吲哚是茉莉花、柑桔、栀子、荷花、水仙、白兰等产生香味成分之一，更是对茉莉花散发香气发挥着重要的作用。

气味与疾病

目前自然界存在及人工合成的有机化合物有200多万种，其中大约40万种有气味。总的来说，人类可识别1000～4000种气味。与男性相比，女性对气味更为敏感。

气味的感受涉及非常复杂的机制，严格说没有完全一模一样的气味，为了描述上的方便，人们经常用"类似于某种物质"来描述某种气味的感知。例如，苯丙酮尿症患者的味道类似鼠尿味；伤寒患者的气味类似烤面包味；口中有苦杏仁味，可能是氰化物中毒；口中有大蒜味，可见于吃大蒜的人，但也有可能是有机磷中毒或误服了含有灭鼠药磷化锌。

气味是复杂而多样的。但在进化过程中，与其他动物相比，人类嗅觉相对"退化"了许多，其重要性似乎远不如视觉、听觉、触觉等感觉。人类的嗅觉远远落后于其他哺乳动物，而且人类嗅区面积很小，成人嗅区面积约5cm²，而体重小得多的猫，嗅区面积约21cm²，狗嗅区面积169cm²。此外，人类的一级嗅神经比其他哺乳动物少得多，导致一级嗅神经远远不能满足后继信号传递的需求，嗅觉的不应期较长，这就是"入兰芷之室，久而不闻其香；入鲍鱼之肆，久而不问其臭"的生理基础。

理论上来说，嗅觉减退并不会严重威胁到生命安全。如果必须选择失去一种感觉，嗅觉有可能是第一个被放弃的。失嗅后对生活的影响程度似乎远远小于丧失视觉、听觉、触觉。其实嗅觉减退或丧失对生活质量还是有较大影响，如闻不到泄漏的煤气味，有可能会使人意识不到危险的存在；而且当嗅觉下降时，味觉也会有明显的减弱，饮食的乐趣会大打折扣。

嗅觉往往随年龄增长呈生理性下降。此外，嗅觉减退或丧失可见于多种疾病，如鼻部疾病、脑部疾病、感染性疾病，新型冠状病毒感染可导致失嗅。

香味与香料过敏

广义来说，世间凡是有香气的物质都可以称为香料。自然界中的香料大多存在于动物界与植物界中，很少有矿物来源的。植物性香料的分布最为广泛，采集也比较容易，种类繁多，产量巨大。动物分泌物也有用于香料的提取，如麝香、麝猫香、海狸香、龙涎香。前3种为动物的生殖腺所分泌，龙涎香则采自真甲鲸体内类似结石的结构。因为动物保护的需要，目前使用的麝香、龙涎香多为人工合成的化学品，而海狸香和麝猫香用得非常少。

随着香料的广泛使用，香料过敏也越来越常见。香料过敏并非都是由廉价的合成香料引起，昂贵的天然香料也同样可以导致过敏。因为就成分而言，天然香料和合成香料的区别其实并不太大。

直到20世纪40年代，人们才首次认识到香料可导致皮肤瘙痒、急慢性湿疹样皮疹。研究发现，香料过敏的发生率可随着年龄增加而增加，在香料过敏患者中，女性发生率明显高于男性。

香料过敏原的避免比较困难，因为香料几乎无所不在。例如，皮肤或头发护理产品、空气清新剂、花露水、洗衣液、香水等，甚至外用药和工业润滑油中也有香料成分。香料种类繁多，总共有5000多种香料成分在使用，通常一种香精往往含有数十种甚至上百种不同香料成分，因此很难界定致病的过敏原。此外，香料往往不稳定。研究发现，香料氧化物成分更容易引起过敏。而厂商对产品的配方是保密的，所以很难确定某个产品所用的香料实际组成。有时候香料成分并不列为香料出现在成分列表中，而是以乳化剂或滋润剂形式出现。所以有些所谓的"无香产品"，很可能并非真正地不含香料成分。

急慢性湿疹样皮炎（图2-1）患者应咨询医生，通过检查来确定是否存在潜在的香料过敏，采取适当的药物治疗和避免措施，有助于改善疾病的预后。

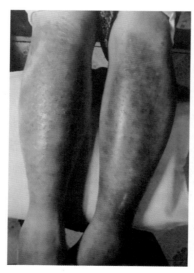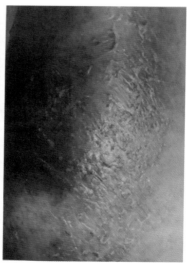

图2-1　香料过敏导致的过敏性皮炎

（文利平）

过敏原检查告诉了我们什么

在皮肤科门诊，很多患者发现过敏原检测结果让人困惑："过敏的东西太多了，大米、小麦都过敏，简直没东西可吃了！""我明明吃辣椒就发病，但你们没查出来，你们的结果不准！"……甚至一些医生也觉得没办法给患者解释，认为过敏原"查了也白查"。为什么有这么多的不一致？

在这里我们要明确两个概念：致敏状态和过敏发病。致敏状态是指过敏原检测结果阳性。过敏原阳性不一定发病，因为人体内还存在相拮抗的物质。过敏发病是指过敏原检测阳性，并在过敏原刺激下发病的状况。如果接触过敏原后发病，说明是有过敏性疾病；如果接触过敏原后不发病，仅仅是指处于致敏状态，是安全的。

那么，要做多少种过敏原检测？是不是越多越好？研究发现，导致我们人类过敏的过敏原大概有200种，99%的过敏性疾病都是由这200种过敏原引起的，其中的一些过敏原更为常见。因此，我们检测30～50种过敏原，就可以检测80%以上的过敏性疾病。所以，过敏原检测并不需要检测更多的过敏原。

综上，过敏原检测非常必要。首先要根据疾病的特点初步判断是哪一类型的过敏反应，进而选择用哪一种检测方法。对结果的判读要尽量客观，注意区别致敏状态与过敏疾病，必要时进行激发试验。

（李　巍）

哪些药物对皮肤点刺试验有影响

皮肤点刺试验（skin prick test，SPT）是评估人体IgE介导过敏性疾病最简单、安全、灵敏的体内方法。其原理为当一种特定的过敏原通过点刺针进入过敏个体的皮肤时，真皮内的肥大细胞开始脱颗粒，这主要是与膜受体结合的过敏原特异性IgE交联。脱颗粒导致组胺和其他介质立即释放，引起皮肤反应，临床表现为风团（有时伴有伪足）和周围红斑。测量风团直径以评估皮肤敏感性的程度。因此，皮肤点刺试验通过皮肤对特定过敏原的反应性来代表全身过敏性（鼻、肺、眼、肠）的替代指标。

那么，哪些药物会对皮肤点刺试验有影响呢（表2-1，表2-2）？

表2-1　影响皮肤点刺试验结果的药物及影响时间

药物	通用名	抑制天数（尽管有指定的间隔时间，但建议设置较高的间隔时间限制）
第一代H_1受体拮抗剂	马来酸氯苯那敏	2～6天
	克里马丁	5～10天
	赛庚啶	9～11天
	右旋氯苯吡胺	4天
	苯海拉明	2～5天
	羟嗪	5～8天
	盐酸异丙嗪	3～5天
	曲吡那敏	3～7天

药物	通用名	抑制天数（尽管有指定的间隔时间，但建议设置较高的间隔时间限制）
第二代H₁受体拮抗剂	鼻用氮䓬斯汀	3～10天
	依巴斯汀	3～10天
	西替利嗪	3～10天
	非索非那定	2天
	氯雷他定	7～10天
	左西替利嗪	3～10天
	比拉斯汀	无抑制
	鼻用左卡巴斯汀	无抑制
	眼用左卡巴斯汀	3～7天
	卢帕他定	2天
三环类抗抑郁药和镇静剂	地西帕明	＞10天
	丙咪嗪	6～11天
	多塞平	11天
	多虑平局部用药	1天
抗IgE单克隆抗体	奥马珠单抗	点刺试验可在6周后进行，但假阴性结果可出现长达1年
白三烯受体拮抗剂	孟鲁司特	无抑制
	扎鲁斯特	无抑制
短期口服糖皮质激素	泼尼松30mg/d，1周	无抑制
长期高剂量口服糖皮质激素	＞20mg/d	可能会抑制
局部强效糖皮质激素	＞3周	用药部位的抑制
局部麻醉剂	EMLA乳膏	抑制试验前1小时

注：根据美国过敏、哮喘与免疫学会（AAAAI）、美国变态反应、哮喘和免疫医师协会（ACAAI）和欧洲过敏与临床免疫学会（EAACI）联合工作组对实践参数的指导建议。

表2-2 儿童皮肤点刺试验前需停用的药物及停用时间

药品种类	药品名称	停用时间
第二代抗组胺药物	西替利嗪、氯雷他定	7天
系统用糖皮质激素类	泼尼松、甲泼尼龙、地塞米松、氢化可的松	7天
皮肤局部糖皮质激素	糠酸莫米松、地奈德、倍氯米松	7天
第一代抗组胺药物	马来酸氯苯那敏、盐酸苯丙烯啶、酮替芬	3天
含第一代抗组胺药物的药品	酚麻美敏混悬液、双扑伪麻分散片、复方氨酚甲麻口服液、小儿氨酚黄那敏颗粒、复方氨酚美沙糖浆、愈酚甲麻那敏颗粒、复方锌布颗粒、复方福尔可定口服溶液、盐酸异丙嗪注射液	3天

　　临床许多药物会不同程度地影响皮肤点刺试验的结果。因此，在进行皮肤点刺试验之前，应尽可能详尽地询问患者近期药物使用情况，根据患者具体用药、停用相应的天数，使点刺试验结果更为准确。

（向　莉　范文乐）

第三部分

宠 物 过 敏

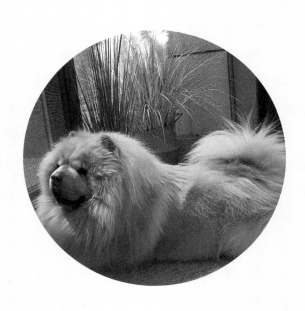

宠物过敏：老问题，新答案

过敏性疾病的发生离不开过敏原对免疫系统的长期刺激。

分析过敏发生的病理过程，我们发现，过敏性疾病的发生往往有一个较长时间的致敏期，在此期间，免疫系统逐渐识别和处理过敏原，产生并积累越来越多的过敏原IgE抗体或致敏T细胞，而此时的你不会有任何感觉。直到针对过敏原的抗体或者致敏T细胞数量增加到一个"临界点"，也就是高于某个"阈值"时，你就能感觉到不舒服的症状，临床检查也能发现一些异常指标。

因此，根据常识推断，过敏原避免措施应该可对过敏的预防起到一定作用。在以往的临床调查中也确实发现，采取尘螨或蟑螂等过敏原的避免措施，对减少这些过敏原的致敏有一定的预防作用。

这种预防，我们专业角度称之为"一级预防"。什么是一级预防呢？我们用魏王问扁鹊的故事来说明。

魏文王曾经问扁鹊一个问题："你家共有兄弟三人，医术都很棒，到底哪一位的医术水平是最高呢？"扁鹊说："我认为，大哥的医术最好，大哥主要是在患者病情发作之前对他们进行治疗，但大多情况下人们不知道他可以提前铲除病因，因此大哥的名气很多人不知道。二哥的医术排名第二，二哥治病主要是在患者刚刚发作的时候，很多人都认为他仅仅可以治那些很轻的病，因此他的名气也不是很大。而我医术则是最差的，我治病主要是在人们病情极其严重的时候，很多人都可以看见我在经脉上放血，穿针在皮肤上，做很多大的手术，所以大家都认为我的医术最为高明，所以名气很大。"

"一级预防"就是扁鹊大哥做的事情：治病于"未病"，从现代医学的分类来说，属于预防医学的范畴。而避免过敏原也可以说是治疗"未病"了。

然而，20世纪90年代以来这一传统观念受到了挑战。挑战之一来自对宠物过敏的研究。很多研究发现，早期养宠物很可能会降低孩子长大以后宠物过敏的风险，甚至在某些情况下，连带对其他过敏原过敏的风险也降低了。

这方面的研究很多，以新近发表的有一定代表性的研究论文为例：这项研究调查了婴儿出生后第一年内家里养猫养狗的情况，分析这些孩子7～9岁时的过敏之间是否存在剂量依赖的联系。

这一流行病学调查是在瑞典进行的，包括2组研究对象：一组研究对象是来自 Mölndal 和 Kiruna 两个城市的7～8岁儿童（$n = 1029$），对他们进行了横断面问卷调查；另一组研究对象是来自 Västra Götaland 县的8～9岁儿童（$n = 249$），对他们进行了出生队列研究，儿科医生对这群出生后一直跟踪随访的儿童进行了哮喘和过敏的临床评估。

调查的主要内容包括：①就过敏和哮喘进行问卷调查。②实验室评估，包括血嗜酸性粒细胞分析、过敏原皮肤点刺试验、特异性IgE分析。2组（横断面调查组和出生队列组）均回顾性地收集了出生后饲养宠物的相关信息。

结果发现，在出生后的第一年里，家里养猫和狗的数量与调查时（7～9岁）的过敏症状（哮喘、过敏性鼻炎/结膜炎或湿疹）之间呈负相关的剂量-效应关系。也就是说，新生儿出生后1年内家里养的猫狗数量越多，7～9岁时的过敏症状越少。

在横断面队列组出生后1年内家里没有宠物的儿童中，既往曾经发生过过敏症状的比例高达49%，而出生后1年内家里有≥5只宠物的儿童中，7～8岁时过敏症状的发生率是0（趋势 $P = 0.038$）；同样，问卷调查前1年过敏性疾病发生率分别为32%（无宠物组）vs 0（≥5只宠物组）（趋势 $P = 0.006$）。在出生队列的研究中也发现了类似特点，对动物及花粉致敏率也随着家庭中动物数量的增加而降低。

该研究得出如下结论：7～9岁儿童过敏性疾病的患病率随着其出生后第一年与之生活在一起的家庭宠物的数量呈剂量依赖性下降，这表明存在"迷你农场"效应，幼年时养猫/狗可以保护其免受过敏的影响。

过敏就像一块牛皮糖，粘上了要想成功地甩掉很难。这么恼人的问题，通过早养、多养宠物就能解决，这些研究结果确实令人眼前一亮！

如果我各种过敏，现在赶快成为"铲屎官"可还行？

流行病学研究显示，猫或狗过敏原致敏与哮喘密切相关。近几十年来随着人们生活水平提高，养猫/狗等室内宠物的人越来越多，宠物过敏成了门诊中常见的问题之一。近年来很多研究均发现一个现象，童年早期开始养猫狗可能有预防过敏的可能。

很多研究证实，高浓度的猫过敏原暴露与猫过敏率降低有关。引起猫过敏的最重要蛋白质是一种叫Fel d1的猫过敏原组分蛋白，这种蛋白的高浓度暴露可降低致敏率。研究发现，当Fel d1达到极高的空气水平，如平均每日吸入多达1μg的Fel d1蛋白，这一水平已经非常接近舌下脱敏的剂量。如此高剂量的Fel d1蛋白与脱敏治疗能达到的效应类似，诱导产生免疫耐受抗体（IgG4），而不是过敏抗体（IgE）。

猫过敏原在室内环境中能达到如此高浓度，其原因是它可以附着于小颗粒上，并可在空气中悬浮相对较长时间，以类似于"气溶胶"的形式存在。相比之下，携带尘螨或蟑螂过敏原的颗粒较大容易沉降到地面，只能在空气受扰动时短暂达到较高的浓度，达不到持续高浓度。这就解释了为什么大量的尘螨或蟑螂暴露不能预防过敏，而猫过敏原却可以预防过敏。

研究发现，出生后前几年内，室内养狗对过敏和哮喘的发生具有防护作用，且狗过敏原似乎能更普遍地防护过敏，也就是说，除降低对狗过敏外，养狗甚至还可能降低对其他过敏原致敏的风险（如尘螨和花粉）。狗过敏原和尘螨/蟑螂过敏原的颗粒大小类似，并不能像猫过敏原那样形成"过敏原气溶胶"，那么狗是通过什么途径预防过敏的呢？

目前认为这种现象的可能机制是，养狗家庭中微生物越多，内毒素水平就相对地越高，而内毒素暴露对预防过敏有一定帮助。此外，研究还发现，养狗可通过改变家中婴儿肠道细菌多样性来预防过敏的发生。也就是说这种保护是没有过敏原特异性的。养猫并不会像养狗那样增加地板灰尘或空气中的内毒素水平，因此不能产生类似的多重保护作用。

门诊中，患者经常会提出了各种问题，如我有过敏家族史，家里多人被诊断为过敏性鼻炎，我是否应避免养猫狗宠物？孩子已经发现过敏性疾病（如哮喘），目前还没有发现对宠物过敏，是否应该尽可能避免养宠物以免宠物过敏？听说养猫狗可以预防过敏，我是否应该赶紧养只宠物？养猫好还是养狗好？什么时候开始养？养多少合适？

那么，我们到底有没有必要为了降低将来患过敏性疾病的风险而养宠物？

答案是并没有那么简单。

过敏往往始于儿童期。儿童过敏的发生和发展与很多因素有关，是否有过敏性疾病家族史，母亲妊娠期健康状态，是否剖宫产，妊娠期和哺乳期母亲的饮食情况，母乳喂养开始和持续的时间，在家里排行第几，居住地区和居住环境的情况，是否有皮肤湿疹和婴儿皮肤护理情况，辅食添加的情况，饮食结构和习惯等，均对过敏的发生有不同权重的影响。而养宠物的时机、种类和方式（室内或室外）等因素均会决定暴露的量。例如，根据研究，低浓度的宠物过敏原暴露，有时反而加速过敏的发生；而成年期再开始养猫狗，就很可能并不能起到童年早期养宠物那样的预防作用，而更大可能会导致过敏抗体的产生。查阅文献时，我们还发现不同的研究也因为研究条件设定的不同，而得出不同有时甚至是互相矛盾的结果。我们需要更多、更广泛代表性的数据。所以，上面提出的问题目前并没有答案。

另外，养宠物还有很多现实问题，如你需要足够的时间和爱去陪伴它们，不抛弃不放弃；你还要有足够大的空间去安置它们，也需要一定的经济实力购买猫粮狗粮，当它们生病需要带它们去看医生。

所以，鉴于当前证据不充分，我们建议不要单纯为了降低将来患过敏性疾病的风险而养宠物或弃养现有宠物。

如果您有过敏症状，怀疑对猫狗过敏，变态（过敏）反应科医生会帮您明确诊断，采取必要的预防措施，用药物控制症状，必要时可进行宠物脱敏治疗。

（文利平）

原来我养了只"二手猫"

我们今天先从一个病例讨论开始：

W女士，90后，"海归"，几年前英国某名校毕后回国工作。因咳嗽、胸闷憋气伴喘鸣音一周来诊。

2020年，因频繁的发作性鼻痒、喷嚏、流清涕，夜间双侧持续性鼻塞，导致需要张口呼吸，来变态（过敏）反应科就诊。通仔细问诊、过敏原皮肤试验及抽血检查（图3-1），明确是对她养的猫过敏。

经过一番权衡，她决定将所养之猫送给外地的父母帮忙照看，并请阿姨把家里彻底打扫清洁，清理了猫窝、猫接触过的垫子等物品。症状明显减轻，逐渐停了所有药物。

2021年初，她在朋友家（朋友曾养猫，也已送走半年多）出现了轻微过敏反应，鼻痒、打喷嚏、流涕，未用药治疗，半天后症状自行好转。

2021年3月某日，患者在办公室突然咽痒，连续干咳不止，胸闷、憋气，

英文	中文名称	结果	单位	参考范围
d2	粉尘螨 D. farinae	0.08(0级)	KUA/L	
e1	猫皮屑 Cat dander	7.04(3级)	KUA/L	
phad	Phadiatop	1.15(2级)	PAU/L	
T-IgE	总免疫球蛋白E	57.8	KU/L	0-60
w6	艾蒿 Mugwort	0.01(0级)	KUA/L	

备注：特异性IgE：0级(<0.35KUA/L)；1级(≥0.35KUA/L)为可疑或轻度过敏；2级(≥0.70KUA/L)为中度过敏；3级(≥3.5KUA/L)为重度过敏；4级(≥17.5KUA/L)、5级(≥50KUA/L)、6级(≥100KUA/L)为特重度。

图3-1 2020年7月过敏原检查结果

43

伴高调鸣音，遂来我的门诊进行咨询。她否认发作前有呼吸道感染等诱因，否认近期在朋友家里或办公场所接触猫狗宠物。

为明确诊断，我给她开了肺功能检查和呼出气一氧化氮检查：肺功能指标在正常范围内，但可逆试验阳性，符合哮喘诊断标准。呼出气一氧化氮水平轻度升高，提示存在嗜酸性粒细胞介导的过敏性气道高反应。这说明，和过敏性鼻炎一样，她的哮喘也是由过敏引起的。

W女士已经不养猫，最主要的过敏原已经去除，为什么她过敏症状没有减轻，反而还在继续加重？是发生新的过敏了吗？

为了明确过敏原，我们重新进行了过敏原评价（图3-2）。我们发现，猫依然是她唯一的过敏原。

英文	中文名称	结果	单位	参考范围
hx2	hx2（h2, d1, d2, i6）	0.51（1级）	KUA/L	
e1	猫皮屑 Cat dander	32.4（4级）	KUA/L	
m3	烟曲霉 A. fumigatus	0.02（0级）	KUA/L	
T-IgE	总免疫球蛋白E	98.6	↑ KU/L	0-60

备注：特异性IgE：0级（<0.35KUA/L）；1级（≥0.35KUA/L）为可疑或轻度过敏；2级（≥0.70KUA/L）为中度过敏；3级（≥3.5KUA/L）为重度过敏；4级（≥17.5KUA/L）、5级（≥50KUA/L）、6级（≥100KUA/L）为特重度。

图3-2　2021年3月过敏原检查结果

经仔细询问，患者虽在办公室和家里都没有直接接触猫、狗等宠物，但她50多个同事里，有15～16个正在养猫。这些猫都源自同一只猫妈妈。

虽然公司不允许员工将猫带到工作场所，但由于猫过敏原颗粒非常微小，直径约几个微米，可以形成气溶胶，也可以粘在养猫者的衣服上带到其他场所，包括工作场所和其他公共场所。由于猫过敏原会"被动转移"到衣物上，在没有猫的学校和住宅中也很容易发现猫过敏原成分。在某些无宠物环境中发现的宠物过敏原水平有时候高得令人惊讶，每克灰尘中含有80μg的Fel d1抗原

（主要的猫过敏原）或Can f1抗原（主要的狗过敏原），完全达到了有宠物的屋子中的过敏原浓度。这也解释了W女士在多人养猫的公司里，尽管没有直接接触宠物，也导致了过敏加重，由鼻炎发展到哮喘。

也就是说，虽然她自己不再养猫，但在养猫者众多的公司，其实她并没有停止猫的间接接触。此外，她虽然自己不养猫，但因为非常爱猫，在养猫的同事出差需要帮助的时候，她会负责帮忙临时照顾，给猫喂食或者换猫砂，做清洁等。

由此看来，反复接触过敏原应该是她过敏症状反复发作并出现加重的重要原因。

门诊快结束的时候，W女士感叹了一句："看来，我到底还是养了只'二手猫'啊！"

目前，她已经开始正规的哮喘吸入药物治疗，必要时考虑脱敏治疗。

在我的门诊患者中，很多人尽管从未养过宠物，因为花粉过敏或其他过敏症状来就诊，查过敏原时，经常发现患者的猫或狗过敏原皮肤试验和血清IgE检查也出现阳性，甚至是强阳性结果。这种现象其实是由于社区环境中猫或狗过敏原的低浓度暴露导致了易感人群的过敏。就像W女士所感叹的那样，"养了只'二手猫'"。

北京协和医院变态反应科王瑞琦等统计了本院3年间20万项次的过敏原血清学检测结果，在检测猫过敏原IgE抗体的1852例患者中，880例阳性，阳性检出率达47.5%，提示宠物过敏的普遍性，以及血清IgE结果和临床病史问诊的高度符合率。

现在越来越多的人家里养了宠物。这是因为家有宠物有诸多好处：宠物可以让死气沉沉的家庭气氛变得活跃。一天工作学习之余，回家后会感到疲惫，此时宠物会表示亲昵的迎接，和宠物互动带来了很多乐趣，疲劳和烦恼也会消失得无影无踪。对很多人尤其是在大城市打拼的年轻人或独居老年人而言，和宠物互动可以减轻孤独感，提供精神寄托。像W女士这样，宠物也成了同事和朋友之间感情和社交联络的纽带。医学研究已经证实，养宠物可帮助主人镇静情绪，减轻焦虑，甚至可以帮助老年人降低血压，减少老年人心脏病发作的严重程度和次数，延长寿命。此外，家庭喂养宠物可以培养孩子的爱心和同情心，懂得爱惜和尊重生命。当孩子在和宠物一起玩耍时，会担心它走失，会不断照顾宠物，在这个过程中慢慢培养责任心和爱心。宠物生病期间，孩子也会学着照看和陪伴，并会感到心中难过。因此，养宠物有助于丰富孩子的感情。

尽管流行病学研究显示，猫或狗过敏原致敏与哮喘密切相关，也有很多相关研究表明，在儿童期早期接触猫将使孩子更不易被猫过敏原致敏（产生猫特异性IgE抗体），这可能通过诱导猫特异性耐受性而实现，此类耐受性通常与产生猫过敏原IgE抗体的诱导有关。但具体需要多大剂量的暴露可以导致耐受而不是过敏，目前尚无结论。

对宠物狗的研究也得出类似结果。早期接触狗（室内饲养宠物狗）似乎可防止发生哮喘、狗过敏原致敏及其他过敏原致敏。这最可能是由于家中养狗会增加环境微生物的密度和/或多样性。而在一系列微生物产物的环境中接触过敏原会降低过敏率。但同样的问题是，多大剂量的狗过敏原暴露可获得这种诱导免疫耐受，目前也没有足够的结论性证据。

实际上，在我们门诊患者中，有很多养宠物的人也一样发生了各种过敏性疾病，甚至养了十几只宠物猫的患者也可能会发生猫过敏等。因此，不要单纯为了避免过敏的目的而开始养宠物。因为到目前为止，尚不明确需要养几只宠物才能达到"诱导过敏原耐受"的效果。

尚未有证据表明某些品种的猫或狗比其他品种更不易引起过敏。也就是说，所有品种的猫或狗都会有类似的致敏性。有学者进行了一项研究：第一组为196只被宣传为"低过敏原性"的狗，第二组为160只没有此类宣传的狗，采集两组狗皮毛及其住处沉降灰尘和空气中灰尘样本，并对样本中狗过敏原Can f1浓度进行了比较，发现这两组狗住处的过敏原水平没有差异。

大多数对猫过敏的人都是被蛋白Fel d1致敏。目前已经提出了数种培育低过敏原性猫的方法。这些方法有通过基因敲除繁殖出Fel d1水平较低的猫，也有鼓励选育过敏原水平较低的猫等。人们已经监测了一些西伯利亚猫的Fel d1

水平，以便选育过敏原水平较低的猫。另外，有公司声称已经繁殖出过敏原水平较低的猫，但并没有提供相应的客观证据。最重要的是，没有研究显示低过敏原性的猫可使室内 Fel d1 水平下降。有初步研究将对猫过敏的受试者暴露于这些动物，发现患者的症状有减轻，但没有报道过敏原检测结果。总之，目前的研究数据尚不充分，需要更多的数据来进一步支持这一说法。此外，这类高科技猫非常的昂贵，国内尚未见市售。

有人研究了一种新方法来减少猫分泌过敏原的量，即让猫对自身内源性 Fel d1 产生免疫。这是采用基于黄瓜花叶病毒的疫苗，其中含有 Fel d1 和破伤风类毒素衍生的肽。研究显示，这种疫苗可诱导高亲和力的抗体，从而能够中和 Fel d1 并降低其在动物分泌物中的水平。猫接种这种疫苗的耐受性看起来良好，但还需要更大规模、更长期的研究。还需要研究 Fel d1 的降低程度是否足以影响过敏患者的症状。同样，这种治疗估计会价格不菲，离（国内）商业应用可能还有较长一段时间的距离。

即使把猫移到屋外，过敏原仍会持续存在数周或数月，这个现象解释了 W 女士在已经把猫送走半年之久的朋友家出现过敏症状。因为即使积极的清洁措施可加快清除过敏原，而大量蓄积在地毯、沙发和床垫的猫过敏原，如不撤走地毯和沙发等软体家具的话很难完全去除。室内空气净化器只有在过敏原载体（包括宠物本身、旧的地毯和软体家具）被移除后才会有效，否则净化器产生的气流反而有可能增加空气中的过敏原量。

那么，养宠物过敏了以后，我们应该怎么办？送走，从主人感情上来说，实在是舍不得；宠物离开了主人以后，也会出现拒食甚至抑郁。而继续养，对有些患者来说，过敏症状又太严重，生活、学习和工作都受到严重影响。当宠物过敏导致哮喘并发症，则往往意味着长期用药的麻烦和经济负担，以及急性发作甚至危及生命状况严重发作的潜在风险。

对这个问题，我们的建议是：

1. 有过敏家族史或者过敏体质者，在养宠物前尽可能进行一次过敏原评价，确认无宠物过敏以后再决定是否养宠物。因为即使是以前从未养过宠物，也有可能因为养了"二手宠物"而导致宠物致敏。

2．尽可能在室外饲养宠物。在室外饲养宠物导致过敏的可能性远远低于在室内饲养宠物。不要让宠物进入卧室，更不能让宠物上床。

3．如果在室内养宠物，部分有效降低过敏原浓度的措施包括：①定期给宠物清洗。一些研究显示，在给猫洗澡后，空气中的过敏原只需1～3天就可恢复到洗澡前的水平；因此，如果给猫洗澡的频率低于每周1次，就不太可能带来有意义的症状改善。②定期进行室内清洁：使用配备有效过滤系统的真空吸尘器。有一项对照试验报道，相较于没有专门过滤器的吸尘器，使用带高效空气过滤器的真空吸尘器清洁房屋后，室内过敏原水平更低且哮喘的临床表现得到改善。

4．如果出现鼻痒、喷嚏、鼻塞、流涕或咳嗽、喘息症状，应尽快就诊，进行过敏原检查确认过敏原，并在医生指导下合理用药，定期复查。

5．必要时可考虑脱敏治疗。

（文利平）

养狗有助于儿童的情感发育

　　保持规律的体能运动，既有助于保证儿童在体重、骨骼、心血管等方面的健康发育，又有益于孩子培育正常的认知、社交、情感。按照国际指南推荐，2～5岁儿童每天体能活动时间应不少于3小时，而实际上仅有不到1/3儿童达到此标准。缺乏体能运动、久坐行为强化，已成为当代儿童的重要公卫健康问题。如能在儿童早期建立积极的体能运动习惯，将对其成年后的身心健康产生深远、正面影响。

　　越来越多证据已表明，养狗能为成人积极体能运动提供动力和支撑。澳大利亚一项研究表明，养狗家庭的孩子会经常带狗外出散步、陪狗玩耍，平均每周体能运动时间较无狗家庭儿童多29分钟。另有研究也强调了宠物，尤其是狗对儿童发育过程中的益处：狗能帮助儿童建立责任感，培养认同感与独立感，促进儿童语言能力的发展。此外，狗还可以为儿童提供特殊的爱和忠诚。积极的儿童与宠物间互动有助于促进情感良性发展，培养儿童自主性、同理心、信任与自信。

　　为了进一步调查养狗对儿童情感发育的影响，儿童体育活动的空间和环境（Play Spaces and Environments for Children's Physical Activity，PLAYCE）队列研究（2015～2018）纳入了1646位2～5岁儿童的家长，调查家庭是否养狗、孩子每周遛狗或与狗玩耍频率，使用长处和困难量表衡量儿童社会感和情感的发育状况。

　　与无狗家庭相比，养狗家庭的儿童出现行为问题的可能性降低（$OR=$ 0.70；95%CI：0.54～0.90），出现同龄人问题的可能性降低（$OR=0.60$；

95%CI: 0.46 ～ 0.79），建立亲社会行为的可能性增加（$OR = 1.34$; 95%CI: 1.06 ～ 1.68）。在这些养狗家庭中，每周遛狗≥1次（$OR = 1.45$; 95%CI: 1.02 ～ 2.08）及每周与狗玩耍≥3次（$OR = 1.74$; 95%CI: 1.16 ～ 2.59）均能明显增加儿童的亲社会行为。以上可见，养狗有助于学龄前儿童社会感和情感的健康发育。

（关　凯）

宠物过敏小常识

宠物过敏很常见。据统计，美国30%的过敏性疾病患者对猫、狗过敏。其中，对猫过敏约为狗的2倍。我国的具体宠物过敏数据尚不明确，但近年来，随着我国经济迅速发展，生活方式逐渐西化，卫生清洁的广泛普及，过敏性疾病在我国的总体发生率逐年快速升高，已接近发达国家水平，再加上我国人口基数较大，因此宠物过敏在我国也已经成为很普遍的问题。

什么导致了宠物过敏？

宠物过敏原包括宠物的唾液、排泄物及皮屑中的一些蛋白质，而单纯动物毛发本身很难引起过敏，但毛发上常附着宠物过敏原，还可以附着其他过敏原，如尘螨、花粉等。

宠物过敏原会黏附在各种家具、寝具、墙壁等表面，因此即便把宠物送走，宠物过敏原还能在室内存在数月之久。

宠物过敏的症状是什么？

因为结膜和鼻黏膜会直接接触宠物过敏原，所以最常见的症状是接触动物之后出现眼红、眼痒、流泪、打喷嚏、流鼻涕、鼻塞，而严重患者会在接触宠物30分钟内就出现大片皮疹、瘙痒、咳嗽，甚至出现胸闷、喘憋。如果发现上述症状，就要尽早找变态（过敏）反应科就诊了。

宠物过敏该怎么办？

最重要的是尽量避免接触过敏原。为猫、狗找个好的人家送养，选择金鱼、乌龟等无毛动物作为宠物，这当然是最好的办法，但我们知道，这谈何容易，尤其是宠物已经陪伴了我们很久，成为了我们的家人，的确难以割舍。以下一些措施可以帮助大家在饲养宠物的同时，尽量降低过敏原接触量，减轻症状：

1. 让宠物远离卧室，因为你每天有1/3～1/2的时间都在卧室。卧室门保持关闭，积极清扫卧室。

2. 宠物过敏原会黏附在各种家具、寝具、墙壁等表面，因此，移除宠物最喜欢的家具，尽量不要使用地毯，光滑平整的地砖、地板和墙壁是最合适的，也易于清理。

3. 用普通吸尘器打扫房间时要注意戴口罩，因为吸尘器会把过敏原搅动到空气中，加重症状。应首选带过滤器的吸尘器。

4. 长时间接触宠物后更换衣物。

5. 中央空调可以使过敏原在各房间传播，可考虑用粗棉布等过滤材料覆盖卧室通风口。

6. 可以在卧室使用空气净化器，每天至少使用4小时。但净化器无法清除附着在器物表面的过敏原。

7. 每周让宠物洗澡可能有助于减少室内空气中过敏原浓度。

8. 请其他不过敏的人在室外刷洗宠物去除皮屑、清洁猫砂盆或笼子。

需要注意的是，这些措施仅能降低室内宠物过敏原的浓度，但只要一直饲养宠物，就仍很可能反复发作症状。因此，为了避免出现哮喘，损害肺脏，一定要遵从专科医生的对症治疗方案，正规用药，并坚持足够疗程，必要时还可能需要进行脱敏治疗。

愿大家都能安心享受宠物的陪伴！

（王子熹）

第四部分

食 物 过 敏

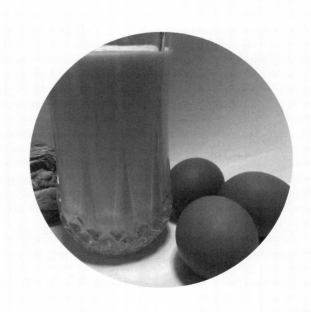

食物过敏的类型和临床表现

食物过敏是一个重要的、令人关注的公共卫生问题，其发病率一直呈上升趋势，是食物引起的不良反应的重要组成部分。在过去的几十年里，食物过敏的发病率在儿童中迅速增加。近年来，成人中也可以观察到这种增长趋势。根据发病机制的不同，食物过敏主要分为 IgE 介导和非 IgE 介导两大类，相对应的临床表现亦有较大差别。

IgE 介导食物过敏

主要有 4 种。

1. 典型的食物过敏　此种最常见，发生迅速，可累及多个系统，有潜在的生命威胁。引起这种过敏反应的食物也比较多。

2. 口腔过敏综合征　又称花粉 – 食物过敏综合征（pollen food allergy syndrome，PFAS），由过敏原与食物之间的交叉反应引起。通常表现为食用新鲜水果或蔬菜后立即出现口唇、咽喉部不适。口腔过敏综合征被认为是开始于对花粉过敏原的敏感，如桦树花粉（Bet v1）。Bet v1（profilin 抑制蛋白）是一种热不稳定蛋白质，大量存在于桦树花粉中，会与多种水果中的过敏原发生交叉反应，如苹果、梨和桃子。另一个口腔过敏综合征的例子是艾蒿花粉与芹菜发生交叉反应。最常见的引起口腔过敏综合征的过敏原是 PR10 蛋白和 profilins。PR10 存在于蔷薇科的物种中，如桃、苹果、梨和樱桃。这些蛋白质是热敏性的。因此，患者可以进食煮熟的水果或蔬菜而无任何症状。对苹果和桃等新鲜水果过敏虽然罕见，但也可能危及生命。诊断是通过典型的临床表现，也可以通过对水果或蔬菜的新鲜食物点刺试验及对交叉反应的花粉致敏的证据来确认。

3. 食物依赖－运动诱发严重过敏反应　发生在食物过敏原摄入和短时间内运动的情况下。可进行致敏食物的IgE检测。锻炼并不是引发发作的唯一因素。在一些患者中，其他因素如高浓度酒精或乙酰水杨酸的摄入及摄入大量致敏食物可导致休息时IgE介导的症状。因此，将食物依赖－运动诱发严重过敏反应定性为食物过敏反应的一种更为正确，其症状在存在增强因素的情况下出现，但在所有病例中，运动是主要因素。因此，诊断和处理更加复杂。详见"运动诱发严重过敏反应"。

4. 对哺乳动物肉类的迟发性严重过敏反应　过敏表位是a-gal，一种通常表达在非灵长类哺乳动物蛋白上的碳水化合物，这种情况被称为a-gal过敏综合征。有这种过敏的患者会对抗癌药物西妥昔单抗（cetuximab）产生严重反应。a-gal综合征目前被越来越多的人认识到，它是孤星蜱叮咬后的继发性疾病。这种独特的过敏最早出现在美国南部，在世界各地也有越来越多的报道。这种过敏反应的主要原因是蜱虫叮咬，会持续瘙痒10天或更长时间。a-gal综合征的诊断比较复杂，并且需要详细的食用红肉后的迟发性荨麻疹或严重过敏反应史，同时还要考虑到牛肉、猪肉和羊肉中存在的特定IgE及鸡肉、鱼肉中缺乏的IgE。过敏原点刺试验通常为阴性，但皮内测试可能为阳性。可进行a-gal的IgE检测。对这种患者的管理包括详细的教育，以避免摄入红肉和进一步被蜱叮咬为基础，因为如果没有进一步接触蜱叮咬，这种过敏反应可能会消退。

非IgE介导食物过敏

1. 嗜酸性粒细胞性胃肠疾病（eosinophilic gastrointestinal disorder，EGID）局限于胃肠道。特征是在胃肠道黏膜活检嗜酸性粒细胞增多。目前的文献表明，该病的发病机制是基于对食物的炎症反应，表现为Th2细胞炎症，包括IgE介导和非IgE介导的成分。然而，确切的病理生理学仍不清楚。嗜酸性食管炎（eosinophilic esophagitis，EoE）是典型的EGID，患者常以长期进行性吞咽困难为主诉，并可伴有食物嵌顿。目前对EoE的诊断建议包括结合质子泵抑制剂治疗无效的食管功能障碍症状和食管黏膜活检中嗜酸性粒细胞增多的证据。绝大多数EoE患者还有其他过敏性疾病，如过敏性鼻炎、哮喘、口腔过敏综合征。成人中与EoE有关的最常见食物是牛奶，其次是小麦和鸡蛋。治疗的基础是识别触发食物。这通常需要反复的内镜检查和活检，在去除最常见的食物和患者怀疑的食物之后，再重新食用这些食物。在大多数情况下，患者还接受糖皮质激素治疗。

2. 食物蛋白诱导性小肠结肠炎综合征（food protein-induced enterocolitis，FPIES）　表现可以很严重，甚至导致休克。通常在婴儿期出现，并伴有腹泻和嗜睡。该病可以是急性，也可以是慢性。在急性病例中，症状发生在摄入相关触发食物后1～4小时；在慢性病例中，接触触发食物后潜伏性发作。最常见的触发食物是牛奶和大豆，其次是大米、燕麦和鸡蛋。临床诊断基于典型的症状和体征。在过敏原不清楚的情况下，应进行食物激发试验，以其结果作为诊断的金标准。皮肤点刺试验和血清sIgE检查无效。

其他非IgE介导食物过敏种类见"非IgE介导食物过敏知多少"。

总之，食物过敏的临床表现多样，根据患者症状、体征及详细的询问病史有助于区分IgE介导和非IgE介导的食物过敏。

（祝戎飞　马东霞）

关于食物过敏的七个小常识

对于一个"吃货"来说，最要命的是什么？

长胖？不消化？胆固醇水平高、尿酸水平高、血脂血糖水平高？

以上这些都影响了生活的幸福感，但还有一种更让"吃货"痛不欲生的毛病，那就是食物过敏！

食物过敏是怎么回事？

食物过敏是吃了、接触了甚至闻了被免疫系统判断为"敌人"的食物所引起的一系列不舒服反应。

哪些情况容易发生食物过敏？

1. 遗传　如果父母其中一个人有过敏性疾病，如过敏性鼻炎、哮喘，其孩子过敏的概率是普通人群的2倍。如果父母都过敏，那孩子过敏的概率就会翻倍。

2. 环境　据专家推测，过敏性疾病发病率增高主要与环境因素及生活方式的改变有关。现在卫生条件好，大家都知道要消毒、要打疫苗，还有杀虫剂、抗生素用得多了，就大大减少了我们抵抗各种感染的机会。另外，室内装修复杂、待在室内的时间增多等，让我们与室内尘螨、宠物、蟑螂、真菌等过敏原接触的概率也大大增加，增加了过敏性疾病的发病率。

哪些食物容易导致过敏？

在我国，儿童常见的食物过敏原为牛奶、鸡蛋，而成人常见食物过敏原为坚果、油料作物（如芝麻、葵花籽）、某些蔬菜水果、海鲜、谷物（如小麦、荞麦）等。

食物过敏有哪些表现？

1. 普通表现

（1）皮肤系统：身上长风团、皮痒，诱发湿疹或湿疹加重，口唇、舌、面部、眼睑或者身体其他部位水肿。

（2）胃肠道：口腔和/或咽部的瘙痒、刺痛、烧灼感，恶心、呕吐、腹痛、腹泻、便血等。

（3）呼吸系统：鼻子痒、打喷嚏、流鼻涕、鼻子堵、喉头水肿或气管痉挛导致气紧、气喘。

（4）心血管系统：心率改变、血压下降，甚至休克。

吃了致敏食物出现口腔瘙痒或者皮肤上的状况，这还是症状轻的；严重的，只要接触一点点致敏食物就可能引发很重的全身症状，甚至导致休克或死亡。我们接诊过一位对牛奶高度过敏的患者，在他给孩子冲奶粉的时候闻到了牛奶的味道，就诱发了过敏性休克。

2. 特殊表现

食物过敏还有一种特殊表现——由运动引起的食物过敏。

什么？食物过敏还跟运动有关系？

是的！全称为食物依赖-运动诱发严重过敏反应。最常见的致敏食物就是小麦（面食）、海鲜和蔬菜。

一般情况下，食物过敏患者只要吃了致敏食物就会发生过敏反应，但该病不一样。之前我们遇到一个小女孩，单纯吃面不过敏，单纯运动也不过敏，但吃了面以后再运动就出现过敏症状。

因此，运动和食物过敏是相互作用的关系。

当然，有的人除运动外，喝酒或者吃非甾体类抗炎药（如阿司匹林）也会引起过敏。详见"运动诱发严重过敏反应"。

如何确诊对某种食物过敏？

食物过敏的诊断比较复杂，需要医生根据病史、过敏原检测结果综合分析明确病因，具体的方法有3种，详见"怎么判断对什么食物过敏"。

至于具体该用哪种检查方法，建议根据医生的建议来选。

确定了对某种食物过敏后怎么办？

1. 忌嘴　是最有效的治疗和预防手段。一旦确诊了对某种食物过敏，就不要吃它，甚至连含有它成分的一切食物都不吃。

千万不要说，我只是对牛奶过敏，那就不喝牛奶，可以喝羊奶。要知道，羊奶里含有和牛奶类似的蛋白质成分，30%以上牛奶过敏的人也会对羊奶过敏。很多零食如饼干、蛋糕、面包、巧克力、冰淇淋、沙拉酱里面都含有牛奶，买食品一定要看好成分标签，如果没有成分标签的东西记得问一下卖家，看有没有导致过敏的成分。

2. 用药　如果你已经吃了过敏的食物且出现了过敏症状，那么可能就要考虑用药了。

如果食物过敏的症状只是皮肤风团和瘙痒、脸部水肿，可以口服抗组胺药物，如西替利嗪来控制症状。

3. 去医院　如果症状还在逐渐加重，不仅有皮肤症状，还有其他不舒服，建议到就近医院急诊观察处理。因为一旦出现严重过敏反应，导致呼吸道梗阻或心血管系统受累，是非常危急的，如果抢救不及时可能会有生命危险。

4. 随身带急救肾上腺素自动注射笔　只适用于以前发生过严重食物过敏的患者，在忌嘴的前提条件下，为了防止意外接触到过敏食物诱发严重过敏反应危及生命，所以最好是随身携带急救肾上腺素自动注射笔，以防万一。

食物过敏能不能预防？

以下5种方法有助于预防食物过敏：

1. 尽可能顺产。

2. 母乳喂养。

3. 减少不必要的抗生素使用。

4. 适时给孩子添加辅食（5～6月龄最合适）。

5. 多接触自然环境，接触外界的细菌、病毒，少用消毒剂、杀菌剂，给孩子建立一个有菌的环境。

（孟　娟）

不是所有的食物不良反应都叫食物过敏

近几十年来，全球食物过敏的患病率逐年升高，已经成为全球面临的一项严重的健康问题，获得了人们越来越多的重视。在日常生活中，因为容易把食物过敏同各种类型的食物不良反应相混淆，导致人们常把进食后出现的腹胀、腹痛、反酸、心悸、头痛等各种不适症状都认为是食物过敏，可实际上很大一部分都不是真正的过敏。

近期一项针对40 443名美国成人进行的问卷调查研究表明，19.0%的受试者认为自己存在食物过敏，但真正很有可能确诊为食物过敏的患者则为10.8%。而之前一些研究采用更严格的诊断标准，认为美国成人的食物过敏患病率约为4.0%。也就是说，在大家自以为的食物过敏中，只有1/5 ~ 1/2才是真正的过敏。

食物过敏是机体的免疫系统对食物蛋白质的一种异常反应。这些异常反应是通过体内一类特殊的抗体——IgE或免疫细胞产生症状的，因此我们常据此将食物过敏分为两大类：IgE介导型和非IgE介导型。

IgE介导食物过敏常是速发型，通常在进食后30分钟到2小时内发作症状。当IgE与特定食物蛋白质结合时，组胺等化学物质就会释放到体内，引发各种症状，可以出现全身瘙痒、皮肤潮红、风团、口唇或眼睑肿胀、吞咽不适、咳嗽、喘息、呼吸困难、呕吐、腹泻、头晕、黑矇，甚至出现严重的喉头水肿、低血压休克而危及生命。人类几乎可以对任何食物过敏，最常见的食物过敏原包括鸡蛋、牛奶、花生、坚果、鱼类、贝类、大豆和小麦。

非IgE介导食物过敏则常会引起胃肠道症状，包括反复呕吐、慢性腹泻、便血、体重减轻或吞咽困难。这类食物过敏通常需要仔细问诊，依赖于病史进行诊断，有时还需要变态（过敏）反应科和小儿消化科共同会诊，并进行内镜检查来帮助诊断（参见"非IgE介导食物过敏知多少"）。

除食物过敏以外，医学上将那些不涉及免疫系统，且通常不是食物蛋白质引起的食物不良反应称为食物不耐受。例如，乳糖不耐症是因为机体缺乏乳糖酶来消化牛奶中存在的乳糖而导致的一种代谢紊乱，症状主要表现为进食牛奶后出现腹胀、腹部不适和腹泻。这类情况主要通过病史诊断，有时偶尔需要进行氢呼气试验确诊，但并不需要进行食物过敏原检查。这类患者也不需要完全戒断乳制品，只需要进食无乳糖制品就可以了。

目前有些医院会进行"食物不耐受"的抽血检查，检测的是"食物特异性IgG"，这类免疫系统的抗体具体的临床意义仍未完全明了，但至少通过上面的知识，我们知道，这既不是IgE相关的食物过敏，更与真正意义上的食物不耐受无关，所以在临床接诊患者时，是否需要选用这种检测方法，以及如何解读这种检测的结果，医生要非常慎重。

其他食物可能由于含有某些化学物质而具有药理作用，如巧克力、阿斯巴甜、味精、硝酸盐/亚硝酸盐、酒精和咖啡因中的化学物质，可能引发偏头痛、心悸、皮肤潮红或各种情绪变化等不适症状。这些反应一般不会有生命危险，但由于同样缺乏可用于确诊的测试，诊断主要依赖于问诊和观察。

另外一类食物不良反应也可能是毒性作用的结果，如食用错误处理或变质的食物。食物中毒引起的皮肤或胃肠道症状可能类似于过敏反应。然而，食物中毒反应常会同时影响数人，而如果再次吃经正规处理的同种食物，则不会出现症状。

可见，对于食物过敏，不能盲目地仅依赖某一项检测而轻易下结论，否则，白白受罪抽血扎针、过度限制饮食，降低生活质量姑且不谈，影响到幼儿的生长发育就太令人可惜了。另外，如果没有查出真正的食物过敏原，反而又会面临严重发作危及生命的风险。因此，怀疑食物过敏的患者，需要经由有经验的变态（过敏）反应科医生进行完整的病史采集，结合适当的检查结果、细致的鉴别诊断才能综合加以判断，有时甚至需要在变态（过敏）反应科进行食物激发试验才能确诊，并加以合理的用药和防护。

（王子熹）

怎么判断对什么食物过敏

在判断对哪种食物过敏之前，医生需要根据患者症状初步划分食物过敏的类型，是速发型还是迟发型，因为这两类患者检查食物过敏原的方法是不同的。

速发型食物过敏是指进食后30分钟～2小时内迅速出现过敏症状，典型表现有皮肤瘙痒、风团、咽痒、咳嗽、憋气、心悸、腹痛，甚至晕厥、休克，严重者需要送往急诊抢救。速发型食物过敏是由人体内一种特殊的免疫球蛋白——IgE介导的，哪种食物引起的过敏症状，患者体内就可以检测出这种食物对应的IgE抗体阳性。常用的检查食物特异性IgE抗体的方法有皮肤点刺试验、抽血IgE检查。

迟发型食物过敏是指在进食后数小时甚至次日才出现过敏症状，相关症状有呕吐、腹泻、便血、皮肤湿疹等。这类迟发型过敏反应以消化道症状为主，婴幼儿多见，反复发作的慢性病程可导致患儿出现生长发育迟滞。迟发型食物过敏主要由体内T淋巴细胞、嗜酸性粒细胞介导，很多患者检查食物特异性IgE都是阴性的。因此，迟发型需要采用口服食物激发试验来判断过敏的食物，皮试或抽血仅能起参考作用。

常用的几种诊断食物过敏的方法：

1. 皮肤点刺试验　点刺针穿透角质层，使表皮暴露于食物过敏原溶液中。过敏原与组织肥大细胞表面的IgE抗体结合，引起IgE交联，肥大细胞释放过敏炎症介质。过敏炎症介质促使皮肤表面风团和红晕的产生。点刺试验结果判读：以风团的最长直径作为判断标准，直径＞3mm则为阳性。但风团大只提示这种食物过敏可能性大，不代表过敏症状重。

2. 抽血检测食物特异性IgE抗体　在实验室使用特殊仪器及试剂检测血

清中某种食物对应的IgE抗体浓度，食物特异性IgE水平高于正常值，则提示患者对该过敏原致敏，有可能进食后出现症状。特异性IgE浓度越高，过敏的可能性越大。与皮肤试验类似，IgE水平与患者过敏症状的严重程度不相关。

3. 食物激发试验　需要强调的是，无论是速发型反应还是迟发型反应，皮肤试验和抽血检测都不是确诊食物过敏的金标准，只是速发型由IgE介导，患者进行皮肤试验和抽血IgE检查的参考价值更大。这两种检查都只能提示某种食物过敏的可能性，但真正进食这种食物时，并不一定会有症状。

为了确证患者是否对某种食物过敏，金标准的判断方法是口服食物激发试验，即在医护人员的密切监测下，实际让患者分多次，由少到多，逐次进食可疑过敏的食物，再观察是否真的会诱发过敏症状。为了排除患者先入为主的倾向和恐惧心理的干扰，还可以采用双盲激发试验，即医生和患者都不知道他实际吃的是什么待测食物，如患者觉得自己喝的是苹果汁，实际检测的是混在其中的小麦粉，这样可有效减少假阳性结果。一旦患者在激发试验中出现皮疹、水肿、咳嗽、憋气甚至晕厥等过敏症状，则证实他对激发的食物过敏。

（李丽莎）

多重食物过敏

两种以上的食物过敏为多重食物过敏。美国的一项横断面调查研究发现，38 480例儿童中基于双盲安慰剂对照食物激发试验确诊的IgE介导食物过敏的患病率为8.0%，其中多重食物过敏（≥2种）占30.4%。Sandra等发现，在311例食物过敏患者中，多重食物过敏的种类有40多种，发生频率位于前三位组合为坚果类，分别是腰果和开心果（42例）、核桃和山核桃（29例）、核桃和腰果（27例）。在婴幼儿中鸡蛋合并牛奶过敏可能更为常见。Havstad等在594例0～2岁确诊的鸡蛋过敏儿童中，86例（14.5%）合并牛奶血清特异性IgE（sIgE）阳性。这主要是由于生命早期Th2细胞的持续优势、胃肠道黏膜通透性较大、肠道菌群还未稳定建立，以及生命早期的喂养方式等多种因素的影响。

多重食物过敏可以是完全不相关食物的并行独立过敏，如婴儿常见的鸡蛋和牛奶过敏，也可以是同一类食物过敏原之间的交叉过敏，如禽蛋类的过敏，还可以是不同类食物由于存在共同抗原决定簇的交叉过敏，如香蕉−猕猴桃−牛油果。

多重食物过敏的临床表现受许多因素影响，包括暴露和过敏原本身，不同食物之间的交叉免疫反应，以及宿主针对过敏原的免疫反应等。多重食物过敏面临回避多种食物带来的问题，可能造成儿童营养、生长和社会心理方面的不良后果，给家庭、学校带来挑战。

多重食物过敏诊断的金标准是回避激发试验，由于涉及多种致敏食物，需要多次口服单一食物，逐一激发，每次激发的时间间隔通常需要2～4周，这可能会大大增加成本，最大的限制是口服食物挑战可能会引起严重的过敏反应，需要经过专业培训的人员实施。回避激发试验包含以下步骤：记录详细食物过敏日记，临床表现，回避可疑致敏食物2～4周，根据患儿过敏情况和血清sIgE检测数值，制订个体化的序贯增量激发流程，通过口服食物激发试验识别过敏的具体食物。合理解读实验室血清sIgE检测结果和皮肤点刺试验是识别多重食物过敏的关键，完整的病史收集和临床表现才是正确诊断的基石。

（邵　洁　严华杰）

为什么我不能吃某些水果

有一些青中年患者会发现自己突然不能吃某些水果了，一吃咽喉就不舒服。"我以前吃什么都不过敏，为什么突然水果过敏了呢？"这往往是这些患者来就诊时提出的第一个问题。

这时医生追问病史，患者往往都会有春秋季节花粉过敏性鼻炎的病史。这是由于花粉和这些植物来源的食物中存在着结构相似的同一类蛋白，所以产生了交叉过敏。

多数人会先出现花粉过敏症状，包括流涕、喷嚏、眼痒、鼻塞等，甚至咳嗽、喘息，在鼻炎发生数年以后，又发现自己出现了食物过敏，在进食某些水果、坚果或蔬菜后会出现咽痒、口麻、唇肿等症状；少数人也可能先出现食物过敏，而鼻炎后发，这在过敏学上称为花粉－食物过敏综合征，又称口腔过敏综合征，因为这类患者的过敏症状往往集中在口唇、咽喉部，而全身皮疹、憋气、腹痛、晕厥等全身过敏症状则相对少见。

口腔过敏综合征患者可以采取以下4种防治措施：

1. 首要防治措施就是避食，即不再吃让自己过敏的食物，此种措施最为直接便捷，故最为广泛使用。

2. 针对过敏的食物进行口服脱敏治疗。根据国外研究结果，使用金冠苹果进行口服免疫治疗后，63%～81%的患者可获得对苹果的耐受，即可进食苹果而无明显过敏症状。经过脱敏治疗后，其他交叉过敏的水果、蔬菜及坚果的耐受者比例为14%～29%。有学者观察到，经口服脱敏治疗对苹果产生耐受以后，98%的耐受者也可进食其他蔷薇科的果实了，包括梨、桃、杏、李子等。但遗憾的是，目前口服脱敏治疗在欧美国家仍处于科研阶段，尚未在临床广泛应用，中国的医疗机构也未在临床开展此项治疗。

3. 将食材进行热加工，可以减轻过敏症状，因为引起这类过敏反应的食物蛋白往往是热不稳定性蛋白，加热处理过后，其引发过敏的蛋白质结构会被破坏，从而使症状减轻甚至消失。研究表明，吃生榛子过敏的患者，有15%～71%可以正常进食烤榛子；将芹菜煮熟以后，也有半数患者可吃熟芹菜而无过敏症状。但加热无疑会影响口感，也会使一些营养元素流失。

4. 选择相对低敏的食材。国外对低敏食材的研究主要集中在苹果上。金冠苹果又名黄香蕉、黄元帅，是公认的高致敏品种，引起的过敏症状往往要比其他品系的苹果更严重，而Santana苹果及Elise苹果引发的症状则相对更轻。

（李丽莎）

水果过敏与花粉过敏

秋高气爽，瓜果丰收，琳琅满目。"小吃货"佳佳在朋友聚会上大快朵颐，却因此被送进了急诊室。当时佳佳口唇水肿，呼吸困难，全身布满荨麻疹风团。经治疗康复后的佳佳心有余悸，回忆起来恍然大悟，她吃了一块蛋糕，里面有各种新鲜的水果切块。而她，是一个芒果过敏的患者。

像佳佳这样的水果过敏患者还有不少。据报道，成人水果过敏的发病率为0.4%～3.5%，儿童则高达11.5%。欧洲主要致敏水果为桃、苹果、猕猴桃、香蕉和甜瓜，我国主要致敏水果为桃和苹果。

美味的水果为什么会诱发过敏？

水果中含有致敏活性的蛋白质，这些过敏原分子被摄入体内，诱导人体发生IgE介导的Ⅰ型超敏反应，就会出现口唇、舌咽部皮肤黏膜瘙痒、伴或不伴水肿，称为口腔变态反应综合征（oral allergy symptom，OAS），严重时出现全身过敏反应，如荨麻疹、哮喘甚至过敏性休克。

可以说，水果中的致敏蛋白分子就像"舌尖上的刺客"，在不知不觉中对人体的健康构成威胁。

水果中的过敏原致敏蛋白家族

1. 脂质转移蛋白（LTP）　广泛分布于果皮或蔬菜中，耐高温、耐胃酸与消化酶，易诱发口腔及全身过敏反应。如果去皮食用（如桃、杏等）则症状明显减轻。

2. 致病相关蛋白-10　位于果肉，常诱发口周过敏反应。加热后致敏性显著降低，不易引起过敏症状。

3. 肌动蛋白抑制蛋白　常见于柑橘类水果、甜瓜、香蕉、西红柿等食物中，引发过敏症状多为口腔变态反应综合征，也会导致严重过敏反应，对高温和蛋白酶很敏感。

4. 贮存蛋白　是种子、坚果类、内核的主要过敏原，在豆科（如绿豆、花生）中较多。性质稳定，耐消化液与高温，极易导致全身过敏反应。

花粉与植物类食物交叉过敏

临床上常常见到，花粉过敏的患者在吃某些水果、蔬菜、坚果或豆类时，出现口腔或者全身的过敏反应。原因是花粉所含蛋白质结构与食物中所含蛋白质的结构相似，因而产生交叉反应。常见的过敏反应综合征如下（表4-1）：

1. 蒿-桃综合征　蒿过敏原Art v 3与桃过敏原Pru p 3均为脂质转移蛋白，存在交叉反应，因此蒿花粉症患者常合并桃过敏。

2. 蒿-蔬菜综合征　芹菜、芥末与蒿花粉有同源的过敏原组分，蒿花粉过敏患者可对芹菜、芥末过敏，称为蒿-芹菜-香料综合征、蒿-芥末综合征。

3. 桦树-水果-蔬菜综合征　桦树花粉过敏原组分Bet v 1、Bet v 2和Bet v 6与某些食物蛋白具有同源性，因而容易发生交叉反应。如桦树花粉过敏患者，可对苹果、樱桃、梨、芹菜、胡萝卜、大豆、绿豆、花生及榛子等多种食物过敏。

4. 乳胶-水果综合征　30%～70%的乳胶过敏患者可能对香蕉、猕猴桃、栗子和鳄梨过敏。这是因为这些水果中的几丁质酶与橡胶蛋白具有同源性，在患者体内发生了交叉反应。

表4-1　常见的花粉－食物交叉过敏反应

花粉		常见交叉过敏的食物
桦木科－桦树	水果	蔷薇科（如苹果、樱桃、梨）、香瓜
	蔬菜	伞形科（如胡萝卜、芹菜、香菜）、茄科（如土豆、青椒）
	其他	豆科（如大豆、花生）、榛子
菊科－艾蒿	水果	蔷薇科（如桃、杏、梨）、荔枝、龙眼、芒果、西瓜
	蔬菜	伞形科（如芹菜、胡萝卜、西芹）
	其他	茴香、香菜、芥末
菊科－豚草	水果	葫芦科（如香瓜、哈密瓜、西瓜）、猕猴桃、桃
	蔬菜	红萝卜、芹菜、黄瓜、西葫芦
	其他	茴香、胡椒
柏科－杉树	蔬菜	茄科（如西红柿）

水果过敏如何诊断？

患者就诊时需要把每次发病时的环境、情景、进食和症状出现的时间关系等详细描述，才能协助医生精准判断过敏原。目前常用的诊断方法如下：

1. 皮肤试验　水果过敏患者可以用新鲜水果进行皮肤点刺试验。

2. 抽血测定血清特异性IgE抗体。

3. 食物激发试验　这是目前公认的食物过敏病因诊断金标准。但对于严重的速发型过敏反应患者不建议应用，以免发生严重过敏反应危及生命；对于轻症患者则可在医生的严密观察下进行，同时做好急救准备。

诊断方法详见"怎么判断对什么食物过敏？"

如何预防及治疗？

1. 查清楚过敏原非常重要，可以精准回避过敏食物。

2．采用烹饪、研制等方法可降低植物蛋白的致敏性。

3．一旦过敏，轻症患者可使用抗组胺药，如开瑞坦；一旦患者发生严重过敏反应，甚至发生过敏性休克时，应尽快去医院就诊。抢救首选肾上腺素肌内注射，同时配合抗组胺药物、支气管扩张剂等对症处理。

4．合并花粉症的患者，还可以针对花粉进行脱敏治疗。采用皮下脱敏的方法，逐渐增加个体的耐受性。皮下脱敏治疗是世界卫生组织推荐的唯一对因治疗方法。

（高　翔）

一位过敏性休克患者对自己发病情况的记录

一个周一的上午，我的诊室里进来一位美丽可爱的小姑娘，她像个洋娃娃，一看就让人喜欢。她坐在我的诊桌旁开始娓娓道来："尹大夫，我马上就20岁啦，我已经发生了好几次过敏性休克啦！"接着，她很镇静乖巧地说："第一次发生过敏性休克是去年的今天（2016年7月10日）。那时高中毕业，暑假也没什么学习任务，我就去健身房健身。晚上大约8：30，我去健身房之前吃了一碗自己做的西红柿鸡蛋虾面。"说到这里，她拿出自己的手机，给我看了这张照片（图4-1）：

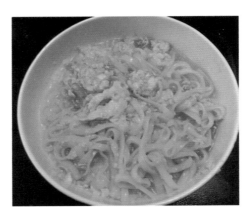

图4-1 西红柿鸡蛋虾面

她说："我先在跑步机上热身了15分钟，感觉脸上发热，还有点晕，全身发麻发胀，有小针刺痛的感觉。我当时也不知道自己怎么了，教练以为我过敏了和低血糖，让我去更衣室休息，她给我一块巧克力。我到更衣室坐下以后觉得眼前发黑，脸上、身上更麻更刺痛了，然后我就晕倒了。等我醒来时，发现四周站满了教练，在叫我的名字。我前后晕倒又醒过来3次，这3次大约一共25分钟，直到救护车赶来。医生给我测了血压，我的血压很低，是60/40mmHg。记得当时我的嘴唇发青，手指甲也发青，没有血色。"

不等我问问题，她接着叙述道："2016年11月16日，我在英国上学。周三下午没课，下午2:30左右，我跟同学一起去吃了麦当劳。我当时吃的是一个麦当劳鸡肉卷套餐。"她又掏出手机，向我展示了这张鸡肉卷照片（图4-2）：

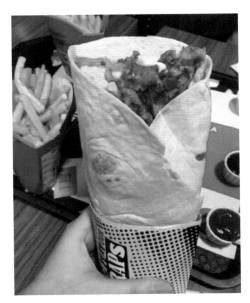

图4-2　鸡肉卷

我心中感叹，这些"90后"真厉害，看病是有备而来，为自己的意外事件保留了充足的证据。她说："那天下午5:30，我跟同学一起去学校的健身房准备运动一下。我在跑步机上跑了15分钟，就感觉脸好热，想到上一次晕倒的情形，我有点害怕，赶紧停止运动，走去更衣室休息。到更衣室不到1分钟的时间，我就觉得脸上发热发麻，同学去给我买瓶水的功夫，我就晕倒了。大约晕倒了1.5分钟就醒过来了。醒来以后感觉很冷，手指甲还是发青。我先在地上躺了半个小时，尝试坐起来，可是好晕。我就又躺了半个小时后才能站起来。"

她叙述她发病的经历时始终是笑眯眯，保持着娇憨的语态，她说："经过这两次的晕倒，我以为自己是对健身房过敏，对跑步过敏，我觉得不去健身房应该就没啥事了。可惜我还是太天真！2017年2月26日，我又晕倒了！"

"你又去健身房了？"我问她。

"这次我并没去健身房。我记得那天是个周日，我起来得有点晚，上午10：35去宿舍楼下餐厅吃了早餐，我们食堂每天的早餐都是固定的，我每次也几乎都选同样的东西吃，煎鸡蛋、蘑菇、薯饼、培根、牛奶、两片切片面包（图4-3）。

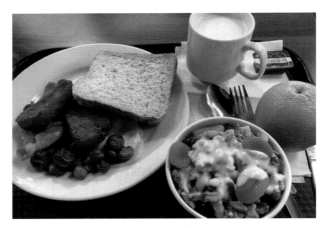

图4-3　早餐

我真佩服我国未来的海归"洋娃娃"了！以这种严谨的精神做任何事情能不成功吗？

她接着详细讲解这张照片："每天早餐面包有好几种，我记得那天我选了一个左边这个上面还带有麦麸的面包片。吃完这6种食物，还没吃图中的橙子和水果坚果杯我就回宿舍了。11：00左右，同学约我去超市买吃的，那天有点冷，下着毛毛雨，我们俩就走得很快。刚进超市，我就感觉脸上痒，拿出手机的相机一看，我的脸上又开始起一块一块的红色的荨麻疹似的小包了。当时觉得我可能又要晕倒了，就机智地找到了超市卖药的地方进行求助。这个时候我的脸上和胳膊上全都发红了，鼓起来一个个的小包，发胀发麻。卖药的人先给我吃了一片抗过敏药，但我没感觉到有什么明显效果。大约3分钟我就晕倒了，他们帮我叫了救护车，同时给我右侧大腿上面打了肾上腺素。打完肾上腺素，我就醒了，醒来后，觉得很冷，心跳很快，身体不停地发抖，打冷战。卖药的人安慰我说没事。

我向她展示了我们为患者示教的肾上腺素笔，她兴奋地说她用的就是这个。她说肾上腺素的作用很有效："当救护车来的时候，我除有点发抖外，感觉已经恢复正常了，也不红也不痒了，也能自己站起来走路了。去医院后，我的同学小K陪我等了2个小时，可是还没轮到我，我就有点着急了，就去问护士。护士说至少还得等2个小时，我当时觉得那就算了吧，况且我也没什么事了。我们俩就回去了。"

洋娃娃的病史还在继续，不用我问，她就继续说："2017年4月14日，放复活节的假，我跟同学一起出去旅游。那天我们在瑞士的苏黎世。走了一天的路，很累，而且苏黎世的物价真的很贵，我们晚上就找了一家中餐厅每人点了一碗面条。"她又拿出手机展示（图4-4）。

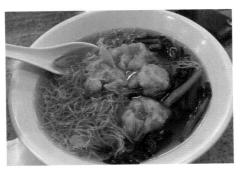

图4-4　面条

"吃完面条我也没有运动，就回酒店了。吃饭的地方离住的地方也就不到100米的路。回到住的地方，我洗了个澡，大约15分钟，又敷了一个面膜，也差不多15分钟，当我敷完面膜去洗脸的时候，我就觉得脸上开始痒，我一照镜子，脸又开始长小红包了，紧接着，脖子、胳膊、全身开始发红，长小红包（图4-5）。"

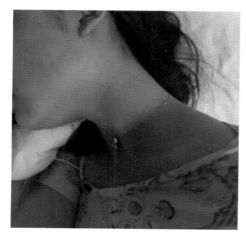

图4-5　过敏时症状

"同学帮我用冷毛巾冰敷，冰敷了接近2个小时，脸上和身上才不红了。幸运的是，这次没有晕倒。"

讲到这里，她对我说："经过这几次过敏晕倒后，我使劲回忆这几次晕倒前我做过什么，吃过什么。我把自己出现的症状百度了一个遍，最终我发现了——过敏性休克。我感觉我出现的症状真的和过敏性休克的症状非常像！于是我就上网站搜到了过敏性休克的专家您——尹佳医生！"

"今天，我来到北京协和医院，见到了您，希望您能帮我找到休克的原因。我看了网上有您讲'过敏性休克'的健康教育视频，我感觉我可能是小麦过敏。"

后面的事就是我为她确定过敏原，这是我第一次遇见详细拍照自己每一餐饭的患者，而且拍照的目的是为了留下寻找过敏原的线索。

通常，在临床看过敏性休克、食物过敏、药物过敏、荨麻疹等疾病的问诊是很费时的，很多患者无法提供任何线索，即使问也很难回答。所以我问她，你介意我在我的微博上展示你的经历和这些生动的相片吗？她说她非常愿意，只要这能帮助更多的人。

她是个善良热心的好姑娘！的确，她让我想起我诊断过的许多在健身房跑步机上、在操场上、在上班的路上、在洗澡时发生严重过敏反应的那些患者们，应该让更多人了解食物依赖－运动诱发严重过敏反应，一旦发病应寻求正确的诊断方法，找出过敏原并避免再次发病。正确诊断本身就是积极的治疗，因为只要不再接触过敏原，就会远离过敏性休克。

昨天，我看到她发的长微博，她写道："经过抽血检查过敏原，以及尹医生专业的判断，原来我是对小麦的面筋过敏，也就是运动诱发的小麦面筋过敏性休克。尹医生给说明了预防过敏性休克的方法：①不吃含有小麦的食品。②如果吃了含有小麦的食物就不要运动了。③身上常备一支肾上腺素笔，以防万一。"

通过讲述这位患者发生过敏性休克的过程和诱因，我想让大家知道什么是食物依赖－运动诱发严重过敏反应。此类疾病的患者可能对小麦、虾、水果、蔬菜过敏，平时进食此类食物不运动时不会出现过敏症状，如果进食后数小时内运动，则可能会发生较严重的过敏反应甚至休克——食物是诱因，运动是加重因素。

我的这位患者说："请大家不要害怕，每个人有可能会得病的，但只要有良好的心态，充分了解自己的病情，也可以健康地生活！"

（尹　佳）

只是尘螨过敏，怎么吃了薄饼就休克了

　　15岁女孩进食了混合小麦粉制作的薄饼后很快出现了全身潮红、皮疹、咽部不适、呼吸困难、喘息等表现。混合小麦粉（小麦面粉、土豆粉、海盐、牛肉粉）存放于塑料容器里，在潮湿环境中放置了数周，煎饼的配菜是鸡蛋、虾、韭菜，女孩既往进食其中每一种食物均无反应，同时进食的其他家庭成员均无不适。患者自3岁起患哮喘、特应性皮炎。过敏原检测结果提示，总IgE（T-IgE）水平明显升高，尘螨sIgE阳性（户尘螨6级、粉尘螨6级、腐食酪螨3级、害嗜鳞螨3级、粗足粉螨3级），其他相关食物小麦、鸡蛋黄、鸡蛋白、虾、牛肉、土豆sIgE均为0级。显微镜下可见混合小麦粉中存在大量活螨。故此次严重过敏反应是由进食被尘螨污染的小麦面粉所致，该患者诊断为"薄饼综合征"。［病例来源于SEITARO SENBA，TAKAO TSUJI，RYOTA KIKUCHI，et al．Oral mite anaphylaxis after ingestion of Korean pancake．Respiratory Medicine Case Reports，2020，30：101026．］

什么是薄饼综合征？

　　薄饼综合征（pancake syndrome）是指对尘螨过敏的个体进食了螨污染的面粉做成的薄饼（pancake，不同国家做法不同，通常指由平底锅做成的薄面饼）产生的严重的、危及生命的过敏反应，又称进食螨诱发的严重过敏反应。

诱因是什么？

最常见的诱因是进食被尘螨污染的小麦面粉制作的食物。虽被称为薄饼综合征，其他食物如甜甜圈、披萨底、日本煎饼（如大阪烧）、烤饼、海绵蛋糕等均可为诱因。相比于新鲜面粉，存放时间久的面粉更容易诱发薄饼综合征。尘螨和仓储螨均可诱发薄饼综合征，其中包括户尘螨、粉尘螨、热带无爪螨、弗氏无爪螨、椭圆食粉螨、棉兰皱皮螨、害嗜鳞螨、腐食酪螨等。由于大多为加热后的食物所致，考虑可能耐热的尘螨过敏原组分诱发。

常见的临床表现有哪些？

进食被尘螨污染的食物后10～45分钟出现严重过敏反应表现，常见症状包括荨麻疹、颜面部/喉头水肿、咳嗽、喘息、呼吸困难等。需要注意的是，约75%为重度反应。文献曾报道2例因薄饼综合征致死的病例。

危险因素和易感人群有哪些？

1. 多数病例来自热带和亚热带地区，但也有来自温带地区的病例，如日本、西班牙等。高温（＞27℃）和相对湿度大（＞70%）是食物中尘螨繁殖的最佳环境。

2. 对尘螨过敏的人群。

3. 合并有呼吸道过敏性疾病，如鼻炎、哮喘等。

4. 对阿司匹林/非甾体抗炎药（NSAIDs）过敏。

5. 进食了含有尘螨污染的食物。

诊断标准是什么？

1. 进食小麦面粉制作的食物后出现速发型严重过敏反应。
2. 既往有过敏性鼻炎/哮喘史。
3. 体内或体外过敏原检测提示尘螨过敏。
4. 污染的面粉提取液皮试阳性。
5. 小麦过敏原或未污染面粉提取液皮试阴性。
6. 可耐受未污染的面粉制作的食物。
7. 面粉中显微镜下可见尘螨。
8. 面粉中检测尘螨过敏原组分。

预防措施有哪些？

1. 缩短食品店面粉货架期。
2. 面粉在冰箱中储存少于6周。
3. 将面粉存放在密封的玻璃容器或塑料瓶中。
4. 使用空气净化器改善空气质量。
5. 常给家具、地板清洁消毒。
6. 在室内使用杀螨剂和减少过敏原接触。
7. 清洁厨房、食品储藏室和橱柜。

薄饼综合征是一种严重的可危及生命的严重过敏反应，多数患者为重症病例，目前有死亡病例报道。现临床对其存在认识不足和治疗不足问题。当尘螨过敏的个体严重过敏反应发生与进食面食相关，但食物相关过敏原均为阴性时，需考虑薄饼综合征诊断。提高认识和实施预防措施可能有效减少发病率和死亡率。

（姜楠楠　向　莉）

"磨牙棒"导致了过敏性休克，谁是"元凶"

　　不久前，我的门诊来了一对年轻夫妇带着6月龄的婴儿，进入诊室后特别慌张地对我说："大夫大夫，我家孩子吃了一口磨牙棒休克了！您看就是这个！"说着在包里拿出吃剩下的一截磨牙棒，还有已经被折得有些破旧的包装盒。虽然事情已经过去了近1个月，但说起这件事情来这对年轻的父母仍心有余悸。"来，不着急，坐下慢慢说。"我对家长说。

　　接下来家长就仔细描述了当时惊险的一幕。原来孩子满6月龄后，为了缓解出牙时的不适，就给孩子买了磨牙棒，原来从来没吃过，孩子吃了1/5磨牙棒1/5（约10g）10分钟后出现全身风团样皮疹、阵发性咳嗽、呼吸困难、全身青紫，很快就出现了精神反应弱、意识模糊、呼之不应，家长赶紧将孩子送到了当地医院，当时测血压70/39mmHg，诊断为过敏性休克，予吸氧、肾上腺素0.08mg肌内注射、甲泼尼龙16mg静脉注射、布地奈德雾化吸入等治疗，患儿好转出院。孩子出生后混合喂养，有湿疹，父亲荨麻疹病史。家长为了明确休克诱因，来变态（过敏）反应科门诊就诊。我看了磨牙棒包装盒上的配方表（小麦粉61%；葡萄糖、脱脂大豆粉、麦芽糊精、淀粉、胡萝卜粉3.9%；脱脂奶粉、碳酸钙、酵母、食用盐、维生素B$_1$），随后进行了过敏原sIgE检测，结果显示，大豆4级,27.7kUA/L；鸡蛋白4级,28.0kUA/L；小麦4级,33.4kUA/L；花生4级，23.4kUA/L，结合患儿病史、磨牙棒配方表（小麦粉、脱脂大豆粉）及食物sIgE结果，考虑此次过敏性休克可能由小麦诱发，因磨牙棒中小麦粉含量高达61%，且小麦sIgE级数较高。建议母亲避食小麦后，患儿湿疹好转。其间母亲进食2次面食自行进行试验（饺子、面条），患儿吃母乳后出现了全身荨麻疹发作。母亲的回避食物-再激发试验也证实了此次患儿过敏性休克由小麦诱发。

对于此类患儿，建议以下几点：

1. 母乳期间，母亲避免进食易致患儿过敏食物，如小麦、大豆、花生、鸡蛋白等。

2. 患儿严格避免进食过敏食物，添加辅食单一食物添加，添加新辅食时少量尝试3～5天，若无过敏反应发生，正常添加，监测生长发育。

3. 尽量避免进食加工食物，购买食物时仔细阅读食物配方表。

4. 备肾上腺素笔，或严重过敏反应发生时，迅速急诊治疗，予肾上腺素注射。

5. 6个月复查sIgE。

婴幼儿过敏性休克与儿童或成人在机制上基本一致，但由于婴幼儿无语言能力，在实际临床工作中诊断婴幼儿过敏性休克具有很大的挑战性，治疗上也有顾忌。牛奶、鸡蛋和花生仍然是婴幼儿过敏性休克的主要诱因。由于某些症状可能会与某些特定行为重合，且婴幼儿不会表达，婴幼儿严重过敏反应的症状更难识别。婴幼儿过敏性休克的症状包括：进食或接触可疑过敏原数分钟至2小时内出现的皮肤（全身性荨麻疹、血管性水肿）、呼吸道（咳嗽、喘息）、心血管（血压低、心跳过速）、胃肠道（持续性呕吐），以及行为改变（嗜睡、哭闹、易激惹），通常两个器官以上症状可诊断。治疗婴幼儿过敏性休克，肾上腺素仍然为首选，但婴幼儿过敏性休克较成人及较大儿童更为复杂，有可能出现推迟治疗。没有证据表明婴儿过敏性休克不能接受肾上腺素，所有指南均指出对于诊断明确的过敏性休克，均应该毫不犹豫地注射肾上腺素。

（姜楠楠）

海鲜过敏不能做增强CT吗

增强CT是临床上常用的检查方法。通过静脉注射对比剂后进行CT扫描，以增加组织对比度、提高病变检出率、反映病变的血供情况等。很多人在做增强CT前可能都曾被问及是否对海鲜过敏，如果您的答案是"是"，那么恐怕放射科就要拒绝给您做增强CT了。原因请往下看。

1. 首先来了解一下对比剂的类型　具体见表4-2。次高渗或等渗的非离子型对比剂因其发生不良反应概率低，而被临床广泛应用。

表4-2　对比剂的类型

按渗透压分类	按在溶液中是否分解为离子	常用对比剂
高渗型	离子型单体	泛影葡胺
次高渗型	非离子型单体	碘海醇
		碘帕醇
		碘普罗胺
		碘佛醇
	离子型二聚体	碘克酸
等渗型	非离子型二聚体	碘克沙醇

2. 碘对比剂诱发的过敏反应或类过敏反应　碘对比剂引发的不良反应主要包括：①过敏反应。②类过敏反应。③对比剂肾病。④血管外渗。这里重点介绍过敏反应和类过敏反应。

（1）过敏反应：初次接触碘对比剂时不会出现反应（致敏阶段），再次接触时出现瘙痒、红斑、荨麻疹、水肿、呼吸困难甚至过敏性休克等。通常表现为由IgE介导的速发型反应（Ⅰ型变态反应），也可为由T细胞介导的迟发型反应（Ⅳ型变态反应），而Ⅱ型及Ⅲ型变态反应较为罕见。碘对比剂中诱发过敏反应的具体成分尚不清楚。

（2）类过敏反应：不需要致敏过程，首次接触碘对比剂时即可出现上述过敏反应的临床表现。其发生机制不同于过敏反应，可能与碘对比剂直接刺激肥大细胞和嗜碱性粒细胞脱颗粒、激活补体系统、促进缓激肽释放等有关。

3. 海鲜过敏　海鲜过敏主要是指进食鱼、虾及贝壳类水生动物后引起的过敏反应。通常是与这类食物中的蛋白成分诱发IgE介导的Ⅰ型变态反应有关，如小白蛋白、β-烯醇酶、醛缩酶A、原肌球蛋白、精氨酸激酶、肌浆球蛋白轻链Ⅰ/Ⅱ等。

4. 海鲜过敏与碘对比剂过敏/类过敏反应间的关系　2008年对美国231名来自不同医院的临床医生进行了一项有趣的问卷调查，共回收118份问卷，其中65%的放射科医生及89%的心内科医生在使用对比剂前会询问患者是否对海鲜过敏，34%的放射科医生及50%的心内科医生对于有海鲜过敏史的患者会避免使用对比剂或在使用前给予糖皮质激素或抗组胺药进行预处理。在我国这种现象也较为常见。那么，这种"操作常规"的理论基础是什么呢？

有研究显示，海鲜过敏患者发生碘对比剂（高渗型）不良反应的比例为15%，而这一比例在哮喘患者中为11%，在伴有其他食物过敏的患者中为13%，统计学上并无差异。如果海鲜过敏的患者不能做增强CT，那么牛奶、花生等其他食物过敏的患者是不是也不应该做增强CT呢？显然，在我们的"操作常规"中其他食物过敏患者似乎并没有受到"如此重视"。这可能是由于人们对这类研究结果的部分解读，认为"海鲜过敏者更易出现碘对比剂过敏"。准确地说，应该是合并过敏性疾病的患者（而非特指海鲜过敏）发生碘对比剂不良反应的风险较无过敏性疾病者高2～3倍。而海鲜过敏患者发生碘对比剂不良反应的风险并没有比其他食物过敏患者更高。随着医学的发展，目前临床常用的次高渗非离子型对比剂的过敏/类过敏反应发生率较高渗型对比剂已明显降低（ 0.6% ～ 1.5% vs 2.2% ～ 5.0% ）。

许多人曾经认为碘过敏是造成海鲜过敏患者更易出现碘对比剂过敏的原因。基于我们现有对过敏性疾病的认知，这一说法是错误的。第一，碘广泛存在于人体中，本身不能作为过敏原。第二，如前文所述，海鲜过敏主要是由蛋白成分所致，与碘无关。而碘对比剂除引发过敏反应外，有相当一部分为类过敏反应，后者与既往的过敏史无相关性。

根据美国放射学会2018版对比剂使用指南及中华医学会放射学分会发布的碘对比剂使用指南，海鲜或其他食物过敏不作为碘对比剂使用禁忌证，且不推荐对这类患者在使用对比剂前进行药物预防。

（徐迎阳）

非IgE介导食物过敏知多少

食物过敏是指由免疫机制介导的食物不良反应。根据发病机制的不同，食物过敏可分为2类：IgE介导和非IgE介导（详见"食物过敏的类型和临床表现"）。

IgE介导的食物过敏反应一般为速发型，即进食后1～2小时内出现过敏症状，可涉及多个器官系统，典型症状有皮肤风团、水肿、呕吐、腹痛、喘憋，甚至晕厥、休克。非IgE介导的食物过敏反应一般为迟发型，即进食后数小时至数天以后再出现过敏症状，这类过敏疾病多发生在婴幼儿中，主要临床症状集中在胃肠道。下面介绍几种代表性的非IgE介导食物过敏性疾病。

过敏性直肠炎

过敏性直肠炎是非IgE介导的食物过敏性疾病中症状较轻的一种，其患病率在不同研究中差别很大，是婴儿直肠出血较为常见的病因。临床表现以黏液状泡沫血便为特点，患儿一般状况良好，生长发育不受限。患儿乙状结肠远端和直肠部位有炎性反应。发病诱因为母乳中的食物蛋白，最常见为牛奶，还可能为大豆、鸡蛋、小麦、玉米等。其诊断缺乏特异性诊断试验，确诊主要依靠口服食物激发试验，以及忌口致敏食物后症状缓解。激发试验的阳性表现为：在进食过敏食物12小时至数天后，出现肉眼血便或便潜血阳性。治疗措施为忌口致敏食物（哺乳母亲及患儿），一般2～3天后症状缓解。该疾病可随患儿成长自行缓解，多在1～3岁对致敏食物产生自然耐受。

食物蛋白诱导性肠病

食物蛋白诱导性肠病的患病率不明确。患儿在9月龄以前发病，常在出生后1～2个月即有症状。主要表现为反复腹泻，半数以上患者同时有呕吐和生长发育减慢；但不会出现脱水、休克的表现，也通常没有血便。最常见的食物诱因是配方奶粉，其余还有大豆、鸡蛋、小麦；如果改为纯母乳喂养，即使母亲不忌口，患儿也不会有过敏症状，这点与过敏性结直肠炎不同。患儿做皮试及血清sIgE常为阴性结果，外周血嗜酸性粒细胞不增多。结肠镜黏膜活检可见不同程度的绒毛损伤，结节性淋巴组织增生，但少见黏膜受损或嗜酸性粒细胞浸润。口服激发试验的阳性表现为：进食过敏食物40～72小时后出现呕吐和/或腹泻。治疗的关键措施同样为忌口，避食过敏食物后1～3周症状缓解。其后患儿每1～2年应复诊一次，评价自愈情况，多数病例在2～3岁时自行缓解。

食物蛋白诱导性胃肠炎综合征

食物蛋白诱导性胃肠炎综合征常见于婴儿。症状表现为在进食后1～4小时出现反复持续的呕吐；可伴有嗜睡、皮肤苍白、腹泻。延迟发病，缺乏皮疹和呼吸道症状是其与IgE介导的速发型严重过敏反应的区别所在。严重食物蛋白诱导性胃肠炎综合征病例可进展至低体温、高铁血红蛋白血症、代谢性酸中毒和低血压。本病最常见报道的诱因是牛奶、大豆和谷物。结肠黏膜活检病理可见重度炎症，伴嗜酸性粒细胞增多。患儿的长期治疗也是忌口致敏食物，但本病可能急性发作导致患儿脱水甚至休克，所以急性发作时需要急救治疗。一般以支持治疗为主，予以昂丹司琼镇吐；积极输注等张液体复苏，维持血流动力学稳定；吸氧，辅助通气，治疗呼吸功能不全；予以血管活性药物治疗低血压；静脉输注糖皮质激素可以减轻炎症反应。

（李丽莎）

食物不耐受

菲菲是个小美食家，但苦恼的是，她对于某些食物如菠菜、西红柿、牛油果和酸菜有特殊反应，症状有时是鼻塞，有时是头痛，还有些时候是荨麻疹。是食物过敏？还是食物不耐受？

食物过敏是摄入某种食物后反复发生的、由特定免疫反应引起的不良健康效应。分为IgE介导与非IgE介导两大类。

提到食物不耐受，许多人可能立刻会说：不就是食物IgG检测嘛。这种想法是错误的。食物不耐受是指食物和/或食物添加剂引起的异常生理反应，不涉及免疫机制。其原因包括代谢异常（如乳糖酶缺乏）、食物处理不当产生的毒性（如变质鱼肉中的组胺样毒素）、食物的药理特性（如谷氨酸钠和其他天然食品中的水杨酸盐和胺类）以及未明的机制。

换而言之，食物不耐受并不能以IgG检测为诊断标准，而应该更多关注食物背后的成分，能够在享受美食的同时，看清美味中那些"披着羊皮的狼"——组胺、酪胺、水杨酸、低聚碳水化合物等。因为这些才可能是食物不耐受真正的"元凶"。就让我们来认识一下引起食物不耐受的物质，以及常见的几种食物不耐受（表4-3）。

组胺不耐受

某些食物中含有丰富的组胺，这种外源性组胺在人体内发生代谢障碍，就会引起组胺不耐受。最常见的原因是人体内两种非常特异的酶——二氨基氧化酶（DAO）和组胺-N-甲基转移酶（HNMT）的缺乏。如果没有足够的酶，吃了高组胺食物后，组胺就会在体内堆积过多，或者不能被及时清除，再或者两者兼而有之时，组胺就会在体内堆积，出现类似过敏反应的症状（表4-4）。

表4-3　引起食物不耐受的物质

分　类	举　例
水杨酸盐和生物胺	组胺、酪胺、5-羟色胺等
亚硫酸盐	酒和药物
谷氨酸钠	味精
着色剂和防腐剂	柠檬黄、苯甲酸酯、山梨酸盐等
甜味剂	糖精

表4-4　组胺不耐受的症状

症状分类	临床表现
皮肤症状	红斑、瘙痒、潮红、荨麻疹
胃肠道症状	胃肠胀气、绞痛、腹泻
呼吸道症状	鼻塞、流涕、哮喘发作
心脏并发症	低血压、高血压和心律失常
头痛或痛经	"红酒偏头痛"

高组胺的饮食种类见表4-5。

柑橘类水果虽然本身并不含很多组胺，但可以触发人体释放储存的组胺。因此，严格的无组胺饮食一般建议避免橙、葡萄柚和其他柑橘类以及巧克力、坚果和生蛋清。日常饮食建议可食用组胺含量较低的新鲜肉类、鱼类等。

表4-5 高组胺的饮食种类

组胺含量	饮食种类
非常高	高度加工或发酵的，包括葡萄酒（特别是红酒）、陈年奶酪、含有酵母的食品和泡菜
高	鱼和海鲜，尤其是罐头或熏制鱼
中等	菠菜、茄子、蘑菇、西红柿、蔬菜罐头、干果、鳄梨、草莓、木瓜、菠萝和剩菜

水杨酸不耐受

水杨酸盐是天然阿司匹林类化合物，存在于各种草药、香料及水果和蔬菜中。对水杨酸盐的不耐受反应可能比对人工色素和防腐剂的反应更常见。水杨酸不耐受的典型症状是呼吸道症状（如鼻塞、流涕、鼻窦炎、鼻息肉、哮喘等），但也可能出现胃肠道症状如腹胀、腹泻，很少出现狭窄和溃疡性结肠炎。

水杨酸盐存在于咖啡、茶、大多数水果及某些蔬菜，具体包括苹果、杏、黑莓、西红柿、菠萝、橘子、橙、柚、柠檬、薄荷、菠菜等。水杨酸盐可以通过直接作用于皮肤肥大细胞触发荨麻疹，因此也会使一些人的荨麻疹恶化。

酪胺不耐受

酪胺是在食物陈年放置和蛋白质分解过程中自然形成的，因此它们最常见于发酵或含一定酵母的食物中。这种氨基酸可以诱发一些人的不耐受。酪胺含量高的食物（表4-6）可诱发荨麻疹、血管性水肿和哮喘等健康问题，最常见的症状是偏头痛。这是因为酪胺在人体内可以通过释放儿茶酚胺影响血管系统，间接导致头部血管舒缩功能障碍而导致偏头痛。

任何吃剩的食物都会在放置过程中形成酪胺。因此，建议吃刚烹饪好的新鲜食物。吃剩的饭菜放在冰箱里保存不要超过3天。

表4-6　高酪胺的饮食种类

饮食种类	食物举例
奶酪	注意任何包含奶酪的食品
肉类和鱼	烟熏、陈年或发酵肉类和鱼，热狗，加工三明治肉，熏肉，火腿
酵母	自制酵母面包，罐装、加工和冷冻食品
豆类	豆浆、味噌、豆腐、酱油
蔬菜和水果	熟透的香蕉等水果，菠菜，泡菜
饮料	啤酒、葡萄酒、威士忌、红酒等
添加剂	嫩肉剂或罐装肉汁
其他	巧克力和咖啡、鳄梨、花生、巴西坚果和椰子

碳水化合物不耐受

为人体供能的碳水化合物有单糖、双糖、低聚糖、多糖4类，单糖有葡萄糖和一些果糖，双糖有蔗糖、乳糖和麦芽糖。当人体中某些酶缺乏（如乳糖酶）或有转运缺陷，会使碳水化合物吸收不良，导致腹胀、腹痛、腹泻和胀气。我们生活中许多食物都含有碳水化合物，人们食用后可能会表现为果糖、山梨糖醇和乳糖吸收不良，但尚无方法识别具体是哪一种。

乳糖不耐受

乳糖不耐受是因为小肠中缺少乳糖酶或乳糖酶活性不够，不能将乳糖分解为葡萄糖和半乳糖而吸收。最明显的症状是摄入牛奶或奶制品后出现腹部胀气、绞痛、腹泻、恶心、腹鸣、呕吐等。通常摄入越多，症状越严重。可以服用乳糖酶补充剂来缓解症状。

了解了以上常识后，对于菲菲的症状，您有答案了吗？

值得注意的是，食物不耐受通常很难诊断，许多检测方法医院常规并不开展，如对于乳糖和组胺不耐受，可以开展以下检查来协助诊断（表4-7），而绝非通过食物IgG来诊断食物不耐受。

表4-7　乳糖和组胺不耐受的检测方法

病　种	检测方法
乳糖不耐受	检测呼气中氢的浓度
	血液中乳糖的浓度
	粪便酸度试验
	基因检测
组胺不耐受	测定血液中组胺水平
	测定血液中二氨基氧化酶水平
	双盲、安慰剂对照的激发试验

　　食物不耐受的严重程度受食用频率和数量的影响。早期人们往往会忽视食物不耐受的危害，直到出现了严重症状才引起重视。大多数食物不耐受可以通过记录食物日记和饮食排除法来确定哪些食物会引起症状。例如，一位患者在记录了自己1个月的食物之后，发现她只有在吃熏鱼时才会出现症状，这就说明熏鱼可能是她不适的诱因。临床医生应当尽可能详细地了解患者的病史，鼓励患者记录食物日记，帮助患者找到真正的致病因素。

（高　翔）

揭秘食物过敏背后的"隐形推手"

食物过敏是全球性的健康问题，发病率逐年递增。世界卫生组织公布了8种常见的食物过敏原，但值得注意的是，食物过敏的发生可能同时存在促进过敏反应发生的因素，甚至可能是隐藏在食物背后的"刺客"。我们来了解一下，食物过敏还有哪些不为人知的"隐形推手"。

蓝莓派中有什么？

加拿大女孩丽丽在朋友聚会上吃了一块蓝莓派，旋即出现了口唇水肿、呼吸困难，全身满布荨麻疹风团，被送到了急诊室。丽丽既往有青霉素和牛奶过敏史，还有哮喘和季节性过敏性鼻炎，但并不知道她是否对蓝莓派中的成分过敏。医生对蓝莓派成分进行分析，并对女孩进行了过敏原检测。最后的结果让人始料未及，引起严重反应的竟是蓝莓中残留的链霉素——一种被用作杀菌剂的抗生素。

这是2014年的真实案例，也是国际上首次报道的对水果中残留抗生素发生过敏反应的病例。链霉素是临床上常用的抗生素，而在农业上，链霉素作为微生物源杀细菌剂，可以有效防治水果及农作物（如苹果、梨、番茄、马铃薯、黄瓜等）的细菌病害。

既往研究曾经报道了牛奶和肉类中的抗生素可引发过敏反应，现在又添加了水果。丽丽的病例得以确诊在于她母亲保留了当时的蓝莓派，而在其他案例中通常难以获得使得患者过敏的食物样本，极易漏诊。随着抗生素的广泛使用，可能会有更多的人因水果中残留的抗生素而引发过敏反应。对于抗生素过敏的人群应该格外小心所吃的食物安全性。

温馨提示

1. "食物过敏"的过敏原可能并非食物，过敏医生应勇于推理、细心求证，找出隐藏在食物中的真正过敏原。
2. 如果患者可能发生严重过敏反应危及生命，应随身携带肾上腺素，并掌握在紧急情况下肾上腺素的使用方法。
3. 我国媒体报道，长江流域儿童孕妇尿液中检出多种抗生素，甚至有兽用抗生素，严重危害人体健康。提醒大众关注食品安全，保护自身健康。

海鲜美味莫贪吃

海鲜是小明的最爱。这天妈妈特地蒸了几只肥美的梭子蟹，让小明大快朵颐。谁知，饭后没多久，小明就口唇红肿、全身皮疹、腹痛、腹泻——过敏了！肿成香肠嘴的小明百思不解：我以前吃螃蟹从来也不过敏啊！

海鲜过敏的原因可能是对某种蛋白质过敏，也可能是由组胺诱发。

第一种情况，每吃必过敏者，通常是对螃蟹中的致敏蛋白过敏，发生了IgE介导的Ⅰ型速发型过敏反应。表现为嘴唇肿胀、口舌发麻；皮肤瘙痒、红斑风团；鼻塞、鼻痒、喷嚏、流涕；恶心、呕吐、腹痛腹泻；严重时会支气管痉挛、喉头水肿而窒息，甚至发生过敏性休克而死亡。

第二种情况，并非每次吃海鲜都触发过敏者，一般是食物中的"隐形刺客"——组胺所致。组胺是蛋白质产生的，主要是组氨酸脱羧而生成，可以在细菌腐败过程中进行。因此，蛋白质含量高、易腐败、新鲜度低的海鲜，组胺含量就越高。过多的组胺就会引起瘙痒、流涕、瞌睡、水肿、荨麻疹等过敏表现。

在海鲜中，不同品种、不同时期、不同新鲜度都会影响组胺的含量。而且，吃一只和吃一斤是不一样的，大量摄入更易发生过敏反应。因此，海鲜虽好，切莫贪嘴。

温馨提示

1. 食物过敏原的检查方法包括皮肤试验或者血清特异性IgE检测。不能仅凭结果诊断过敏，需要结合病史综合分析。一旦明确过敏原，需要注意回避。
2. 海鲜、肉类等食物蛋白质含量高，要趁新鲜食用；轻微腐败即可产生组胺或生物毒素，诱发过敏或中毒反应；坚决不吃生的或者不熟的水产品。
3. 注意交叉过敏原，如原肌球蛋白就是大多数甲壳类动物（如虾、蟹）的主要过敏原，可能导致不同食物的交叉过敏反应。

运动、酒精与抗炎药

佳佳是最近来门诊的新患者。新冠肺炎疫情期间，她的公司鼓励员工每日戴口罩跑步以增强体质。佳佳在开始跑的1周内就经历了两次突发状况。两次的过程很相似，在跑步20分钟后，佳佳开始手心和头皮发痒，全身开始起风团红斑，喉头发紧，勉强支撑回到家就不省人事了。

佳佳的症状符合严重过敏反应的临床表现，是什么诱发了过敏呢？佳佳回忆，这两次跑步前都吃了牛奶和面包当早餐，也是她经常吃的食物，问题出在哪儿呢？通过对牛奶、鸡蛋、小麦面筋等食物的皮肤试验和血清sIgE检测，佳佳的休克之谜被揭开——食物依赖-运动诱发严重过敏反应。我国最常见的是小麦依赖-运动诱发严重过敏反应，常在食用小麦制品后4～6小时内由运动诱发。

运动就是过敏反应背后的"隐形推手"，可能是增加了肠道通透性，或者降低了过敏效应细胞的活化阈值，从而作为伴发因素参与严重过敏反应。

此外，某些药物如非甾体抗炎药（如阿司匹林）、碘对比剂、抗生素、某些阿片类药物、抑酸药（如质子泵抑制剂）等，都可以参与食物诱发的严重过敏反应。酒精与非甾体抗炎药的作用类似，使小肠对过敏原的吸收率增加。

温馨提示

1. 明确过敏原非常重要！食物依赖-运动诱发严重过敏反应的常见过敏原有小麦、贝类、豆类、坚果和蔬菜等；不仅要回避致敏食物，还应回避含有该食物成分的食物。
2. 一旦诊断食物依赖-运动诱发严重过敏反应，要采取适当的预防措施，如运动前4～6小时内避免进食相关食物，运动应保证身旁有人。
3. 患者应随身携带急救药品，如支气管扩张剂、抗组胺滴剂；切记急救首选肾上腺素肌内注射，而非使用糖皮质激素。

（高　翔）

儿童食物过敏的治疗

急救治疗

一旦发作食物过敏反应，应当立即停止进食可疑过敏的食物，并予以药物治疗。对于IgE介导的速发型食物过敏，轻症患者可口服抗组胺药；涉及多个器官系统的全身严重过敏反应首选肾上腺素肌内注射治疗，注射剂量根据患儿体重计算，为0.01mg/kg，小童最大剂量0.3mg，青少年最大剂量0.5mg。在严重过敏反应时使用肾上腺素是没有绝对禁忌的，延迟注射肾上腺素可能增加患儿住院的风险，甚至导致死亡等不良后果。如果注射1次效果不佳，5～15分钟后可以重复注射，最多注射3次。

抗组胺药是治疗严重过敏反应的辅助药物，它们不能起到紧急挽救生命的作用，所以并非严重过敏反应的首选药物。全身糖皮质激素也主要用于严重过敏反应的辅助治疗。有研究表明，糖皮质激素可以降低患儿住院时间延长的风险，但并无足够研究证据支持糖皮质激素对双相严重过敏反应有预防作用，甚至最新分析显示，全身糖皮质激素可能增加儿童患者双相严重过敏反应的风险。

对于非IgE介导的迟发型食物过敏，可能引起患儿脱水的食物蛋白诱导性小肠结肠炎综合征需要急救，以呼吸循环支持治疗为主，予以昂丹司琼对症镇吐。静脉输注甲泼尼龙可以减轻细胞介导的炎症，可以采用；但此种疾病急性发作时，肾上腺素不推荐常规用于急救。

长期治疗

忌口是治疗食物过敏的首要措施。除患儿本身不吃过敏食物以外，母乳喂养的患儿母亲也需要忌口相应的食物，尤其是过敏性结直肠炎的患儿，母亲忌口尤为重要，以防食物过敏原蛋白被分泌到乳汁中影响患儿。要做到严格避食，不仅需要忌口致敏食物本身，任何该食材参与制作的加工食品也应忌口。所以家长及其他亲属、保姆在给患儿吃任何食品时，都要先阅读其配料表，以防误食。家长尽量在家中为患儿做饭，减少外出就餐。

由于长期忌口可能导致患儿营养不良，还需要使用替代食品，如使用深度水解奶粉或氨基酸奶粉替代普通配方奶粉；对于没有大豆过敏、没有生长发育停滞的6月龄以上患儿，也可用豆奶替代；但不推荐更换为山羊或绵羊奶，因为羊奶与牛奶存在明显的交叉过敏。

随着婴幼儿的成长，其胃肠道免疫屏障功能也日渐完善，食物过敏也可能自愈。因此，患儿需要定期（半年至1年）到医生处复诊，评估患儿是否已对该食物产生耐受，可以停止忌口，正常进食。

（李丽莎）

孕期饮食与子代食物过敏

众所周知，孕期食用的营养物质会输送到胎儿体内，哺乳期也存在相似的情况，提示妊娠期和哺乳期母亲的饮食会通过多种途径影响子代。但孕期母亲的食谱与子代食物过敏的发生到底有没有关系呢？比如当胎儿在母体内就接触到某些食物过敏原是否会增加或降低他们出生后食物过敏的风险？

目前全球范围内的食物过敏发病率均呈上升趋势，食物引起的严重过敏反应也逐年增多。美国花生和坚果过敏患者自1997～2010年上升了3倍。我国目前还缺乏食物过敏的流行病学数据，有报道在华北地区婴幼儿食物过敏的发病率接近40%。鸡蛋、牛奶、虾、蟹、花生、坚果都是我国常见的食物过敏原。

2000～2008年，美国儿科协会建议妊娠期妇女在整个妊娠期都应避免食用花生和坚果，即便是她们对这些食物都不过敏。他们还同时建议3岁以下的婴幼儿都应该避免食用花生和坚果。但由于证据不足，2008年以后美国儿科协会删除了这项建议，指出妊娠期妇女在妊娠期无须避免食用花生和坚果。

近期研究显示妊娠期和婴儿早期接触坚果和花生降低了子代花生和坚果过敏发生率。美国哈佛医学院在对超过8200例儿童的样本分析后发现妊娠期坚果摄入减少，子代食物过敏的风险反而增加。每周进食5次以上花生或坚果的孕妇，其子代发生食物过敏的风险在所有观察组中最低。而对花生和坚果过敏的孕妇，尽管在妊娠期避免进食花生和坚果，其子代食物过敏的风险并未降低。2015年在《新英格兰医学杂志》发表的文章观察了530例食物过敏高风险的婴儿，发现在早期进食花生也降低了他们在5岁时花生过敏的发生率，提示早期食物引入可以诱导食物耐受。

综上所述，目前的研究证据显示，孕期妇女如果没有食物过敏病史，进食花生、坚果等食物不会增加子代食物过敏风险，因此无须刻意回避这类食物。

（祝戎飞）

"隐形"过敏原之隐藏在药物中的食物过敏原

牛奶及牛奶过敏原组分

1. 干粉吸入剂（DPIs） 如沙美特罗替卡松粉吸入剂（舒利迭）、布地奈德福莫特罗粉吸入剂（信必可都保）、布地奈德粉吸入剂（普米克都保）均含有乳糖作为惰性辅料。乳糖从牛乳中提取，会残留极少量的牛奶蛋白成分。儿童哮喘合并牛奶蛋白过敏并不少见，当牛奶蛋白过敏患者使用DPIs治疗哮喘时，有可能发生过敏反应，症状轻重不同，大部分已报道的病例仅有皮疹，或胸闷、呼吸困难等类似哮喘急性发作的症状，也有严重过敏反应发生的报道。DPIs各批次乳糖含量有可能不同，更换新批次后有可能出现过敏反应。但因为发生率极低，牛奶蛋白过敏不是处方DPIs的禁忌证。

2. 疫苗 如百白破疫苗、口服脊髓灰质炎疫苗。百白破疫苗培养基中含有来源于牛奶的酪蛋白水解物，Kattan JD等报道了8例重度牛奶蛋白过敏的患儿接种百白破疫苗时出现了严重过敏反应，其中6例牛奶sIgE水平＞100kUA/L，均在接种疫苗后1小时内出现症状，大部分在15分钟之内。口服脊髓灰质炎疫苗含有少量的α-乳清蛋白，牛奶蛋白过敏的患儿可能口服后发生过敏反应。

3. 其他药物 如静脉注射用甲泼尼龙，可能残留极少量的牛奶蛋白成分如β-乳球蛋白。乳果糖因从乳糖提取，可能含有少量的牛奶蛋白成分。

鸡蛋

某些疫苗如黄热病疫苗、流感疫苗、麻疹-流行性腮腺炎风疹（MMR）

疫苗、狂犬病疫苗等制备培养基中可能含有少量鸡蛋或鸡蛋过敏原组分。目前的MMR疫苗和狂犬病疫苗在鸡胚成纤维细胞中制备，其中的鸡蛋成分极低。流感疫苗中也含有极少量的鸡蛋白成分，但由于目前标准化疫苗的制备，多来源于鸡胚成纤维细胞的疫苗，即使在严重的鸡蛋过敏的患者接种均为安全的，鸡蛋过敏不应称为以上疫苗接种禁忌。黄热病疫苗中卵清蛋白含量稍高，鸡蛋过敏的个体接种前可行皮试，若皮试结果阴性，可正常接种，接种后留院观察。

明胶

明胶是蛋白及肽段的混合物，由牛、猪或鱼等动物的皮肤、骨骼和结缔组织中提取的胶原蛋白经过部分水解制成。明胶是多种加工食品中的组成成分，也可作为胶体血浆替代品，或作为稳定剂用在疫苗中。明胶是一种潜在的过敏原，目前已有许多进食明胶食品、注射含明胶的疫苗、接受含有明胶的血浆扩容剂后出现过敏反应的报道。

1. 疫苗　明胶在疫苗中作为稳定剂，用于流感疫苗、麻风腮疫苗、水痘疫苗、水痘-带状疱疹疫苗、狂犬病疫苗、伤寒疫苗、黄热病疫苗等。其中麻风腮疫苗最为常见。一般在接种疫苗后30分钟～1小时出现，症状相对较轻。

2. 药物　止血药（如明胶海绵）、胶囊（如感冒胶囊）、栓剂（如水合氯醛栓剂）、红细胞生成素、血浆扩容剂（如琥珀酰明胶及聚明胶肽）等均含有明胶，明胶注射液一般在注射后20分钟内出现症状，多诱发重度过敏反应，甚至死亡。

寡糖基半乳糖-α-1,3-半乳糖（α-Gal）

α-Gal广泛存在于非灵长类哺乳动物的组织器官中，人体内不含此糖基，对哺乳动物肉类过敏的患者血清中可检测出α-Gal sIgE，可于进食肉类（主要是猪/牛/羊肉等红肉类）后10小时后表现临床症状，患者一般有蜱虫叮咬史。西妥昔单抗含有与α-Gal类似的糖基，α-Gal过敏的患者静脉注射后可出现速发型过敏反应，其他药物如肝素、明胶在提取过程中可残存有少许α-Gal。Mozzicato SM等报道了3例α-Gal过敏的患者用来源于猪/牛的生物瓣膜行二尖瓣置换术/主动脉瓣置换术后出现了过敏反应的症状。

（姜楠楠 向 莉）

湿疹、重度营养不良、低血钾、晕厥：诊后随笔

两周前，一对老年夫妇用轮椅推着一位女患者来到我的诊室。患者面色灰白，眼神暗淡，极度消瘦，气息如丝，无力说话，只能由其老父亲代诉病史。我看到电脑屏幕上有一长串在我院营养科和消化科的诊疗记录：湿疹，营养不良，低钾血症。

从问诊中得知，这位患者已有9年的头面部皮疹史。患病第4年开始自己禁食各种"发物"（蛋白质类食物）。2019年因消瘦、头晕多次去营养科看病，诊断营养不良。营养科建议其增加蛋白类食物。但因她在增加牛奶和其他蛋白类食物后皮疹加重，患者自认为是蛋白类食物过敏，彻底停掉了所有蛋白类食物。最近几个月，她每天只吃一个小馒头，其他任何食物都不吃。

关键是她认为自己的湿疹是因食物过敏诱发，但从未去医院做过过敏原检查。我好奇她怎么会这样自信其湿疹是由食物过敏诱发，老父亲说患者是顶级名校毕业生，硕士学位，工作优秀人也自信，自从患上面部湿疹开始素食忌食某些食品，身体一天不如一天，不能工作已有3年，家里为给她治病已花了数十万，因禁食不排大便2周，在解大便时曾发生晕厥，经常心悸。两位老人全天精心照顾患者，带她四处求医，已经绝望了，到我这里来是为了解决食物过敏。

听了老人一席话，我真心疼这对老夫妇。风华正茂的名校硕士女儿，正值30多岁好年华，却因惧怕面部皮疹影响容貌而过度忌食，把自己身体彻底整垮，给老父老母增加如此沉重负担！

心中的同情转为对患者的严厉提醒，我用非常坚决的语气告诉她，这么多

年用禁食来预防湿疹发作是不对的。9年来，她没做过一次正规的过敏原检测，目前没有任何依据可以诊断她是食物过敏，建议她逐渐恢复正常饮食。我为她做了食物过敏原检测，依据她的既往病史，诊断食物过敏的可能性不大。同时提醒她要坚强，不能盲目固执自信，否则极度营养不良、低血钾会影响生命。

她的眼神在我的严厉医嘱中反而有了光芒，我希望我能帮这家人走出绝望。

昨天，患者的老父亲代患者来复诊了，他高兴地告诉我说，患者已经能起床行走了，可在室内活动并自理，现在每天吃2个鸡蛋、240ml羊奶、10种蔬菜汁、蒸水果、龙须面及豆制品等。

她的食物和吸入物过敏原特异性IgE检测结果全部阴性。我告诉她父亲，继续逐渐增加食物品种和量，也许再过两三个月，她就可以重返工作岗位了。

食物过敏不能轻易诊断，要结合病史和过敏原检测。过敏原检测推荐用特异性IgE检测方法、皮肤点刺试验和食物激发试验，不推荐用食物不耐受方法检测。

（尹　佳）

第五部分

花粉过敏

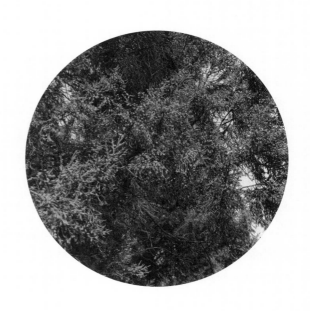

什么是花粉季节

花粉季节在不同地区、不同气候条件、不同花粉特征有不同的时间，在大气生物学研究和过敏原研究领域有不同意义。欧洲花粉数据库（EAN）对花粉季节的定义是当日花粉量占全年花粉总量1%作为花粉季节的开始，累计达到年花粉总量的98%作为花粉季节结束。欧洲过敏与临床免疫学会（EAACI）对花粉季节是通过对花粉浓度描述进行定义，某花粉季起于一个连续7天中有5天花粉浓度≥ 10粒$/m^3$，并且这5天的花粉数量之和≥ 100粒$/m^3$，从第5天开始作为花粉季的开始。花粉季的结束的定义方法同样≤ 10粒$/m^3$，数量之和≤ 100粒$/m^3$。两种不同的定义方法得到的花粉季节起止时间稍有差异。例如，2018年西欧榛子树花粉季节根据EAN的定义开始于2018年1月9日，结束于2018年4月8日；根据EAACI的定义则起始于1月25日，结束于2018年3月18日；根据ENA的定义桤木花粉季节为2018年1月25日～4月4日；而根据EAACI定义的花粉季节为2018年3月4日～4月5日，显然EAN定义的花粉季节时间更长。ENA定义适用于气传花粉生物学研究，EAACI定义更适合临床研究。德国牧草花粉季节通过分布在德国的40个花粉监测点连续5年监测，发现EAACI定义的花粉季节与临床症状匹配验证高度一致。

20世纪20年代欧美国家及日本开始研究气传致敏花粉监测，很多国家建立了全国范围的气传致敏花粉监测网。我国的花粉监测始于20世纪50年代，北京协和医院变态反应科根据花粉曝片、植物普查及鼻黏膜激发试验的结果首次明确我国北方地区夏秋季的主要致敏花粉是蒿属花粉。随着我国经济的快速持续发展、城市绿化速度加快、栽培植物种类的改变及外来植物的引进等，各个地区大气中的花粉种类和数量有了很大的改变。2014～2016年首都医科大学附属北京世纪坛医院变态反应科王学艳团队的研究发现，我国北方地区春季致敏花粉以木本科植物花粉为主，常见为榆科、柏科、杨柳科、木犀科、悬铃木科、桦木科；夏季以草本植物花粉为主，常见为藜科、苋科、禾本科，秋季常见为蒿属、豚属、藜科、苋科、葎草属、禾本科。

目前，我国已初步建立了空气花粉浓度预报的数学模型和花粉过敏级别指数模型，通过网络、媒体等形式向公众发布。

（邵 洁 张东俊）

111

春季什么花粉会导致过敏

很多人知道，自己对春天的花粉过敏，每到春天，就出现眼睛、鼻子剧痒，一连串的喷嚏，清涕滴滴答答流个不停，眼红、流泪、眼部"眵目糊"样分泌物增多，严重的还会引起咳嗽和气喘，大好春天，生生变成让人难受到怀疑人生的受难季。

然而说到花，说到过敏，老百姓心目中还是有一些理解误区。很多人认为，自己是柳絮或者柳絮携带的花粉过敏，有些人认为是迎春花、桃花、杏花、樱花等过敏。其实这些都不对。不仅患者，甚至很多医生也对此也概念模糊。提起花粉，大部分人会想到有花瓣、花蕊的花朵。

因此，很多人说自己花粉过敏，所以不敢养花，不敢买花，不敢去花店。其实，他们提到的这些花，往往都是虫媒花，而虫媒花一般都是不容易导致过敏的。常见的传粉昆虫有蜂类、蝶类、蛾类、蝇类等，这类昆虫来往于花丛之中，或是以花为栖息场所或是采花粉、花蜜作为食料，或是为了在植物上产卵。在这些活动中，不可避免地要与花接触，这样也就将花粉粘在身上并传播出去。

虫媒花吸引昆虫的看家本领，是通过"色香味"吸引昆虫替它们传播花粉。色，是指花大而显著，并有各种鲜艳色彩，让昆虫隔着老远就能"看见"它们，一般昼间开放的花多红、黄、紫等颜色，而晚间开放的多纯白色，只有夜间活动的蛾类能识别，帮助传粉。香，是指怡人（实际上也可以讲是怡"虫"）的香气，吸引昆虫来拜访它们的花朵。当然，也有些花不走寻常路，它们释放出令人恶心的恶臭，通过化学刺激吸引昆虫"闻到"它们。例如，王莲的花就是凭借腐臭味吸引苍蝇等食腐昆虫。味，则是指虫媒花多半能产蜜汁吸引昆虫"食客"，蜜腺分布在花的各个部位，花蜜暴露于外的，往往吸引的是甲虫、蝇和短吻的蜂类、蛾类。花蜜深藏于花冠之内的，多为长吻的蝶类和蛾类所吸取，昆虫取蜜时，雄蕊上的花粉粒黏附在昆虫体表，到昆虫造访下一朵花时，这朵花的雌蕊柱头也多有黏液分泌，花粉一经接触即被粘住。

虫媒花在结构上也常与传粉的昆虫间形成互为适应的关系。如昆虫的大小、体型、结构和行为与花的大小、结构和蜜腺的位置等，都是密切相关的。这符合"物竞天择，适者生存"的进化原则，也造就了"八仙过海，各显神通"的生物多样性精彩世界。因此，虫媒花的花粉比较黏、颗粒重、数量也相对比较少，一般不会引起过敏。某种意义上来说，它们替那些容易导致过敏的风媒花背了"锅"。

风媒花的生存之道和虫媒花几乎是"反其道而行之"：风媒花是典型的"三无产品"：无色、无香，无味。雄性花的花粉需以"风"为媒介。从雄性花飘散到空气中，随机落到另外一朵花的雌蕊上，才能完成它的生殖使命。这种做法显然效率不如虫媒花那么高。因为大量的花粉被"浪费"了。其实只有极其少量的"幸运儿"花粉能找到"女朋友"。绝大多数的花粉都飘落到地面、水面、其他植物、建筑物上了，甚至在几十千米的高空，也可以觅到这些花粉的"芳踪"。可以说，这完全是一种机会主义行为。但这也是这些植物千百万甚至上亿年来的生存之道，存在即合理。

总之，风媒花完全靠数量取胜，为了节约能量，它们只需要能保证携带上足够的遗传信息就够了。因此，又轻又小，细如面粉才方便它御风远行，去寻找"另一半"。它们不香，同样是为了节约宝贵能量的考量，甚至，你每天走过路过视而不见，都不会认为这些是"花"。通常我们变态反应科医生的说法就是"你以为的花，其实多半不会导致过敏，而你过敏的花，你都不认为它是花"。

当然，在非常少见的情况下，虫媒花的花粉会导致过敏。例如，我的一位患者是从事十余年桃育种的专业人员，在多年、大量、近距离地接触桃花粉后，每到桃花盛开的季节会出现鼻炎、结膜炎症状，经过皮肤试验和结膜激发试验（图5-1，图5-2），证实确实并非风媒花花粉的过敏，而是桃杏梨花粉等虫媒花导致的过敏。

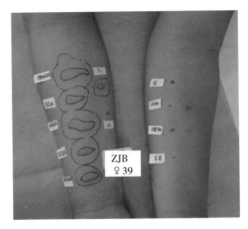

图5-1　桃花粉皮肤试验

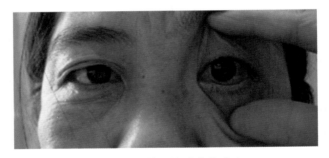

图5-2　桃花粉结膜激发试验

总之，如果你出现了文中所述的过敏症状，应该找变态（过敏）反应专科医生，帮你确认过敏原。过敏原检测需要皮肤试验和/或抽血化验。施以合适的治疗，一般来说很快就能控制症状。严重的病例可能需要脱敏治疗。

（文利平）

全球气候变暖和花粉过敏

过敏性疾病是近几十年来发达国家和发展中国家迅速增加的一个关键公共卫生问题，已被公认为是一种主要的全球流行病，而且造成了巨大社会经济负担。2007年，美国过敏性疾病的总费用为197亿美元，2014年欧盟估计为55亿～151亿欧元。就具体的过敏性疾病而言，世界卫生组织（WHO）估计全世界有4亿人患有过敏性鼻炎，3亿人患有哮喘。在欧洲，一般人群中花粉过敏的患病率估计为40%。

如今全球气候变暖正在逐渐延长无霜冻期，使植物的生长期延长，开花和产生花粉。实验室研究表明，随着大气中二氧化碳水平的上升，一些产生过敏性花粉的植物会产生更多的花粉。随着人类向大气中排放更多碳，这一趋势将更加恶化。

Ziska等人对于北半球的欧洲、亚洲、北美洲三个大陆近20年或更长时间的全球数据集进行了广泛的搜索，持续记录花粉季节的空气传播花粉数据（如持续时间和强度），并与气象资料，如最高温度和最低温度的年度变化、气候变化等进行相关性分析。结果表明，极端温度（最高温度和最低温度）的持续升高有助于延长季节性花粉的持续时间，增加多种气传花粉的负荷。而Lake等人对未来数十年的花粉过敏情况做了预测，他们设计了两个不同区域的气候/花粉模型（CHIMERE和WRF/RegCM），得到的预测数据表明，2041～2060年，欧洲人群对豚草的致敏率将增加一倍以上，从3300万人增加到7700万人。根据他们的预测，在已经存在豚草致敏问题的国家和地区（如匈牙利、巴尔干半岛），致敏率将会有所增加，但在原本致敏率不常见的地方（如德国、波兰、法国），会出现最大比例的增加。同时较高的花粉浓度和较长的花粉季节也可能增加症状的严重程度。

因此，全球环境变化并不仅仅是一个环境问题，也会带来非常严重的健康问题。每个人都有责任从小事做起，低碳生活，绿色生活，减缓全球变暖。

（顾建青）

花粉过敏在中国北方地区愈发严重

空气中飘散的气传致敏花粉可使过敏体质个体出现过敏性结膜炎、过敏性鼻炎、过敏性咳嗽甚至哮喘。在中国北方地区，春季树木花粉、秋季杂草花粉是导致季节性呼吸系统过敏的最主要病因。

近年来，花粉过敏在中国北方地区愈发严重，既有"外忧"又有"内患"。

"外忧"：警惕外来入侵植物

豚草（图5-3）是菊科一年生开花草本植物，具有强烈的入侵性，目前已知大约40种，最常见的物种是普通豚草和巨型豚草，豚草已成为全球夏秋过敏的主要原因之一。在豚草的原产地北美洲，因豚草花粉导致的过敏性鼻炎和哮喘一直是一个严重的健康问题。虽然美国早在20世纪40年代，就已经开始使用化学除草剂进行大规模的治理，但如今美国普通人群对豚草花粉的致敏率仍然高达15%～26%。欧洲作为豚草入侵的重灾区，匈牙利、法国（主要是罗纳河谷）和意大利北部的致敏率甚至分别高达60%、47%和70%。

豚草入侵我国已有80余年的历史，最初分布在东部沿海进口货物地区为主，20世纪70年代后期，豚草在我国迅速蔓延开来。1985年，我国由北京协和医院变态反应科牵头进行了中国气传致敏花粉调查显示，我国12个省的30多个城市均发现了豚草花粉，其中青岛市空气中豚草花粉数量居全国首位。这引起青岛市政府的高度重视，并于1986年全市组织了一次大规模的拔除豚草运动，对空气中豚草花粉数量具有明显的影响。青岛市第五人

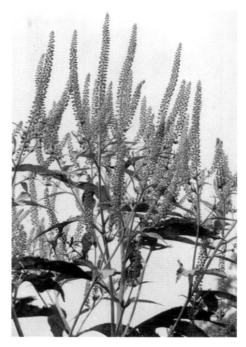

图5-3 巨大豚草

　　民医院变态反应科刘杰团队于2014年联合中山大学在山东省进行了豚草分布的调查，发现豚草已遍及山东各城市，提示对豚草不能忽视跨行政区域的蔓延。

　　2010～2015年，青岛地区豚草花粉已呈逐年升高的趋势，西部地区2015年已经超过了1985年除草运动以前的水平，而东部地区两次花粉调查其数量均高于西部地区，分析与东部地区比邻浮山、崂山等市郊植物茂盛，居民区少，杂草面积多等因素有关。查清豚草花粉的数量、分布和飘散规律，对青岛地区豚草花粉症的防治具有重要的意义（表5-1）。

表5-1　青岛地区五年间3次空气中豚草花粉调查及其含量（粒）

调查年月	调查地点	1月	2月	3月	4月	5月	6月	7月	8月	9月	10月	11月	12月	合计
2010.3～2011.2	西部城区	1	5	0	0	0	2	0	29	79	27	20	12	175
2010.3～2011.2	东部城区	0	0	3	2	6	8	15	58	116	39	1	9	257
2011.7～2012.2	西部城区	0	0	—	—	—	—	37	126	288	49	4	1	508
2011.3～2012.2	东部城区	2	3	0	0	8	10	43	128	595	55	11	3	859
2014.10～2015.9	西部城区	1	3	1		0	1	11	334	268	101	62	10	792

北京协和医院变态反应科联合青岛市第五人民医院变态反应科调查显示，虽然青岛市属周边野外调查并未见豚草大量繁殖地，但在2010～2015年间，青岛地区豚草花粉含量呈逐年增高，提示我们要重视入侵植株豚草跨行政区域的蔓延，重视相关花粉过敏的防治。

"内患"：随着生态环境的改善，本土植物花粉日益增多

针对北京城区空气中花粉的种类、含量及季节消长的变化规律，北京协和医院变态反应科团队在《中华临床免疫和变态反应杂志》上发表了一篇题目为《北京城区空气中花粉分析》的回顾性文章。

从监测数据看，北京地区全年花粉出现的种类能鉴别的有50余种，其中出现次数多、含量占花粉总量0.5%以上的有10余种：蒿属、葎草属、藜苋科、白蜡树属、柏科、杨属、桦木属、榆属、松属、构属、臭椿属、禾本科、栎属、柳属、银杏、桑属、国槐属和悬铃木属，其中多数为常见的致敏花粉。

通过对1983～1986年和1999～2007年两个时间阶段的花粉计数进行分析：第一时间段8～9月花粉含量最高，3～4月为次高；第二时间段3～4月为全年最高峰，占全年花粉总含量的58.4%；8～9月为次高，占33.5%（图5-4）。

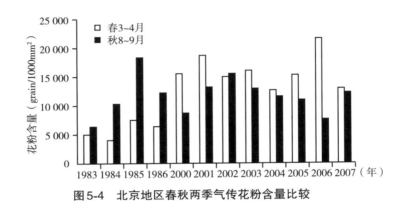

图5-4　北京地区春秋两季气传花粉含量比较

进而重点分析1999～2007年第二时间段花粉监测数据，结果显示，该时间段内春季树木花粉含量大幅度增高，特别是白蜡树属及银杏树花粉增高幅度最为显著，从侧面印证我国数十年来大力开展植树造林的成绩斐然；同时，秋季花粉中蒿属花粉含量呈下降趋势，但葎草花粉含量有所增加，可能与申奥成功后北京城区大面积的土地改造过程中杂草侵占相关。

进入21世纪，随着生态环境的改善，北京变得更加宜居，与此同时本土花粉数量也急剧增多。

与其他常年过敏原相比，花粉过敏更加让人头疼

尘螨等常年过敏原虽然四季存在，但多局限于室内环境，且只在空气产生湍流时才扬到空中，被患者吸入体内，故患者实际接触的过敏原总量往往不超过每天10ng。而在花粉播散季节，户外空气中往往爆发性地充满致敏花粉，

不仅在室外，在室内也能达到足以引起过敏性症状的浓度，同时花粉可以长时间地悬浮于空气中，由此花粉过敏患者的症状会急性发作，并在短期内迅速升至高峰，令患者痛苦不堪，生活质量严重受损。因此，有必要研究不同过敏原致鼻炎和哮喘的临床特征。

北京协和医院变态反应科团队总结《不同致敏过敏原所致变应性鼻炎患者164例生活质量调查》发现，过敏性鼻炎患者的生活质量评分受到过敏原具体类型的影响，中国北方地区花粉过敏者发病时的生活质量比尘螨过敏者更差，但生活质量受损程度可能不受过敏原血特异性IgE数值的影响；不同花粉过敏所致鼻炎合并哮喘的比例不尽相同，杂草花粉可能比树木花粉更容易诱发哮喘，提示我们应对夏秋季杂草花粉症患者予以更多的关注，警惕其伴发哮喘，及早采取包括过敏原特异性免疫治疗在内的防治措施（表5-2）。

表5-2 不同过敏原所致过敏性鼻炎患者的生活质量评分

RQLQ项目	尘螨组评分	树木花粉组评分	杂草花粉组评分
日常活动	2.46 ± 1.23	3.71 ± 1.46^2	3.55 ± 1.57^2
睡眠	1.88 ± 1.59	2.41 ± 1.82	2.55 ± 1.73^1
非鼻/眼症状	1.67 ± 1.27	2.40 ± 1.34^2	2.21 ± 1.36^1
鼻炎相关行为	3.46 ± 1.62	4.26 ± 1.32^2	3.95 ± 1.45
鼻部症状	3.64 ± 1.54	4.30 ± 1.14^1	4.26 ± 1.31^1
眼部症状	2.39 ± 1.63	3.35 ± 1.43^2	3.38 ± 1.41^2
情感反应	1.95 ± 1.30	2.66 ± 1.53^1	2.39 ± 1.28
RQLQ总分	2.39 ± 1.13	3.19 ± 1.10^2	3.06 ± 1.07^2
用药评分	0.49 ± 0.83	0.31 ± 0.69	0.55 ± 0.93

注：与尘螨组比较，$^1P<0.05$；$^2P<0.01$。

（关　凯）

北京春季花粉日历，你值得拥有

四月的北京，连翘、丁香、桃花、樱花、杏花等争相怒放，正如诗中描绘的"一夜春风吹乡梦，万蕊千花斗古城"，随处一瞥，便赏心悦目。然而，对于春季花粉症患者，这人间四月天似乎就没有那么美好了。下面我们来认识一下这些让人"一把鼻涕一把泪"的春季致敏花粉。

北京市春季致敏花粉主要为乔木类植物，主要包括柏科、松科、杨柳科、桑科、杨柳科、木犀科（如白蜡）、桦木科、悬铃木科、豆科（如刺槐）等。这些花粉均属于风媒花粉，而非我们看到的姹紫嫣红的观赏花。以2007年花粉监测数据，春季致敏花粉构成如图5-5所示。

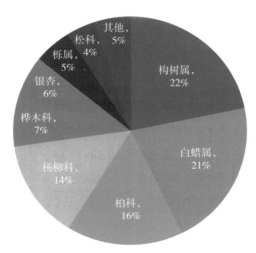

图5-5 春季致敏花粉构成

注：其他包括桑科、臭椿等。

受到北京地区城市化进程、绿化植被、气象等多种因素改变，春季致敏花粉构成比也发生了相应的变化。根据2010～2013年花粉监测数据，柏科、悬铃木属及银杏花粉较前明显增多。但有关银杏花粉致敏性还有待进一步研究。

常见春季致敏花粉的时间不同，根据2007年花粉监测结果绘制了一份北京花粉日历，如图5-6所示。

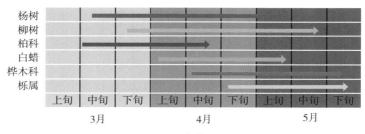

图5-6 北京花粉日历

综上所述，受多种因素影响，每年的花粉日历可能稍有差别。

（徐迎阳）

南国木棉花似雪，几多欢喜几多愁

　　南国冬残春去夏又来，又到了一年木棉花开花絮飞的季节。然而，木棉花谢后，散落下来的飘絮如雪，在某些人看来是一道亮丽的风景。而对那些过敏体质的人来说，木棉花絮所带来的就不仅仅是美丽了。

　　木棉又名攀枝花、红棉树、英雄树，是一种在热带及亚热带地区生长的落叶大乔木，通常在4～5月份开花，但在我国南方地区花期较长，可一直延续到夏季。木棉花果实成熟后会自动裂开，里头充满了棉絮。过敏体质的人群过度吸入飘絮可能产生过敏症状，容易引起打喷嚏、流鼻涕、咳嗽等不适，严重时可发生气喘，尤其是对鼻炎、哮喘患者等过敏体质的人影响更大。另外，接触到木棉花絮对湿疹或过敏性皮炎及部分儿童，也非常容易引起皮肤风团、皮疹、瘙痒等症状。对过敏性眼结膜炎的患者也可引起眼痒、流泪等不适。

　　那我们应该如何应对呢？首先，如果有上述过敏症状，可以到医院专科门诊就诊。通过过敏原皮肤试验、抽血检查可以确诊过敏原种类及过敏严重程度，然后在医生指导下针对性治疗。其次，在预防方面，时值夏天，市民外出时容易流汗，当棉絮粘上口、鼻、眼等处时，不要用手去揉，可用干净的纸巾来擦拭。另外有过敏性体质的人或过敏性鼻炎、过敏性皮炎、过敏性眼结膜炎及过敏性哮喘病患者，应注意远离过敏原，避免木棉花絮过度或长时间吸入、接触。在木棉花絮较多的时节，可以戴上口罩避免吸入飘絮。如果一旦不慎吸入，应尽量咳出，如仍有不适，应及时前往医院接受治疗。如接触木棉花絮后皮肤出现过敏反应，可用清水清洁皮肤，切勿抓挠，在医生指导下服用抗过敏药物。由于棉絮飘散的时间大概有1个月，这一期间过后就不会再出现。因此，对于既往有严重过敏反应的木棉花絮过敏的人群，也可以在医生指导下在木棉花开季节前预防性服用抗过敏药物。

（鲜　墨）

春季过敏性结膜炎

34岁的K先生近几年来非常烦恼，每到春季3～5月，两只眼睛像兔子眼睛一样红，而且剧烈瘙痒，流泪，一揉眼睛就更红了，早晨双眼被分泌物给"糊"住，还打喷嚏、流鼻涕。他认为自己是感冒导致的红眼病，吃感冒药，点眼药水，却没什么效果，经过北京协和医院变态反应科医生诊断，他得的是过敏性结膜炎。正规治疗后，症状很快得到控制。

过敏性结膜炎的症状包括眼睛发红、发痒、流泪增加及结膜水肿（肿胀）甚至凸到眼外，反复揉眼可能会导致角膜感染发炎，影响视力。如果与鼻炎同时发生，则称为过敏性鼻结膜炎。这些症状是由肥大细胞释放组胺和其他活性物质引起，肥大细胞刺激血管扩张，刺激局部神经末梢并增加泪腺分泌。

过敏性结膜炎在有过敏性鼻炎、哮喘和湿疹等其他过敏性疾病症状的人群中很常见。其原因是身体免疫系统对过敏原的过敏反应，大多数季节性结膜炎病例是由花粉引起的，发生在春、夏、秋季花粉播散的季节，尘螨、真菌和宠物也可引起结膜炎症状，但相对花粉过敏而言比较少见。

很多人认为自己过敏是免疫力下降导致的，甚至口服或注射"提高免疫力"的药物或保健品。其实，造成过敏的原因非常复杂，不是体质不好才会过敏，一些身体素质很好的运动员甚至奥运冠军也会出现花粉过敏或其他过敏反应。在某种意义上来说，免疫监视功能好才容易过敏。希望通过提高免疫力来治疗过敏是毫无依据的。

过敏性结膜炎需要和"红眼病"鉴别

急性结膜炎即人们通常所说的"红眼病"，和过敏导致的过敏性结膜炎不同，是由细菌或病毒感染所致，属于传染性疾病，春夏季节是主要流行季节，人们要特别注意用眼卫生，切忌用手揉眼，也不要用毛巾擦拭眼内。单眼发病时，要注意预防另一只眼受感染。急性"红眼病"一般具有自限性，不用药物2周左右也会自愈，对症用药后可以加速缓解过程，但如果发展成慢性结膜炎就比较棘手，炎症持续时间过长，还可能导致结膜肥厚。

结膜炎区别于角膜炎

角膜炎和结膜炎是常见的眼部疾病。它们的症状有一些相似之处，都会表现为眼部不适、流泪、眼内分泌物增加以及充血，很容易混淆。角膜就是俗称的"黑眼球"，是一个透明的无血管组织，光线由此进入眼内，使人们可以看到东西。而结膜炎则发生于结膜，即覆盖于上、下眼睑内面和"眼白"上的透明黏膜组织，含有丰富的血管。

由于角膜有丰富的神经末梢支配，角膜炎发作时，常常会有眼痛，并在眨眼时加重的症状，这种疼痛会一直持续到炎症消退，同时还可伴有畏光。而单纯的结膜炎则表现为异物感、发痒、灼烧感等，往往不会有疼痛和畏光症状。

需要强调的是，角膜炎是一种严重的致盲性疾病，会导致不同程度的视力下降，尤其当病变发生于角膜中央的瞳孔区时，患者的视力下降得会更明显。这种眼病的病程长，恢复缓慢，若不及时得到控制，会进一步发展成为角膜溃疡甚至穿孔，最终可能需要角膜移植。单纯的结膜炎一般不会影响视力，但如果结膜炎治疗不及时，也可能会累及角膜，影响视力。

总之，当出现眼红、眼痛或异物感等症状时，切忌滥用眼药水，应当在医生的指导下合理用药。虽然结膜炎相对来说病情较轻，但也不可掉以轻心，因为它和角膜相毗邻，炎症可能会向周围蔓延，导致角膜炎的发生。

（文利平）

季节性过敏性结膜炎

　　季节性过敏性结膜炎是结膜对过敏原刺激产生的速发型超敏反应，以春季为例，主要的过敏原是树木花粉。季节性过敏性结膜炎最突出的症状就是眼痒，饱受其害的小伙伴曾经形容眼痒难忍时真的想把眼球拿出来刷一刷，画风过于粗暴了，但也很形象地描绘出该病的特点。部分人还会出现眼部异物感、白色黏液性分泌物增多，症状重者早上起来时因为分泌物黏合需要用手扒开眼睑。季节性过敏性结膜炎通常不会影响视力，除非大力揉眼损伤角膜上皮。60%以上该病患者同时会伴发过敏性鼻炎。

　　那么，应该如何应对季节性过敏性结膜炎呢？首先要强调：不要揉眼，原因有3个：①揉眼动作本身可以刺激眼部炎症因子的释放，加重过敏症状。②用力揉眼可能损伤角膜而影响视力。③揉眼可能通过手将致病菌带进眼部而引起炎症。

　　接下来介绍非药物方法：①完善过敏原检查，有针对性地进行防护，以春季花粉为例，在花粉季节内，减少户外活动，外出时佩戴口罩、护目镜，家中可使用具有过敏原清除功效的空气净化器。②可以局部冷敷，以收缩血管、减少结膜充血。③可局部使用人工泪液冲洗，以稀释结膜囊内的过敏原。

　　如果上述方法不能有效缓解症状，则需要在医生指导下使用药物治疗，如抗组胺药及肥大细胞膜稳定剂等。

（徐迎阳）

129

忽如一夜春风来，眼睛红肿清涕流

近日，经过全国上下一心的共同抗"疫"，国内新冠肺炎疫情得到明显控制，实力印证了那句"没有一个冬天不可逾越，没有一个春天不会到来"。越来越多的人开始戴着口罩走出屋门，拥抱这甜蜜的春天。但有些人可能发现，拥抱了一圈，抱回了一双瘙痒红肿的眼睛和一个水龙头一样的鼻子，是的，您的花粉症可能犯了。

让我们先来看看什么是花粉症。患者本人是特异性遗传素质的患者，也就是我们所谓的"过敏体质"的患者，这类患者非常敏感，皮肤、眼睛、呼吸道都容易起反应。在反复接触花粉后，会由机体免疫系统产生一种专门针对这些花粉的抗体，即特异性IgE抗体，并引起眼睛酸痒、红肿、流泪、打喷嚏、流鼻涕、鼻塞、咳嗽，甚至诱发哮喘等一系列临床症状。

当今世界，花粉症的发病率很高。据统计，在中国和美国，花粉症的发病率分别可达11.3%和14%，在日本甚至会高达26.5%。那么，家里是不是不能养花了？您先别着急扔家里好不容易精心养育的花花草草，咱们先来看看常见的引起症状的致敏花粉有哪些？首先，我们要知道，导致花粉症的绝大多数为风媒花，像很多树木、野花，它们大多没有什么观赏性，花朵很小，花色不鲜艳，而且也不香，有时甚至还有特殊臭味，但重要的是，它们一到季节，花粉播粉量十分大，会导致对它们过敏的患者出现明显的症状。如现在正值春季，柏树、桦树、梧桐、白蜡、杨柳等都会逐渐开始散播花粉，以近两日的北京地区花粉监测数据为例，3月18日平均每千平方毫米7240粒，而昌平区这一数值甚至达到了近20 000粒！而在非花粉季，这一数字基本维持在100粒以下，大家可以直观感受一下这巨大的差距。

患了花粉症我们如何治疗呢？主要分为3大方面：隔离过敏原；药物对症治疗；免疫治疗。

1. 隔离过敏原。既然是致敏花粉导致的症状，我们就需要通过各种环境控制和物理防护的方法，尽量减少接触这些花粉。

常用的方法有：

（1）佩戴风镜、口罩。近期因为疫情，大家普遍外出会佩戴口罩，这会有效帮助我们隔开花粉，但既往症状较重的患者还要考虑带上风镜或护目镜，以减少眼结膜的直接接触。

（2）尝试使用花粉阻隔剂，类似于使用了一个隐形的防花粉口罩。

（3）减少室外活动。尤其减少中午及午后的外出，此时空气对流常常更强，花粉浓度可能更高。

（4）花粉浓度过高期间，注意关窗，配合室内空气净化和加湿。

（5）鼻腔冲洗，湿润。

（6）有条件的话，可以在花粉季去空气花粉浓度相对较低的地区居住，如南方沿海地区。

2. 对于有明显五官症状、影响生活的患者，需要接受正规足疗程的药物对症治疗，最核心的用药包括口服二代抗组胺药物（如氯雷他定、西替利嗪、依巴斯汀等），以及使用鼻喷糖皮质激素（如布地奈德鼻喷剂、丙酸氟替卡松鼻喷剂、糠酸莫米松鼻喷剂等）。如有明显眼部症状，还需加用人工泪液冲洗、抗组胺类滴眼液、非甾体抗炎药类滴眼液，甚至激素类滴眼液。如有明显的咳嗽甚至喘憋症状，还需要加用口服白三烯受体拮抗剂（如孟鲁司特钠）、吸入性激素和支气管扩张剂。具体用药方案要由专科医生根据病情决定，需要强调的是，因为过敏性疾病是一种慢性病，会反复发作，并且病情会逐渐进展，因此患者一定要按照医生的要求规律用药，并用够疗程，定期复查，不断调药，这样才能达到最好的控制效果。

3. 在正规的药物对症治疗基础上，对于能明确过敏原的患者，应当考虑进行脱敏治疗。其历史已经有100多年了，已经被广泛地应用在了过敏性鼻炎及哮喘的治疗上面，获得了非常好的疗效。这是目前唯一一种被证明能够有效地改变整个过敏性疾病进程的治疗方案。但由于免疫治疗疗程漫长，一般来说起码3年以上，在开始治疗之前，患者需要在过敏专科进行非常详细的检查与评估，在开始治疗之后，也要定期复查，1～2年全面复查一次，评估临床治疗效果，以及是否需要调整免疫治疗配方。

除上述这些治疗方案外，可能还有很多人会问，医生，是不是因为我的"抵抗力"太低才会出现过敏？我要不要多吃点儿增强"抵抗力"的药物？实际上不是这样的。花粉症的五官症状的确跟"感冒"非常相似，在患病早期，许多患者以为自己是反复"感冒"，所以觉得是自己的"抵抗力"下降了，而实际上，过敏本身就是机体免疫系统反应过度亢进的一种表现，要是某些药物真的能提高"抵抗力"，那反倒要警惕别加重过敏症状。所以再次强调大家要去过敏专科正规就诊，制定适合自己的治疗方案。愿所有人都能享受这飘满花粉的沁人春风！

（王子熹）

37%秋季花粉过敏会在5年内进展为哮喘

　　从空气动力学特征上，直径小于100μm的颗粒称为可吸入颗粒物，只有直径小于10μm的颗粒才有可能吸入到达下呼吸道，因此，国际学界曾一度认为直径为数十微米的气传致敏花粉过敏很难引发哮喘。鼻炎发展至哮喘的时间分布见表5-3。

　　为了揭示秋季花粉过敏性鼻炎发展至过敏性哮喘的进程，北京协和医院变态反应科尹佳教授于2001～2003年间总结1096例花粉过敏患者的临床特征，发现15～44岁是秋季花粉过敏性鼻炎的高发年龄段；25～54岁是秋季花粉过敏性哮喘的高发年龄段。在全部秋季花粉过敏患者中，37%（410/1096）患者在5年内由过敏性鼻炎发展为过敏性哮喘。

　　2016年11月21日，澳洲墨尔本市在雷暴后经历了一场严重的群体性急性哮喘发作事件，进一步印证了花粉过敏可以引发严重的哮喘发作。从雷暴当天夜晚到次日，共有超过8500人发生急性哮喘发作，其中9人因此而丧生，在这些急性哮喘发作的患者中有很多人既往仅有花粉过敏相关结膜炎和鼻炎症状，从无哮喘发作。分析认为引发事件的缘由：雷暴过程中大量致敏花粉经狂风刮起至雨云，雨云的水分使整粒花粉受潮分解为直径数微米的细小碎片，这些花粉碎片重新被吹到地面被花粉症患者吸入下气道，在下气道所引发的急性过敏性炎症最终促成急性哮喘发作，该现象称为雷暴哮喘发作（thunderstorm related asthma attacks）。

表5-3　鼻炎发展至哮喘的时间分布

鼻炎发展至哮喘的时间（年）	例数	在AA＋AR百分比（$n=585$例）	在AA＋AR累积百分比（$n=585$例）	在总体百分比（$n=1096$例）	在总体累计百分比（$n=1096$例）
同年	194	33.2%	33.2%	17.7%	17.7%
1	53	9.1%	42.2%	4.8%	22.5%
2	56	9.6%	51.8%	5.1%	27.6%
3	40	6.8%	58.6%	3.6%	31.3%
4	36	6.2%	64.8%	3.3%	34.3%
5	26	4.6%	69.2%	2.4%	37.0%
6	35	6.0%	75.2%	3.2%	40.1%
7	20	3.4%	78.6%	1.8%	42.0%
8	25	4.3%	82.9%	2.3%	44.3%
9	21	3.6%	86.5%	1.9%	46.2%
10～14	32	5.5%	92.0%	2.9%	49.1%
15～19	26	4.4%	96.4%	2.4%	51.5%
20～30	9	1.5%	97.9%	0.8%	52.3%
31～40	7	1.2%	99.1%	0.6%	52.9%
AA在AR之前发作	5	0.9%	100%	0.5%	53.4%
合计	585	100%	100%	53.4%	53.4%

注：AA，过敏性哮喘；AR，过敏性鼻炎。

　　由此可见，花粉过敏存在"37%秋季花粉过敏在5年内进展为哮喘"的自然发展规律，在极端气象条件下尤其需要加强哮喘相关防护。

（关　凯）

季节性过敏性鼻炎可发展成哮喘

每年的夏末秋初，北方地区过敏性鼻炎和过敏性哮喘的患者明显增多，而此时正是我国北方地区气候最好的时节，人们在享受凉爽秋风和郊游的同时，不要忘记预防夏秋季花粉诱发的过敏性鼻炎、过敏性结膜炎、过敏性咳嗽和过敏性哮喘。

夏秋季花粉引起的季节性过敏性鼻炎的典型症状是：发作性鼻痒、喷嚏、流清水样鼻涕和鼻塞，部分患者伴眼痒、眼红和流泪，此症状每年立秋发作，可持续1～3个月，10月缓解。

季节性过敏性鼻炎是常见病，在普通人群中发病率很高，我国目前还没季节性鼻炎在普通人群中的流行病学数据。但美国一项依据皮肤试验的调查显示，4000万～5000万人有过敏问题，其中3950万人患有季节性过敏性鼻炎。美国夏秋季的过敏性鼻炎大部分由豚草花粉引起，在花粉授粉季节，每株豚草累计产生上亿粒花粉，部分地区每平方千米产生十余吨花粉。这些花粉随风飘在空气中，诱发敏感者产生过敏症状。我国北方地区夏秋季最主要的致敏花粉是蒿属、葎草和藜花粉。这些植物并不是观赏花，它们和豚草一样同属杂草，生长在城郊、山区、河沟、路旁和荒地，具有生命力顽强、花朵细小、花粉产量大等特点。花粉的播散与气候因素紧密相关，多风干燥的天气空气中花粉浓度高，患者症状较重，而阴雨潮湿的天气花粉浓度低，患者症状较轻。

花粉引起过敏性鼻炎有明显的地区性，蒿类植物在我国北方地区广泛生长，尤其在东北、华北、西北地区植株茂密，这些地区的患者症状常较重，到北京后症状减轻。而北京的患者如去上述地区出差，症状可明显加重。因此，夏秋季选择去内蒙古和坝上草原旅游的患者应改变方向，可去南方。那些在北方地区频繁喷嚏流清涕的患者到南方后症状可戏剧性地消失。在北京地区，西北部靠近山区的地方和郊区花粉浓度比市中心高，居住在这些地方的市民症状相对较重。

季节性过敏性鼻炎不是大病，但它是慢性病，发病率高，我国患此病的人至少数千万。一旦疾病发作，将年年反复，严重影响生活质量和日常工作，每天必用的治疗药物也增加了家庭和政府的医疗负担。最值得重视的，是有一部分患者可逐渐发展成季节性哮喘。北京协和医院变态反应科2003年完成的一项大样本夏秋季花粉症患者临床研究结果显示，在1096例夏秋季花粉诱发的过敏性鼻炎患者中，有53%合并季节性哮喘。其中37%在鼻炎发作后的5年内，47%在9年内将发展为季节性哮喘。极少数患者可在鼻炎发作20～30年后出现夏秋季花粉诱发的哮喘，也有18%的患者鼻炎和哮喘在同一年首次发作。

夏秋季花粉诱发的哮喘常集中在每年的秋季，从8月中下旬开始，一直持续至10月初。临床症状主要表现为发作性的咳嗽、憋气、喘息，上下楼或活动时加重，严重者夜间不能平卧入睡，甚至需急诊静脉输入氨茶碱或激素治疗。在我们观察的1120例夏秋季花粉症患者中，42%需要口服平喘药物，42%有夜间不能平卧的症状，16%需要急诊输液治疗。

目前，并不是所有的临床医生都了解夏秋季花粉可引起严重哮喘，多数在此季节哮喘频繁发作的患者被诊断为感染性哮喘，误用大量抗生素治疗。反复静脉输入大剂量抗生素和皮质激素可给患者带来许多不必要的医疗风险。其实，季节性过敏性鼻炎发展至哮喘的自然进程是可以通过脱敏治疗干预的。

脱敏治疗是对因治疗，其基本原理是选择患者敏感的过敏原，少量多次注射，使患者逐渐对此过敏原产生耐受，临床症状相应减轻。脱敏治疗不能根治过敏性疾病，但它可以阻止过敏性鼻炎发展至哮喘。世界卫生组织在关于过敏性疾病脱敏治疗的指导性文件中指出，脱敏治疗是目前唯一能够阻止过敏性疾病自然进程的方法。因此，对夏秋季花粉诱发的严重过敏性鼻炎患者应尽早开始脱敏治疗，防止其发展为哮喘；对已有哮喘的患者，更应积极进行脱敏治疗，防止哮喘进一步加重。

（尹　佳）

花粉季节又要来了，您准备好了吗

在生活中常常遇到一些人，在春秋天出现打喷嚏、流鼻涕、鼻痒、鼻塞、眼痒、眼红等症状，严重时可引起咳嗽、喘憋、胸闷、气短，这常常是花粉症的表现。花粉症的常见症状包括过敏性鼻炎、过敏性结膜炎、过敏性哮喘等。

发作性打喷嚏、流鼻涕、鼻痒、鼻塞为过敏性鼻炎的典型症状，多数患者因症状轻微而忽视此疾病的诊治。过敏性鼻炎症状严重时对生活质量也可造成严重影响，如有些患者每天打十几个、几十个甚至上百个喷嚏，鼻涕像关不上的水龙头，每天使用无数卷手纸，为防止鼻涕长流不息塞上鼻孔，鼻子痒得像千万只蚂蚁在爬，鼻子堵得晚上无法入睡，甚至有患者在驾驶时鼻炎发作，打喷嚏时数秒钟头脑一片空白，有可能造成追尾车祸等意外事故发生。

过敏性结膜炎时通常会出现眼痒、眼红、流眼泪，有的患者形象地描述，在春季花粉季节时到公园划船，到家后眼睛红得像大白兔眼睛。有的患者眼痒无法耐受时有想把眼珠抠出的感觉，甚至有些患者想把眼珠抠出来在水里涮涮再塞回去，如此痛苦的感受不可避免地会影响患者生活质量，严重时可引起角膜溃疡，长期反复发作者可对患者视力造成影响。

有些患者反复发作咳嗽、喘憋、胸闷、气短，夜间症状加重，严重时在睡眠中憋醒，不能平卧，需要端坐呼吸，有些患者在秋季花粉季节到风景秀丽的内蒙古游玩，除了平时的鼻炎症状还出现了哮喘急性发作，美丽的内蒙古游变成了医院几日游。甚至有些中年男性患者因对哮喘的不重视，而在一次严重的哮喘发作中失去生命，当多年后他的遗孀带着患有哮喘的孩子就诊时，提到当年他因自信身体强健没有遵医嘱用药造成如此严重的后果时不禁声泪俱下。

花粉症通常有明确的季节性和地域性，可以通过花粉日历和花粉地图描述得更加清晰。春季花粉季节主要在3～5月，秋季花粉季节在8～9月，内蒙古等地区的秋季花粉季节可能在7月中下旬即出现，在长江以北地区，尤其是内蒙古、山西、陕西、河北坝上、张家口等地区花粉浓度更高，花粉症的发病率更高、症状更重，症状严重时可因花粉症引起严重哮喘发作，气道痉挛窒息危及患者生命。

治疗方面，花粉症患者需要有效预防、季节性用药，症状严重时可给予脱敏治疗减轻或缓解患者症状。花粉症患者在春秋季花粉季节需要减少外出，出门戴口罩，今年因为疫情大家都会戴口罩外出，一些春季花粉过敏的患者会感到今年的症状较以往明显减轻。除戴口罩外，还可佩戴防花粉眼镜，避免戴隐形眼镜，春季避免到公园，秋季避免到草原等花粉浓度较高的地区，外出回家后注意清洗鼻子、眼睛、脸，可洗澡和更换沾到花粉的衣物，避免室外晾晒衣物沾染花粉，花粉季节注意关窗，并使用空气净化器或新风系统降低室内花粉浓度。花粉季节需要用药控制症状，可用海水盐清洗鼻腔，使用花粉阻隔剂，用鼻喷剂控制鼻部症状，保持鼻腔通畅，以避免鼻炎引起的鼻窦炎、分泌性中耳炎等其他疾病，使用抗过敏的滴眼剂控制过敏性结膜炎的眼痒等症状，避免因不停揉眼造成感染性结膜炎甚至角膜溃疡。出现咳嗽或哮喘的患者需加用口服和/或吸入药物控制症状，避免因哮喘的急性或反复发作影响患者的肺功能甚至危及生命。对于症状重持续时间长的患者，排除影响脱敏的基础疾病后，可以进行脱敏治疗，从而使花粉季节过敏症状减轻或缓解。

花粉季节又要来了，每年的花粉季节都是我们变态反应科最繁忙的季节，我们全体医护人员已做好准备，全力以赴备战花粉季，您准备好了吗？

（汤　蕊）

139

第六部分

药 物 过 敏

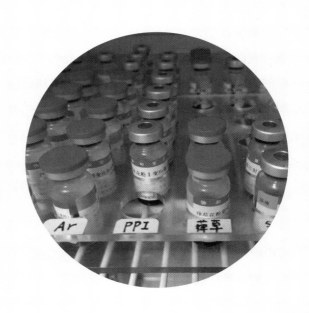

青霉素过敏的现状

抗生素过敏日益成为影响到公众卫生健康的一个重要现实问题。流行病学调查发现，0～9岁儿童抗生素过敏率为6.1%，10～19岁过敏率上升至10.2%，住院成年患者中自我报告的抗生素过敏率甚至达到15%～25%。其中，包括青霉素在内的β-内酰胺类抗生素是最常见的引起过敏的药物，占所有抗生素过敏的65%～83%。

美国的统计数据表明，大约有10%的人自我报告曾经对青霉素类药物出现速发型过敏反应，但实际上，经过皮肤试验和激发试验证实，真正对青霉素过敏的患者不到1%，而且还有研究发现，大约80%青霉素引起的速发型过敏反应患者在10年后对青霉素不再过敏。

根据以下表现可以判断患者对青霉素出现了速发型过敏反应：①使用青霉素后立即出现反应，通常在用药1小时内。②皮肤出现多发红色或粉色高出皮面的风团样皮疹，且伴有明显瘙痒，即荨麻疹。③有时还会出现颜面、手足、咽喉组织水肿，即出现血管性水肿。④有些严重的过敏患者出现咳嗽、胸闷，甚至喘息。⑤最严重的速发型过敏反应表现为严重过敏反应、过敏性休克，这种情况下，如果不及时抢救会导致患者死亡。

当医生在面对有过青霉素过敏病史的患者时，需要做如下判断，确认患者是否真正过敏：

1. 仔细询问患者的用药情况。例如，多久前发生的过敏反应，发生过敏反应时用了哪些药物，这些反应像不像速发型过敏反应，当时是如何处理这些反应的，治疗效果如何等。

2．根据病史询问和患者的一般情况，必要时需做确认试验，即青霉素皮试，甚至是青霉素激发试验。

研究指出，如果患者对青霉素的主要和次要过敏原的皮试液均没有阳性反应，那么该患者有95%的概率对青霉素不过敏，如果再做青霉素激发试验也没有过敏反应出现，那几乎可以100%认为该患者不存在青霉素过敏。

我们都知道，药物过敏最好的治疗方法就是避免以后再次使用同样的药物，我们为什么要关注青霉素过敏呢？

因为有"青霉素过敏"的病史，就会导致相应治疗方案的改变。例如，在出现感染时，不敢再使用窄谱的抗生素治疗，而倾向于使用非青霉素类的广谱抗菌药（大环内酯类、喹诺酮类或者万古霉素等）。但广谱抗生素的使用会导致后续一系列严重的问题，包括医疗费用增加、肠道菌群紊乱、细菌对抗生素耐药，甚至住院次数增多、住院时间延长等。

由Macy E等主导的一项为期3年的研究发现，通过病史和确认试验除外了患者假的"青霉素过敏"标签以后，针对性强的窄谱抗生素的使用率明显增多，医疗费用的花费也显著减少。

因此，在合理使用抗生素前，正确评估患者的抗生素过敏史是十分必要的。

（顾建青）

143

一次青霉素"过敏"，会终身青霉素过敏吗

　　青霉素是临床最常用的抗生素之一，但有些人使用青霉素后会发生不良反应。大约10%的人报告说他们对青霉素有反应，有人甚至会出现过敏性休克。

　　青霉素不良反应是指由青霉素引起的任何不良反应，包括过敏和非过敏不良反应。其中以非过敏不良反应更为常见。常见的非过敏不良反应包括胃部不适、腹泻等消化道症状。当患者出现以下症状则提示其对青霉素过敏：荨麻疹、血管性水肿（皮下组织肿胀，通常在面部周围）、咽喉发紧、气喘、咳嗽，以及呼吸困难。区分非过敏不良反应和过敏反应非常重要。有些人报告他们对青霉素过敏，而实际上是由药物不良反应所致。由于患者报告"青霉素过敏"而回避使用青霉素类药物的现象在临床上普遍存在。这导致患者只能选择疗效更差、毒性更强且价格昂贵的广谱抗生素，同时也增加了抗生素耐药的风险。

　　如何确定青霉素过敏？青霉素皮肤测试是目前确定患者是否真的对青霉素过敏的最可靠方法。皮试阳性患者应避免使用青霉素。如果皮试结果阴性，建议让患者口服单剂量全效青霉素，以确认其对药物确实没有过敏反应，因为即使皮肤测试也很难保证100%准确。

　　青霉素过敏是终身的吗？临床发现，大多数认为自己对青霉素过敏的人却可以安全地使用青霉素，这可能是因为他们并不是真的对青霉素过敏，也可能是由于他们的过敏症状随着时间的推移得到了缓解。临床上医生做出"青霉素过敏"的诊断大多基于患者既往出现过的经历。而研究发现，在报告自己有青霉素过敏史的患者中仅有10%对青霉素过敏。青霉素过敏发生率为5%～10%，其中过敏性休克仅为（4～15）/10万，而且青霉素过敏反应大

多不会持续存在。我们知道，青霉素过敏是由IgE介导的Ⅰ型变态反应所致，而IgE抗体半衰期很短，大约2.5日。急性过敏反应患者IgE水平会迅速下降，5年内50%过敏患者可脱敏，10年内80%患者可脱敏。因此，患者报告"青霉素过敏"，并不意味着一定不能使用青霉素。

有研究对有青霉素过敏史的患者进行皮肤试验，结果发现大多数患者事实上并不过敏或随着时间推迟已不再过敏。试想一下，如果能为这些贴上"青霉素过敏"标签的患者"沉冤昭雪"，让他们拥有再次应用青霉素类药物的机会，也许会降低临床抗生素使用成本，还可以减少广谱抗生素相关的并发症。

（邓　珊）

青霉素过敏：一顶代价昂贵的帽子

如今，医学越来越强调整体的卫生保健，除提高医疗质量和服务价值以外，同样也关注到医疗成本的问题。执业医生、医疗机构、卫生系统以及保险公司均在试图减少卫生保健中的浪费问题，而且人们也意识到昂贵的医疗费用并不总能带来更好的医疗服务。在医学中，经济学的重要性虽然得到人们的广泛认可，但目前尚无共识来较好地核定医疗成本问题。此外，还有一个难点在于，医疗成本除能看得到的检查费用、治疗费用等直接成本外，还有很大一部分是间接成本，很难估算准确。因此，难以建立一种适用性广泛的精确数据建模系统和成本效益分析模型。

在过敏性疾病领域，许多关于经济学研究都集中在哮喘管理支出、肾上腺素自动注射器、新的治疗方法。但实际上，高质量成本－效益分析依赖于真实世界中的医疗经济投入和经济效益，缺乏这些有价值的数据来讨论成本效益虽然不能说是一种空谈，但至少有足够的指导价值。

2014年，美国过敏、哮喘和免疫学会指出，在青霉素过敏史的患者中存在很大的医疗浪费情况。近年的研究也显示，98%记录为青霉素过敏史的患者对青霉素实际上并不过敏。青霉素过度诊断会造成过度的医疗保健支出、抗生素耐药性增加，选择非最佳的二线治疗以及不良医疗事件发生率增加等。

既然青霉素过敏会导致医疗费用的大量增加，那么对每个有青霉素过敏史的患者进行过敏状态的再次评估是否值得呢？

Blumenthal 等采用估时作业成本法（time-driven activity-based costing，TDABC）建模系统对评估青霉素是否过敏的经济学进行了研究。他们的研究估算出一例青霉素过敏患者的评估费用（包括青霉素皮肤试验和阿莫西林的激发试验）约为220美元。考虑到地区不同、试剂厂家不同、皮试试验和激发试验操作方案等不同，青霉素过敏评估的最低费用估计为40美元，最高为537美元。因此作者得出结论，鉴于较低的经济成本和潜在的高临床受益，适当的青霉素过敏评估应该广泛开展。而且从长远来看，去除患者的青霉素过敏这一帽子，今后的很多医疗经济费用都可以得到节省。

青霉素过敏和抗生素管理是目前涉及巨大的经济、临床和安全影响的临床实际问题。只有提供了切实可靠的经济学数据才能准确地指导临床实践。Blumenthal等在过敏领域第一次采用TDABC方法准确地确定医疗费用，为进行成本效益分析奠定了基础。

当然，这项研究也有一些局限性。例如，仅考虑了现时相关的直接医疗成本，而没有考虑间接的社会成本。总体而言，能包括所有长期变量的数学模型必将给我们提供一个更全面的有关医疗保健的实际成本。

目前，有大量的患者被误诊为青霉素过敏，很多研究机构和医学组织均强调了对青霉素重新评估的重要性。而上述研究则提供了详细的经济数据来证明青霉素过敏的评估是一种低成本的方法。

（顾建青）

青霉素和头孢菌素过敏的误区，你知道吗

许多患者认为自己青霉素过敏，是真的过敏吗？

多项调查研究表明，患者自认为的青霉素或头孢菌素过敏史，99%都不是真正的药物过敏；当这些患者再次接触到青霉素或头孢菌素时，基本都能安全地服药或注射药物，而没有任何过敏反应发生。

推测原因可能有以下几点：①患者使用青霉素或头孢菌素多是因为出现了急性感染，如感冒、肺炎等，而急性感染状态下人体可能出现感染相关的荨麻疹，表现为皮肤大片风团、瘙痒，这时再结合用药，患者就会误认为自己药物过敏。②药物过敏是由免疫机制介导的药物不良反应，而不是药物本身药理作用带来的副作用，患者往往不能清晰地辨别而将两者混为一谈。例如，患者认为自己服用头孢菌素后出现腹部不适、腹泻是过敏的表现，其实这种反应与头孢菌素破坏肠道正常菌群有关，并非免疫机制介导的过敏。③患者使用青霉素或头孢菌素治疗感染时，经常会合用其他药物，如治疗发热的解热镇痛药，或者"清火"的中成药，而解热镇痛药和中药也是引起药物过敏反应的常见原因。合用多种药物又出现过敏症状时，人们往往会先认定最"臭名昭著"的青霉素、头孢菌素是过敏的"元凶"，但其实它们可能只是为其他药物"顶了罪"。④药物过敏确诊的金标准是药物激发试验，即患者在医务人员的密切监测下，再次口服或输注自认为过敏的药物，观察是否真的会出现过敏症状。很多时候患者服药后不适只是偶发的巧合事件，并非真正过敏，再次使用时并不

会诱发不适，故而激发试验会是阴性结果。

青霉素过敏的患者使用头孢菌素也一定会过敏吗？

青霉素和头孢菌素都属于β-内酰胺类抗生素，因为它们的分子结构中都含有一个β-内酰胺环。因为具有类似的结构，大众包括很多医务工作者都认为青霉素过敏的患者往往也会有头孢菌素过敏。这种观点有一定道理。有文献报道，头孢菌素过敏的危险因素包括女性、老年人、既往有另一种抗生素或青霉素过敏的病史，提示青霉素过敏史的患者确实比不过敏者出现头孢菌素过敏的风险更高。

但我们要强调两点：其一，如前文所述，患者自认为的青霉素过敏史，本身就是不可靠的，绝大多数都没有经过激发试验的确证。在青霉素过敏本身很可能就是虚假的前提下，再来担心头孢菌素过敏就没有必要了。有研究发现，既往有青霉素过敏史的患者，实际使用头孢菌素时，发生过敏的概率仅有1%～4%，也就是说即使是自认为青霉素过敏的患者，95%以上都可以放心用头孢菌素。其二，不能一概而论，盲目地认为青霉素过敏的患者使用所有头孢菌素都是危险的。研究表明，青霉素与头孢菌素之间或者不同类头孢菌素之间的交叉过敏性，主要看两种药物的R1侧链是否相同或相似，两种药物R1侧链的相似度越高，越容易出现交叉过敏。例如，阿莫西林过敏者需要警惕交叉过敏的头孢菌素有：具有同类R1侧链的头孢羟氨苄、头孢丙烯以及头孢曲秦；氨苄青霉素过敏者需要警惕交叉过敏的头孢菌素则包括头孢氨苄、头孢克洛、头孢拉定、头孢来星和氯碳头孢。

因此，真正存在某种青霉素过敏的患者，在病情需要必须使用头孢菌素时，可以选择与之R1侧链不同的头孢菌素，则安全性会大大提高。当然，要进一步排除药物过敏，还是需要在过敏（变态）反应科医生的指导下，选择侧链不同的头孢菌素，先后进行皮肤试验和药物激发试验，以确保不过敏。

（李丽莎）

没病乱吃药，小心药物过敏

药物过敏是指由药物引起的过敏反应，是药物不良反应的一种特殊类型，与机体的特异性体质有关。

药物过敏的临床表现多种多样，其中最常见的是药疹，即药物进入人体后引起的皮肤、黏膜反应，轻者表现为皮肤瘙痒，出现荨麻疹、麻疹样皮疹，重症药疹患者可以发生皮肤黏膜大面积糜烂剥脱、危及生命。此外，还可有发热、头痛、头晕、恶心、呕吐、腹泻等，严重者出现低血压、心动过速、意识障碍等过敏性休克表现，需要立即抢救。

引起药疹的药物很多，常见的致敏药物有四大类：①解热镇痛药。②磺胺类。③镇静安眠药。④抗生素类（以青霉素为多见）。其他如血清、大仑丁型抗癫痫药、呋喃类、吩噻嗪类等引起的药疹也不少见。有些中草药同样可引起过敏反应，且近年来逐渐增多。

需要注意的是，药物过敏与药物的剂量无关，并非药量少就不会过敏。药物过敏也有"潜伏期"，不同药物过敏发生的时间也不完全一样，有的是用药后立刻发生，有的是数天甚至1个月以上时间才出现。此外，同一种药因厂家甚至批次的不同也可能引起不良反应。因此，如果第一次用药没有出现过敏反应，也并不意味着终身不会过敏。如在使用青霉素的过程中，即使之前用药不过敏，停用同一批次药24小时以上应重新做皮试。

（姚　煦）

150

浅谈放射对比剂相关超敏反应

放射对比剂（又称造影剂）相关超敏反应属于特异质反应，大多与剂量和输注速率无关。微量放射对比剂即可引发该反应。速发型超敏反应常发生于给予放射对比剂后1小时内，通常在5分钟内。主要临床表现有潮红、瘙痒、荨麻疹、血管性水肿、支气管痉挛及哮鸣、喉水肿及哮鸣、低血压及罕见情况下的休克、意识丧失。冠状动脉造影时的重度速发型超敏反应可能并发冠状动脉痉挛。

放射对比剂相关速发型超敏反应最常见于20～50岁患者，在儿童中少见，大约1/3的速发型超敏反应发生于首次使用放射对比剂时。老年人放射对比剂相关并发症死亡率显著增高。澳大利亚一项研究回顾了3.5年间的放射对比剂相关死亡率，结果显示，死亡率与年龄相关，65岁以上患者的死亡率是35/百万次注射，而65岁以下患者的死亡率为4.5/百万次注射。

CT检查所使用的对比剂通常为碘对比剂，其中低渗或等渗碘对比剂发生急性不良反应比率为0.15%～0.70%，其中98%为轻度，可自行缓解，致死率为（2～9）/百万。非离子型低渗或等渗对比剂具有较好的安全性，在临床使用更广泛。

既往发生过放射对比剂相关速发型超敏反应的患者再次发生反应的风险高于顺利耐受放射对比剂的患者。反复使用放射对比剂会增加速发型超敏反应和重度速发型超敏反应的风险。哮喘会增加速发型超敏反应的风险。特应症个体（即患有哮喘、变应性鼻炎、特应性皮炎或食物过敏）发生静脉碘对比剂相关严重不良反应的可能性是非特应性个体的3倍。

　　对海鲜过敏不是放射对比剂相关速发型超敏反应的独立危险因素，但常被误以为是危险因素。海鲜过敏患者的风险并不高于任何特应症个体和对其他食物过敏的患者。海鲜过敏和速发型超敏反应之间的流行病学联系已被归因于共同的碘过敏，因为海鲜的含碘量高。然而，碘和碘化物都是小分子，不会引起全身性过敏反应。对这种联系的可能解释是：海鲜是常见的食物过敏原，而任意特应症患者发生过敏反应的风险普遍增高。

（李　宏）

警惕脂肪乳过敏反应

　　脂肪乳是唯一能静脉滴注的脂质制剂，经静脉输入可提供能源，还可为患者提供足够的必需脂肪酸。自1961年Wretlind首次将脂肪乳应用于临床以来，已有整整60多年历史。经多年应用，先后发现脂肪乳可引起多种不良反应，并有某些患者不能使用，对此应予以注意。

　　多数脂肪乳是以大豆油为原料精炼的天然产物，含有中性多不饱和脂肪酸的甘油三酯。10%的长链脂肪乳每1000ml可提供热量1100kcal。主要用于围手术期患者、重症消耗性疾病患者、急慢性消化道疾病患者、呼吸功能障碍患者、长期昏迷患者、早产儿、不能进食的老年人和必需脂肪酸缺乏症患者。

　　目前我国各医疗机构使用的脂肪乳主要有以下品种：脂肪乳注射液（C14-24）、中/长链脂肪乳注射液（C6-24）、中/长链脂肪乳注射液（C8-24Ve）、ω-3鱼油脂肪乳注射液、结构脂肪乳注射液（C6-24）、脂肪乳氨基酸（17）葡萄糖（11%）注射液。

　　脂肪乳的主要不良反应包括静脉炎、血管疼痛、出血倾向、血压下降、心动过速、呼吸急促、呼吸困难、恶心、呕吐、口渴、发热、寒战、颜面潮红、水肿及过敏反应等。根据其可能发生的不良反应，有些患者属于禁忌使用对象，包括血栓患者（由于脂肪乳剂可使凝血酶原转变为凝血酶，引起凝血效应，使血凝亢进，增加形成血栓的危险）、重症肝病患者、伴有酮症酸中毒的糖尿病患者（由于血糖控制不好，胰岛素不足，葡萄糖利用率下降，可使酮症酸中毒进一步加重）、高脂血症患者及对本制剂过敏者。有些不良反应由输注速度过快引起，须减慢滴注速度，成人应用20%脂肪乳500ml的输注时间不少于5小时，30%脂肪乳250ml的输注时间不少于4小时，儿童输注速度不超过0.17g/（kg·h），反应可消失。

脂肪乳引起的过敏可能与大豆、蛋黄和鱼的过敏反应有关，输注脂肪乳之前必须询问患者是否对黄豆、蛋黄过敏，而对鱼过敏者需慎用ω-3鱼油脂肪乳注射液。

变态（过敏）反应科可利用先进设备对上述食品进行精密检测，从而对黄豆、鸡蛋和鱼的过敏进行诊断。为此，我们建议在应用脂肪乳前进行过敏原检测，每项检测的费用为90～100元。对于普通患者，可只开食物过筛试验（fx5），对鸡蛋、牛奶、花生、黄豆、小麦和鱼的特异性IgE作为一种混合过敏原进行测定，只需100元，如为阴性可除外过敏，如阳性则说明对上述某种食物过敏。对于阳性特别是强阳性患者可再行6种过敏原的特异性IgE检测，尤其对应用脂肪乳的患者需加做黄豆、鸡蛋和鱼的专项特异性IgE检测，除外患者的过敏问题将会提高脂肪乳应用的安全性。

（汤　蕊）

第七部分

昆虫过敏

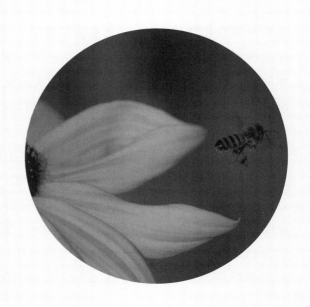

蜜蜂蜂毒过敏

膜翅目昆虫蜇刺过敏是导致严重过敏反应的常见原因之一。引起蜇刺过敏的膜翅目昆虫主要来自蜜蜂总科、胡蜂总科和蚁科。据媒体报道，我国蜜蜂养殖相关企业2000余家，养殖蜂群数量800多万群，为世界第一大蜜蜂养殖蜂群拥有国，由此推测国内养蜂从业人员多以万计。此外，随着生活水平的提高，百姓对旅游的需求加大，户外旅游爱好者数以百万计，这部分人群和养蜂从业人员一样，均属于蜜蜂蜂毒暴露的高危人群。

蜜蜂蜂毒过敏的诊断必须依赖临床病史、皮肤试验和/或血清特异性IgE（sIgE）检测，而仅靠皮肤试验和/或血清sIgE检测阳性不足以诊断。国内学者孙宝青等对广州地区呼吸道疾病患儿进行16种常见过敏原检测，发现蜜蜂蜂毒阳性率0.94%。北京协和医院变态反应科关凯也发现正常人群中蜜蜂蜂毒sIgE最高可达15.2kUA/L，但均无蜜蜂蜇刺过敏反应的相关临床病史。这可能是针对交叉反应性糖类决定簇（cross-reacting carbohydrate determinants，CCDs）产生的交叉现象，CCDs也存在于许多使人容易过敏的花粉中。

为了更好地甄别真正的蜂毒过敏患者，国外学者提出使用比活性（sIgE/T-IgE）判断，如果某种过敏原的比活性越高，意味着效应细胞表面锚定的该过敏原sIgE分布越紧凑，当出现再次过敏原暴露时，效应细胞被激活并释放炎症介质的可能性就越大。关凯等研究显示，蜜蜂蜂毒过敏的全身反应组比活性为15.39%（5.87%，23.81%），高于局部反应组0.55%（0.19%，1.67%）和大局部反应组1.42%（0.65%，5.54%），并与对照组0.16%（0.09%，0.49%）

存在统计学显著差异。一方面提示比活性越高，发生过敏反应的程度越重；另一方面提示相比单独sIgE，使用比活性可以得到更准确的蜜蜂蜂毒过敏诊断。

（关　凯）

如何区分蜜蜂蜂毒和胡蜂蜂毒
所致严重过敏反应

　　根据美国变态反应和传染性疾病国立研究所定义：严重过敏反应是一种急性发作、具有潜在危及生命的全身性过敏反应，可由包括过敏原在内的诸多因素所触发。引发严重过敏反应的三大常见原因包括：膜翅目昆虫蜇刺过敏、食物过敏、药物过敏。蜜蜂或胡蜂蜇刺是膜翅目昆虫蜇刺过敏的主要来源。

　　在欧美普通人群中，发生过蜜蜂或胡蜂蜂毒过敏所致严重过敏反应者占1%～5%；在养蜂人中更是高达14%～43%。在欧洲每年超过100人死于蜜蜂或胡蜂蜂毒致严重过敏反应。在我国虽然缺少相关数据，但近年来媒体报道昆虫蜇刺致死事件屡见不鲜。

　　北京协和医院变态反应科关凯对30例蜜蜂蜂毒致严重过敏反应病例进行了回顾总结，结果显示，职业养蜂人占比高达86.7%，提示养蜂人职业性暴露的概率大，一旦发生过敏反应往往很严重，医务工作者必须给予足够重视；23.3%患者生活在市区，考虑到蜜蜂常见于郊区，推测这部分市区常住人群发生蜂毒过敏的途径有可能是户外旅游。

　　严重过敏反应的临床表现涉及全身多个系统，其中最严重的即致死性过敏性休克。对严重过敏反应患者除查明原因后采取相应回避措施外，均需配备急救包，其中包括可自动注射的肾上腺素笔。根据欧美国家经验，使用100μg蜜蜂蜂毒作为维持剂量的脱敏治疗可以使75%～95%的严重过敏反应患者临床治愈，如将维持剂量加倍可以取得更佳效果。

　　蜂毒过敏患者可对蜜蜂或胡蜂蜂毒二者之一过敏，也可同时过敏（即双重过敏）。由于这两种蜂毒组分中具有一定相似性，单一蜂毒过敏患者进行常规过敏原检测可显示为两种蜂毒均为阳性结果（即交叉反应）。指导患者针对性回避措施、给予患者正确蜂毒种类的脱敏治疗有赖于区分双重过敏与交叉反应。随着近年来国外对过敏原组分研究领域取得长足进展，使用过敏原组分检测可以对此提供有用信息。在关凯等的研究中，部分患者完成了蜂毒过敏原组分检测：8例蜜蜂蜂毒和胡蜂蜂毒双重阳性的患者中，7例患者胡蜂主要致敏蛋白i209阴性，仅有1例患者i209为8.03kUA/L；换言之，8例蜜蜂蜂毒和胡蜂蜂毒双重阳性的患者中，仅有1例被证实是双重过敏，其他7例为交叉反应，在未来确定这8例患者的蜂毒脱敏治疗方案时，仅有1例患者需要同时对蜜蜂蜂毒和胡蜂蜂毒进行脱敏治疗，其他7例患者仅需要对蜜蜂蜂毒进行脱敏治疗。

（关　　凯）

重视蜂蜇引起的过敏

很多人都有过被蜂蜇的经历，大部分人被蜇后仅出现轻微的局部反应，部分人可能出现过敏反应，并且其中一些人可能会发生严重过敏反应，这是蜂蜇后过敏导致死亡的主要原因。常见的能蜇人的蜂包括蜜蜂和胡蜂，它们通常是出于自卫或保护蜂巢而蜇人。

根据蜂蜇后的反应是否由IgE介导，可分为IgE介导的反应和非IgE介导的反应。

非IgE介导的反应

1. 无并发症的普通局部反应　绝大部分人在蜇伤后数分钟内出现蜇伤部位发红、疼痛、肿胀，范围1～5cm，数小时内可逐渐消退，有时肿胀持续1～2日。

2. 迟发型免疫反应或特异质反应，如血清病或肾炎　这类反应较少发生，通常在蜇伤后数日至数周后才出现，因为大多数反应是抗体-抗原复合物在组织沉积所致，其仅在形成足够抗体后才沉淀。例如，血清病通常表现为蜇伤后7～10日出现荨麻疹伴关节疼痛、发热、乏力和淋巴结肿大。

3. 大量蜇伤引起的中毒反应　蜜蜂或胡蜂的毒液有毒性，且有血管活性作用，可引起全身症状，包括恶心、呕吐、腹泻、头痛、眩晕、晕厥、惊厥和发热，还可引起溶血、心脏并发症、肾衰竭和横纹肌溶解。

IgE介导的反应

1. 大局部反应　约10%伤者蜇伤部位的发红和肿胀会加重，1～2日内逐渐扩大，这种反应称为大局部反应。大局部反应约在48小时达到最大，并在5～10日逐渐消退。通常肿胀的直径约10cm。

2. 全身过敏反应 蜂蜇后最危险的速发型反应是全身过敏反应。与严重过敏反应类似，蜂蜇后全身过敏反应是一种发病迅速、可致死的严重变态反应，包括远离蜇伤部位的1个或多个系统出现的体征和症状，有时即使使用多剂肾上腺素依然难以纠正。

全身性过敏反应的症状和体征有40多种。毒液导致全身性过敏反应的常见症状如下：

（1）皮肤潮红（红斑），荨麻疹，血管性水肿。

（2）口唇、舌或腭部痒，刺痛，水肿。

（3）鼻痒，鼻塞，流清涕，打喷嚏。

（4）眶周痒、红、肿，结膜红肿。

（5）咽喉痒，发紧，声音嘶哑，喘鸣。

（6）胸闷，气短，咳嗽，喘息，发绀。

（7）恶心，腹痛，呕吐，腹泻，吞咽困难。

（8）头晕，倦怠，心悸。

（9）焦虑，烦躁，意识模糊。

（10）晕厥，血压下降，尿便失禁。

通常，症状最初逐渐加重，然后逐渐消退（单相病程）。但有一小部分患者呈双相病程，即初始反应经过治疗而消退或自行消退，但症状在数小时后复发。迁延性全身性过敏反应是另一种不常见表现。

被蜂蜇后会有局部明显的疼痛，如果看到蜇人的蜂，则很容易判断是蜂蜇后的反应。但有时可能没看到被蜇的蜜蜂或胡蜂，如果发现被蜇伤后的伤口，也要警惕可能出现蜂毒过敏反应。

（崔 乐）

蜂蜇后引起过敏该如何处理

在国外，蜂毒等昆虫毒液过敏是仅次于食物、药物之后导致严重过敏反应的原因。近年来，在国内也时常有蜂蜇后引起严重过敏反应致人死亡的报道。下面我们对蜂蜇后过敏反应的处理方法进行介绍。

除去毒刺及毒液囊

蜜蜂（胡蜂）蜇人后，其尾部的刺会连同毒液囊一起脱离蜜蜂留在伤者皮肤内。毒液在蜇刺后数秒内释放，如果能立即弹走皮肤上的毒刺，或有助于减少注入体内的毒液量。蜜蜂蜇伤一般比较表浅，也未出现过蜜蜂蜇伤后破伤风感染的病例，一般不用接种破伤风疫苗。多数蜇刺不会引起感染，但如果在蜇刺后3～5日，发红、肿胀和疼痛加重或出现发热，提示存在感染，谨慎起见可口服抗生素治疗。

无并发症的普通局部反应

大部分人在蜇伤后数分钟内出现的红肿（直径1～5cm）和疼痛可在数小时内消退，可冷敷处理。

大局部反应

大局部反应的治疗根据症状而定。据我们了解，尚无研究对比不同治疗。

常用的处理方法有以下几个。

1. 冷敷，能够减轻不适。

2. 若蜇伤位于四肢，应抬高患肢。

3. 治疗瘙痒可口服抗组胺药（如西替利嗪），局部用糖皮质激素（如0.05%醋酸氟轻松或0.05%氯倍他索软膏）。

4. 口服泼尼松可有助于减轻明显的肿胀，剂量40～60mg，仅给予单剂或用2～5日快速逐渐减量至停药。

5. 非甾体类抗炎药可减轻疼痛。

全身反应

蜂毒所致全身过敏反应的紧急处理与其他原因所致全身过敏反应类似，首选在股前外侧肌内注射肾上腺素。其中仅以下情况可暂不用肾上腺素，患者被蜂蜇后仅有皮肤受累，表现为全身荨麻疹、潮红和血管性水肿，这是多数儿童（约60%）全身过敏反应的唯一临床表现。16岁以下的儿童预计不会进展为皮肤以外其他系统受累的全身性过敏反应，可暂不用肾上腺素，但一旦患儿出现皮肤以外的症状，或有蜇伤引起全身性过敏反应的既往史，应立即使用肾上腺素。而发生全身反应的成人中，仅有约15%单纯出现皮肤症状，因此建议尽早使用肾上腺素。

预防

1. 一些患者每次被蜂蜇后都会发生大局部反应，则在蜇伤后2小时内口服20～60mg泼尼松可减轻该反应。

2. 蜇伤诱发的全身过敏反应可用毒液免疫疗法治疗，这是用于IgE介导反应的经典疗法，但中国大陆目前尚未开展。

3. 出现全身反应者应配备至少2剂的肾上腺素针剂或肾上腺素注射器，

并指导如何使用及何时使用。单纯大局部反应者将来发生全身反应的可能较低，可不携带肾上腺素。

虽然被蜂蜇后出现严重过敏反应的人不多，但还是建议大家尽量避免被蜂蜇刺，在户外穿白色或浅色的衣服，不靠近蜂巢或蜂窝，被蜂蜇后出现过敏反应，应及时就诊，在医生指导下进行治疗。

（崔　乐）

第八部分

疫苗与过敏

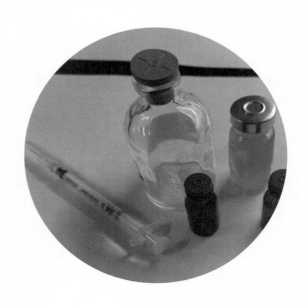

流感疫苗接种：请不要对鸡蛋过敏的孩子说NO

　　每到流感高发的季节，宝爸宝妈们对于疫苗接种的顾虑都会再次产生，孩子鸡蛋过敏到底能不能接种流感疫苗？接种疫苗的过敏反应有哪些？

鸡蛋过敏可以接种流感疫苗吗？

　　鸡蛋过敏是儿童最常见的食物过敏之一。近年来，很多医院在临床上采用生物共振方法或食物特异性IgG检测方法诊断食物过敏，一些儿童因此贴上了鸡蛋过敏的标签，在严格禁食鸡蛋的同时，还被告知禁止接种含有鸡蛋成分的疫苗。过度诊断为食物过敏的儿童在营养缺乏的同时还会因未被充分免疫保护而处于罹患各种传染病的危险之中。

　　因为流感疫苗在鸡胚中培养可能残留微量的鸡蛋蛋白（如卵清蛋白），在我国鸡蛋过敏的儿童往往被告知不能接种流感疫苗。美国2017年更新的《流感疫苗接种指南》中明确指出鸡蛋过敏的个体可接种流感疫苗，并且无须采取预防措施。多项研究结果指出，鸡蛋过敏甚至是鸡蛋诱发严重过敏反应的人群接种流感疫苗均是安全的，因为流感疫苗里含有极微量鸡蛋蛋白，不足以诱发过敏反应。美国儿童疾病预防与控制中心及美国儿科学会均强调了鸡蛋过敏的患儿接种流感疫苗的安全性和重要性，鼓励鸡蛋过敏的儿童接种流感疫苗。儿童是流感病毒的易感者，接种流感疫苗是预防流感最为有效的方法，并强调对所有6月龄及以上儿童全面接种流感疫苗，对0～6月龄婴儿的日常接触者（包括家庭成员和看护者）进行疫苗接种。

因此，鸡蛋过敏的儿童接种含有相关食物过敏原的疫苗是安全的，严重鸡蛋过敏儿童需要在医疗机构接受疫苗接种，并且由能够识别和处理严重过敏反应的医护人员监护。

疫苗接种后常见的过敏反应有哪些？

疫苗接种后的过敏反应症状包括自限性局部不良反应（注射局部的红肿、皮疹等），一般在24小时内可自行消退；罕见的严重过敏反应如荨麻疹，喘息，口舌、喉肿胀，呼吸困难，恶心，腹泻，低血压，意识水平下降和休克等。大样本流行病学研究发现，疫苗相关的严重过敏反应发生率为每百万剂疫苗1.31例。

综上，尽管在我国疫苗注射诱发的过敏反应并不少见，但相对于较低疫苗不良反应发生的风险，儿童定期接受疫苗接种获益更大，是获得免疫保护的主要途径。

（姜楠楠）

167

中重度哮喘儿童接种减毒活流感疫苗安全吗

《中国流感疫苗预防接种技术指南（2020～2021）》建议，对于≥6月龄且无禁忌证的人群均可接种流感疫苗。据中国疾病预防控制中心报道，我国2019年全年流感上报病例超过350万。儿童是流感的主要传播者，秋冬季是呼吸道疾病高发季节，为这个年龄段的儿童接种疫苗被认为是阻断传播和控制疾病的最有效方法。目前许多研究已证明减毒活流感疫苗对普通人群有效并且是安全的。

一般来说，没有基础疾病的大多数儿童患流感后1周左右可自愈。但对于5岁以下或有基础疾病的儿童来说，流感可能引发严重的疾病和并发症，甚至死亡。对于哮喘儿童，一旦患了流感，其发生肺炎的概率比普通人群要高，因此这一类人群尤其有必要接种流感疫苗。然而在哮喘这个人群，疫苗是一把双刃剑，它能有效地保护重点人群，也可能导致哮喘急性发作。

有大量证据表明，减毒活流感疫苗在轻中度哮喘儿童是安全有效的。但对于中重度哮喘的儿童，目前安全性数据尚不够充分，且由于担心减毒活流感疫苗诱发严重喘息，一些指南建议不要将其用于此类人群，部分指南则指出对于所有哮喘儿童接种流感疫苗需谨慎。

近期来自英国的一项研究评估了减毒活流感疫苗在18岁以下中重度哮喘儿童中的安全性。研究者通过在疫苗接种前和疫苗接种后分别记录了受试者的哮喘控制评分和相关的症状。最终这项研究结果表明，中重度哮喘儿童可以安全地接种减毒活流感疫苗。同时这项研究也为英国修订2019/2020年度指南提供了证据，即"吸入糖皮质激素的哮喘儿童可以安全地接受减毒活流感疫苗"。

（蒋吴君　王宇清）

疫苗中可诱发过敏反应的成分

最近辉瑞和BioNTech公司共同开发的mRNA新冠疫苗宣布，两名英国国家卫生系统工作人员因接种疫苗出现严重过敏反应，并建议有严重过敏性疾病病史的个体谨慎接种。但疫苗中的哪种成分诱发的严重过敏反应尚不明确。疫苗诱发的过敏反应并不少见，但严重过敏反应发生率极低，约为1.31/百万剂。疫苗的活性组分（抗原）或疫苗中其他成分均可以引起超敏反应。在此我们梳理一下疫苗中可导致过敏反应的成分。

微生物抗原

疫苗中的微生物抗原本身导致的过敏反应少见，如破伤风和白喉类毒素、肺炎球菌或百日咳杆菌抗原。主要表现为迟发性荨麻疹、血管性水肿及非特异皮疹。

来源于食物的过敏原成分

1. 鸡蛋　某些疫苗生产过程中含有少量残留卵清蛋白，在鸡胚中培养的疫苗如流感、黄热病、狂犬病疫苗中卵清蛋白浓度相对较高，在鸡胚纤维母细胞中培养的疫苗如麻疹-流行性腮腺炎-风疹（MMR）疫苗卵清蛋白浓度较低。

2. 牛奶　在白喉、破伤风和无细胞百日咳疫苗（DTaP）和破伤风、减毒白喉和无细胞百白破疫苗（Tdap）中可能存在纳克级别酪蛋白成分，因此对牛奶严重过敏的儿童，接种上述疫苗有过敏风险。

3. 明胶　明胶是一种在食物、药物中广泛使用的动物蛋白，活疫苗或灭活疫苗中均添加牛或者猪来源的明胶作为稳定剂。明胶含量较高的疫苗如MMR疫苗和水痘-带状疱疹疫苗，明胶过敏的患者接种含有明胶成分的疫苗发生严重不良反应的风险较大。明胶过敏的儿童进食含有明胶的糖果亦会出现口唇肿胀、舌头痒等表现。美国过敏、哮喘和免疫学会报道一例对明胶过敏的患者接种流感疫苗后出现了轻-中度过敏反应。

残留介质

灭活疫苗和活性疫苗中均有用于微生物生长的介质残留。如在面包酵母中表达重组蛋白的疫苗含有酵母蛋白，如乙肝病毒疫苗、人乳头瘤病毒疫苗和脑膜炎球菌结合疫苗等。若患者存在酵母严重过敏病史，在接种乙肝病毒疫苗和人乳头瘤病毒疫苗接种前需请专科医生进行评估。

佐剂

疫苗中添加的佐剂可增强个体的免疫反应，特别是促进T细胞免疫和增强辅助T细胞功能。氢氧化铝和磷酸铝是最常见的疫苗佐剂，但罕见佐剂诱发速发型过敏反应报道。

抗生素

抗生素如庆大霉素、卡那霉素四环素、新霉素、链霉素和多黏菌素等通常用于疫苗制备中，以防止细菌或真菌生长。关于疫苗中残留的抗生素成分诱发严重过敏反应尚未见文献报道。

防腐剂

疫苗中常用的防腐剂如硫柳汞、2-苯氧乙醇和苯酚。

外源物质

疫苗瓶的瓶塞或预充注射器活塞中存在天然乳胶。因此，对于严重乳胶过敏的患者，应避免使用含乳胶瓶塞的疫苗及预充注射器。

载体蛋白

2016年Arroabarren等首次报道了13价肺炎结合疫苗接种引发的严重过敏反应。1例12月龄婴儿在接受第4剂疫苗接种时发生严重过敏反应。患儿皮试和肥大细胞活化试验结果显示，其诱因为载体蛋白CRM（197），一种无毒的白喉毒素突变体。尽管这种情况并不常见，但使用含载体蛋白结合或联合疫苗的患者出现这种超敏反应时需考虑到这些蛋白。这种情况下选用单组份疫苗或含有不同载体的疫苗可能更安全。

综上所述，几乎疫苗中的成分均有诱发过敏反应的可能，严重过敏反应罕见，通常由于疫苗中的辅料而非疫苗抗原本身诱发。由于疫苗临床试验样本量有限，因此疫苗上市后仍需要安全性监测，记录严重不良反应事件，疫苗生产者和疫苗接种实施者需要有应对严重过敏反应措施。

（姜楠楠 向 莉）

第九部分

过敏性鼻炎

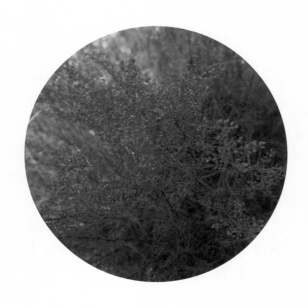

过敏性鼻炎是怎么回事

鼻炎是人们日常生活中经常遇到的一类疾病，而过敏性鼻炎占了很大一部分。据保守估计，全球过敏性鼻炎的患者已经超过5亿，在美国平均每6个人中就有1位过敏性鼻炎患者。然而，很多过敏性鼻炎患者对此疾病并不了解，不及时治疗或者乱治疗，已经影响到了自己的生活质量，同时加重了自身和社会的经济负担。

过敏性鼻炎是机体反复接触过敏原后而产生的鼻黏膜非感染性慢性炎性疾病。由于它是一种非感染性疾病，所以发生过敏性鼻炎时不能滥用抗生素，这样不仅过敏性鼻炎治不好，还容易导致耐药菌的产生。

病因

1. **遗传因素**　过敏性鼻炎患者具有特应性体质，通常显示出家族聚集性，已有研究发现某些基因与过敏性鼻炎相关。

2. **过敏原暴露**

（1）屋尘螨、粉尘螨：主要生活在床垫、床底、枕头、地毯、家具及绒毛玩具中。如日常生活中有些人抖被子就容易出现的过敏性鼻炎可能和此类有关。

（2）花粉：其致敏特点随季节、地理位置、温度和植物种类而变化。比如某些人总是在特定花开季节或者特定环境中出现过敏性鼻炎，这些患者中很多人也会患有过敏性结膜炎。

（3）动物：如猫、狗等及其排泄物。

（4）真菌：多存在于湿热环境。

（5）食入性过敏原：牛奶、大豆、鱼虾肉等。

症状

1．鼻痒、鼻塞、流清涕、打喷嚏是过敏性鼻炎最常见的症状。

2．鼻痒　鼻内瘙痒，甚至有"虫爬感"，一些患者还伴有眼痒、咽喉痒等。

3．鼻塞　可为间歇性或持续性，单侧或双侧，轻重程度不一。

4．清涕　大量清水样涕，有时候可向后流入咽喉。

5．喷嚏　一般为阵发性，每次可连续多个喷嚏，接触到相应的过敏原时可立刻发作。

过敏性鼻炎的"难兄难弟"

1．支气管哮喘　过敏性鼻炎是支气管哮喘的独立危险因素，40%的过敏性鼻炎患者可合并哮喘。上、下气道炎性反应具有相似性，并互相影响，被形容为"同一气道，同一疾病"。很多证据表明，过敏性鼻炎及时治疗后，部分哮喘也能得到良好的控制。

2．过敏性结膜炎　过敏性鼻炎患者常出现眼痒、流泪和眼红等眼部症状，在季节性过敏性鼻炎患者中眼部症状更多见，甚至可高达85%。我国的调查显示，眼部症状在过敏性鼻炎患者中出现率为32%～59%。

3．慢性鼻窦炎　过敏性鼻炎是慢性鼻窦炎的发病相关因素之一。过敏性鼻炎不及时有效控制可发展为急性或慢性鼻窦炎。主要症状为鼻塞、黏性或黏脓性鼻涕，可有头面部胀痛、嗅觉减退或丧失。

4．上呼吸道咳嗽综合征　鼻腔鼻窦炎性疾病引起鼻分泌物倒流至鼻后和咽喉等部位，直接或间接刺激咳嗽感受器，可导致以咳嗽为主要临床表现的一类疾病，是儿童和成人慢性咳嗽的常见病因。在排除其他相关疾病后，仍找不到咳嗽病因的，应至耳鼻咽喉科检查是否有过敏性鼻炎。

5. 分泌性中耳炎　部分过敏性鼻炎患者会有耳闷或听力下降的现象。可能是过敏性鼻炎导致耳咽管堵塞导致，甚至是鼻涕通过耳咽管进入中耳导致非化脓性炎性疾病。日常生活中擤鼻涕不能太过用力，还需要及时治疗过敏性鼻炎。

6. 阻塞性睡眠呼吸暂停低通气综合征　俗称"打呼噜"。可由过敏性鼻炎引起的鼻塞等症状，扰乱正常通气并导致睡眠结构紊乱而引起的一系列病理变化。

预防

过敏性鼻炎的预防最重要的是尽量回避过敏原，减少与相关过敏原的接触，如开窗通风、勤晒被褥、佩戴口罩等。

目前能针对过敏原进行脱敏治疗的患者并不算多，因此，预防与及时的控制症状就显得尤为重要。如果不及时治疗可能会严重影响人们的日常生活、工作学习和娱乐活动等。

（蔺　林）

奇怪的鼻炎，气温一变症状就来
——谈谈血管运动性鼻炎

小辉最近几年总出现奇怪的症状，炎炎的夏季只要一进入空调房间，原本还算正常的鼻子便会突然不舒服，喷嚏一个接一个地打，清鼻涕止不住地流。气温变化大时或闻到刺激性气味的时候也会发作。就这样时好时坏，一年要有一大半时间被鼻炎纠缠不已，非常影响生活。看病看过无数次，都被诊断过敏性鼻炎。真的是过敏惹的祸吗？小辉下决心来医院好好查一查，看看到底是什么原因。他的一个好朋友也是过敏性鼻炎，进行了脱敏治疗以后，症状缓解多了，所以他也想试试。医生安排了一些检查，最后诊断他患的不是过敏性鼻炎，而是血管运动性鼻炎。

什么是血管运动性鼻炎

血管运动性鼻炎是非过敏性鼻炎中最常见的一种临床类型，据推测影响着37% ～ 61%的鼻炎患者。血管运动性鼻炎和过敏性鼻炎症状非常类似，都可表现为鼻痒、打喷嚏、流清涕、鼻阻等，但过敏性鼻炎可以通过过敏原检查找到过敏原，如尘螨、真菌、花粉、动物皮毛等，症状是由鼻腔黏膜接触了以上过敏原后诱发的过敏反应导致的；而血管运动性鼻炎过敏原检查是阴性的，典型的诱发因素有强烈的气味（如香味、烹饪味、花味、化学气味），暴露于冷空气，温度、湿度和/或气压改变，运动，酒精饮料，吸入刺激物，环境中的烟草烟雾及暴露于污染物和化学制品（如挥发性有机物），以及精神性因素（如精神紧张、恐惧或怨恨、沮丧和性相关刺激）等。

血管运动性鼻炎的病因

目前认为，血管运动性鼻炎是神经、内分泌对鼻黏膜血管和腺体功能调节失衡而引起的鼻腔对外界刺激反应性异常增高。鼻腔的黏膜含有大量腺体和丰富的血管床，还有各种神经支配，构成精细、敏感和活跃的终末器官，行使呼吸道门户的各种生理功能。简单说来，这套功能丰富而强大的精密系统主要依赖两套互相对抗的神经调控，交感神经兴奋使血管收缩，鼻腔通气增多，维持人在兴奋和紧张状况下鼻功能；副交感神经兴奋使血管扩张、腺体分泌增多、维持人在安静状况下鼻功能。交感、副交感神经之间的平衡性如果被打破，鼻腔的调节功能失调，就会出现血管运动性鼻炎的症状。

如何治疗血管运动性鼻炎

1. 避免诱发因素，减少发作　尽量避免接触环境刺激因素，包括刺激性气体、汽车尾气、强烈的温度变化和热辣刺激性食物；空气污染严重时外出可佩戴口罩；戒除烟酒。如果工作环境中刺激性气味或者粉尘接触多，需要注意职业防护。

2. 稳定情绪，不要过度疲劳与紧张，做到劳逸结合，不要让情绪过于激动或者长期处于不良情绪状态中。

3. 经常参加体育锻炼，以增强抵抗力；常做鼻部按摩，发作期间注意保暖。

4. 药物治疗可选用鼻用糖皮质激素、口服或者鼻用抗组胺药物、鼻用抗胆碱能药物。就诊时，医生会根据病情情况进行选择。

对于药物治疗无效的血管运动性鼻炎，外科干预可能是最后的选择。但疗效并不肯定，而且术后可能出现令人难以接受的并发症。因此，不要轻易采取手术治疗。另外，由于血管运动性鼻炎不是过敏因素导致的疾病，所以脱敏治疗无效。

（孟　娟）

香烟与过敏性鼻炎

　　"吸烟有害健康"，这句话大家早已是耳熟能详，但我国吸烟和被动吸烟人群仍然很庞大。据世界卫生组织统计，全世界每年有高达500万的人口因吸烟而死亡。我国是世界上最大的烟草生产国和消费国，吸烟严重影响了我国人民的身体健康。烟草烟雾是由挥发物、半挥发物及非挥发物组成的复杂混合物，这些有害物质作用于支气管和肺泡，使呼吸道黏膜、小气道和肺泡受损，与多种呼吸道疾病的发生发展密切相关。

　　烟草烟雾不仅是一种物理化学的损伤因素，也是一种过敏因素。烟草烟雾可通过刺激机体免疫系统产生炎性介质，导致过敏性疾病的发生。烟草烟雾中的有害颗粒可对呼吸道上皮产生损伤，破坏固有免疫屏障。烟雾中大量的氧化物和自由基可引起上皮细胞发生氧化应激，诱导细胞凋亡，破坏细胞间紧密连接，进而导致上皮屏障功能障碍。烟草烟雾还可导致呼吸道黏膜上皮和纤毛清除病原体的能力减弱，增加了上呼吸道发生细菌或病毒感染的危险性，易引发持续性的炎症反应。此外，烟草烟雾对上呼吸道固有免疫细胞的成熟、活化及功能作用产生影响。

　　研究发现，吸烟者血液中的IgE含量与皮肤试验的阳性率明显高于非吸烟者，而且对其子女等被动吸烟者所导致的过敏现象也相对增加。法国的一项流行病学研究显示，与父亲烟草烟雾暴露相比，母亲暴露对子代过敏的影响更大。与产后烟草烟雾暴露相比，产前暴露与子代过敏更具相关性。瑞典的一项研究对4000多名4岁儿童进行调查后发现，长期处在吸烟环境中的婴儿，长大后患过敏性疾病的风险远远高于同龄儿童。而母亲过敏并在孕期暴露于室内烟草烟雾的儿童，其对尘螨的风险增高了近2倍。

多项研究表明，烟草烟雾暴露增加了过敏性鼻炎的发生风险。烟草烟雾暴露能增加过敏性鼻炎患者出现鼻部症状，使用鼻部减充血剂的频率增加。一项横断面研究提示，烟草烟雾暴露可增加青少年过敏性鼻炎患者的鼻腔阻力。另一项纳入了6794名儿童的横断面研究显示，家庭环境烟草烟雾的暴露增加了出现鼻炎和鼻结膜炎的症状的风险。一项纳入了40项研究的荟萃分析表明，成人和儿童过敏性鼻炎与被动烟草烟雾暴露具有相关性。另一项荟萃分析表明，与未接触二手烟的人群相比，接触二手烟的人群患过敏性鼻炎的风险更高，且在儿童和青少年中，过敏性鼻炎与主动吸烟和被动吸烟均存在相关性。

大量的研究表明，烟草烟雾能促进过敏性疾病的发生发展，特别是二手烟对儿童健康造成了严重的危害。吸烟有害健康，为了您和家人、孩子的健康，为了一个舒适的生活环境，请勿吸烟！

（孙劲旅　杨永仕）

季节交替，是感冒还是过敏性鼻炎

夏秋交际之时冷热交替，感冒频发，同时也是很多秋季花粉的传播期，这时候很多朋友被喷嚏、鼻塞、流涕的症状困扰，但单纯吃感冒药却无法完全治愈，因此，常常有患者会困惑自己究竟是不是单纯的感冒。

希望大家引起重视的是打喷嚏、流鼻涕可不一定就是患了感冒，夏末秋初也正是过敏性鼻炎（allergic rhinitis）的高发季。过敏性鼻炎最典型的临床症状是鼻塞、鼻痒、流清涕、打喷嚏，患者还可出现头晕、头痛、疲倦、精力难以集中等不适，有的还可出现嗅觉功能减退甚至丧失，严重影响患者正常的工作、学习和生活。

感冒具有自限性，持续时间一般仅 1～2 周，服用感冒药后症状即可缓解，主要以呼吸道症状（如鼻塞、流鼻涕、打喷嚏和流眼泪等）为主，严重时也会出现全身症状（如头晕、头痛、怕冷、发热、全身酸软无力等），甚至会出现呕吐、腹泻等。呼吸道症状的开始阶段会出现鼻塞、流涕、打喷嚏，症状加重的话会向咽喉部进展，出现咽喉痛、咳嗽，甚至会出现声音嘶哑，若此时仅是病毒感染，痰为白色黏液状，如果此时又被细菌感染，就会出现黄色浓痰。

过敏性鼻炎的症状主要是阵发性喷嚏持续发作，流大量水样清涕，其次是鼻塞和鼻痒，部分患者有嗅觉减退症状，但多数是暂时性的。过敏性鼻炎虽然是阵发性的，但却经常反复。过敏性鼻炎如果每年只有季节性发作，通常的过敏原是花粉、柳絮等，这样的鼻炎称为季节性过敏性鼻炎，多与季节性的室外环境有关。常年性过敏性鼻炎是指发病无明显季节性差异，其过敏因素主要包括尘螨、真菌、动物的毛屑、湿温变化、化学物质等，多与室内的环境有关。

很多患者经常把过敏性鼻炎误认为是普通感冒，两者的主要区别如下。

1. 症状持续时间　普通感冒为自限性疾病，感冒药多为缓解感冒症状引起的不适，其症状通常持续 1～2 周；过敏性鼻炎具有明显的季节性发作性，抑或持续数周或数月，如果患者很长时间一直打喷嚏、流鼻涕应考虑为过敏性鼻炎。

2. 是否具有传染性　感冒通常具有传染性，尤其是流行感冒或病毒性感冒；而过敏性鼻炎属于机体自身神经内分泌系统及免疫系统的异常，不具备传染性。

3. 是否具有发热及感染症状　过敏和感冒容易混淆，但过敏性鼻炎通常不引起发热等感染症状。过敏性鼻炎多为清鼻涕，有时会不知不觉地流出；感冒感冒多为黄绿色黏稠鼻涕，同时可能伴随咽喉肿痛、胸部不适等。

4. 并发症不同　过敏性鼻炎可能伴随结膜炎、中耳炎等病症，造成眼痒、耳道瘙痒等症状，同时由于长期的鼻塞流涕症状可能造成鼻黏膜薄弱，常常有流鼻血的情况。过敏性疾病也会表现在身体其他部位，患者也可能会出现局部水肿、皮肤瘙痒等症状。感冒多是急性发病，除呼吸道症状外，还会出现发热、肌肉酸痛、关节痛、头痛、乏力等全身症状。

5. 其他

（1）过敏性鼻炎用普通的抗炎或抗病毒治疗不佳，而感冒则刚好相反。

（2）过敏性鼻炎患者打喷嚏通常是"连击"，一次可连续打几个到数十个不等。感冒患者也会打喷嚏，但不会连续打数十个。

（3）鼻痒。感冒时的主要症状不是痒，而是长时间的鼻塞。而患上过敏性鼻炎，鼻腔与咽喉部位就会非常痒，忍不住要不停用手揉搓鼻部。鼻痒最严重的患者还会伴有眼耳咽喉等多处发痒，甚至出现嗅觉减退

如果你的症状是最近才出现的，那么有可能是单纯的感冒，如果您的症状一直断断续续地发作，常年存在，最近又有加重的迹象，那么就很有可能是过敏性鼻炎了，建议你及时进行过敏原检测，然后有针对性地进行脱敏治疗。

（柴若楠　许　翀）

过年扫除，不容忽视的过敏诱发因素

"二十三糖瓜粘，二十四扫房土"。年前大扫除俗称"扫尘土"，是重要的传统民俗，有几千年的历史，年前家家户户都要彻底打扫室内，迎接新年的到来。又是一年春节到，您是否已经准备给家里里外外做个大扫除了？生活中有些人打扫房间就会出现鼻子难受、鼻痒，连续打喷嚏，流鼻涕，医院诊断为过敏性鼻炎。那么，大扫除中的空气有多脏？究竟为什么会导致我们出现过敏呢？

扫除过程中，室内空气中很多微小的物质都可以引起过敏，这些能够导致过敏的物质称为过敏原，如尘螨、真菌及蟑螂等。这些室内过敏原直径非常小，肉眼是看不到的，混杂在空气中，但这些既看不见但又无处不在的可怕敌人，时刻威胁着人类的健康。

过敏原

家用纺织品如床垫和床上用品以及地毯、毛绒玩具、窗帘、宠物的皮毛等都是尘螨的乐园。这些屋尘螨如果气候湿润温和又能找到人体皮屑、皮垢作为食粮，就会迅速繁衍。一个人每天脱落 1.0 ～ 1.5g 皮屑，足够使 100 万只尘螨吃饱。因此，很多尘螨过敏性鼻炎的患者经常在晚上躺下或早晨起床时不停出现连续性喷嚏及鼻塞的症状。真菌常常存在于我们日常生活的很多角落，如厨房、浴室、垃圾桶、卫生间、水池、冰箱的死角、洗衣机、地毯、地下室或储物室、阳台的盆栽植物等湿润的环境中。真菌及其释放的大量孢子等极易随着室尘飘散在室内空气中，导致室内空气真菌孢子增加，可引起过敏症状。蟑螂喜欢躲在阴暗处，死后不易被发现，蟑螂及其排泄物分解成小粒子分散于空气中，容易被机体吸入，引起过敏，给我们的身体带来不适。

防敏秘诀

因此，有过敏体质的朋友在大扫除时一定要注意尘螨、真菌、蟑螂等过敏原的侵入。减少室内空气中过敏原浓度是预防过敏的最重要措施。常用的降低尘螨浓度的方法有：室内经常通风，减少室内的湿度，保持相对干燥的环境；使用特殊的防螨材料包装床垫和枕头；床上用品的定期清洗、烘干和干洗；冷冻软玩具和小件物品；以及空气清洁/过滤等。真菌过敏的患者屋内不要养花草、宠物，不要摆放地毯，床上用品、枕头定期清洁，保持干燥，用含氯的漂白剂定期清洁浴室、橱柜等地方，保持屋内干燥，除湿器可以控制屋内的湿度。蟑螂过敏的话，建议您尽早把家里面的蟑螂都扑杀。

（冯　彦）

职业性鼻炎/哮喘——隐藏在身边的"刺客"

春暖花开，每到这个季节，门诊都会接诊大量春季花粉过敏患者，其中一部分患者的职业比较特殊，而且他们经常是同事们结伴前来就诊，半开玩笑说道："医生，我们又得职业病了！"到底是怎么回事呢？原来，他们都是北京天坛公园的工作人员，来就诊的时候基本都是"一把鼻涕一把泪"，也就是说，他们都得了"过敏性鼻炎、过敏性结膜炎"，严重者存在胸闷、憋气，也就是"过敏性哮喘"。这和天坛医院种植的大量柏树相关。春天来了，柏树花粉大量飘散，上述患者也就出现了症状。其实花粉过敏的职业特征并非最明显的，因为花粉飘散面积广，很多普通百姓均可出现花粉过敏，并非仅限于公园工作人员。那么，到底什么是职业性鼻炎/哮喘呢？

职业性鼻炎（occupational rhinitis，OR）指在特定的工作环境或工作条件下出现鼻部炎症反应表现，如鼻塞、鼻痒、打喷嚏、流鼻涕等症状。职业性哮喘（occupational asthma，OA）是一种慢性气道炎症，表现为在特定的工作环境下出现可逆的气流受限和气道高反应性。但是，职业相关的鼻炎/哮喘并非全部与过敏相关。其中一部分鼻炎/哮喘是由环境因素直接引起的，而对于另外一部分患者，环境因素只起到加重原有症状的作用，而非病因，如图9-1。

IgE 介导的免疫机制

IgE介导的职业相关鼻炎/哮喘是传统意义上的过敏反应。IgE介导的过敏反应一般为速发型过敏反应，又称 I 型变态反应。过敏原与其特异性IgE结合

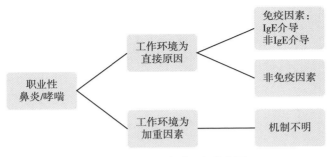

图 9-1　职业性鼻炎 / 哮喘病因

后可以通过一系列信号传导途径激活肥大细胞、嗜碱性粒细胞等效应细胞合成并释放炎症介质，引起黏液分泌增多、血管通透性增加、气道平滑肌痉挛等，表现为鼻炎、哮喘，还有可能出现荨麻疹甚至过敏性休克。职业环境中常见的由 IgE 介导过敏反应的过敏原包括：谷类、动物皮毛、酶类（如 α- 淀粉酶、麦芽糖酶、酰基转移酶、木瓜蛋白酶、菠萝蛋白酶、胰液素）等。涉及的职业种类包括：磨坊主、面包师、糕点师、宠物医生、牧民、洗涤剂生产行业、制药行业、食品行业等。其中最经典的职业过敏便是"面包师哮喘（baker asthma）"。在面包师中的发病率为 3% ～ 24%。引起该病的主要过敏原为小麦面粉，但黑麦、燕麦和大麦及添加剂（如淀粉）均可作为过敏原而诱发症状。

非 IgE 介导的免疫机制

环境中存在的一些低分子量小分子化学物质也可以引起职业性鼻炎 / 哮喘，但这些低分子化学物质不能诱导特异性 IgE 抗体的产生，因此可能通过其他免疫机制直接介导免疫反应，如细胞免疫。其中北美洲西北太平洋地区的西方红衫哮喘（Western red cedar asthma，WRCA）便属于这种类型，引起该病的小分子物质为大侧柏酸（plicatic acid），存在于美国西部侧柏中。还有其他小分子物质，如甲苯二异氰酸酯、过硫酸盐、甲醛、戊二醛、邻苯二醛、酸酐类等均可能通过免疫机制诱发鼻炎 / 哮喘症状，上述物质广泛存在于化工制品中，涉及的职业种类包括：化工业从业者、装修工人、美发师、医务工作者等。这些小分子物质除可引起鼻炎/哮喘症状外，可能通过介导Ⅳ型变态反应，诱发特应性皮炎，疫情期间很多一线医护人员出现口罩过敏、乳胶手套过敏，便属于这种类型。

其他免疫机制

上述通过免疫机制特别是IgE介导的职业性鼻炎/哮喘中，致敏物（过敏原）在诱导机体出现症状之前一般会经过一段时间的潜伏期（致敏期），患者再次暴露于激发物（过敏原）后才会出现症状。但对于非免疫因素诱发的职业相关鼻炎/哮喘，大多没有潜伏期，而是接触后直接诱发气道症状，最典型的表现是反应性气道功能障碍综合征（reactive airways dysfunction，RADS）。RADS是一种无潜伏期、非免疫机制参与的职业性哮喘，患者在暴露于大量单一种类的刺激物后随即出现严重的气道损伤，导致持续的气道炎症反应和非特异的气道高反应性（non-specific bronchial hyperresponsiveness，NSBHR）。工作环境中还有一些因素并非鼻炎/哮喘的原始诱发因素，但可以加重原有的鼻炎/哮喘的症状，包括刺激性化学品、粉尘、烟雾、二手烟、工作环境的温度、劳动强度、情绪状态等，该种类型的职业相关的鼻炎/哮喘发病机制不明。

总之，目前对于经典的IgE途径介导的职业性鼻炎/哮喘认识相对比较成熟，且大多数可通过血液学检测过敏原特异性IgE的浓度协助疾病的诊断。对于低分子量小分子物质诱发的非IgE途径介导的免疫反应及非免疫机制介导的鼻炎/哮喘的认识仍然非常有限，且尚缺乏有效的检测手段。因此，临床上遇到过敏原特异性IgE阴性的鼻炎/哮喘患者，一定要想到低分子量小分子通过其他免疫机制或非免疫机制参与发病的可能。

（孔　瑞）

鼻呼出气一氧化氮能够诊断过敏性鼻炎吗

　　一氧化氮（NO）是一种不稳定的生物自由基，可以舒张血管，最初被描述为一种内皮源性的舒张因子，在多种细胞功能和组织中起调节作用。呼出气一氧化氮（FeNO）被认为气道嗜酸性粒细胞炎症的一个敏感性指标，由于操作简单无创，患者容易配合，在慢性咳嗽和哮喘的辅助检查中应用广泛。1993年，Alving等发现鼻腔中NO浓度比下呼吸道高得多，还发现鼻NO受上呼吸道炎症的影响。因而，与FeNO一样，医学科学家们开始尝试用鼻NO作为气道炎症的诊断工具，考虑到FeNO在下气道的过敏性炎症中的应用，那么，将鼻NO的检测应用到过敏性鼻炎的诊断中似乎也是顺理成章的事情，但我们并未看到鼻NO在过敏性鼻炎的诊断中得到大规模应用，这是什么原因呢？鼻NO可以用来诊断过敏性鼻炎吗？

　　2012年，一项来自韩国耳鼻喉科医生的研究评估了是否可以使用鼻NO与FeNO水平来诊断过敏性鼻炎，研究将35名过敏性鼻炎患者与34名健康对照者进行鼻NO与FeNO的比较，结果显示过敏性鼻炎患者鼻NO浓度明显高于正常人，且持续性过敏性鼻炎患者的鼻NO水平显著低于间歇性过敏性鼻炎患者，与此相反，持续性过敏性鼻炎患者的FeNO显著高于间歇性过敏性鼻炎，轻度与中重度过敏性鼻炎患者之间鼻NO并无差异，说明鼻NO在过敏性鼻炎患者中的水平要高于健康人，但随着病程的延长，鼻NO水平可能会下降，且过敏性鼻炎的严重程度与鼻NO水平并不相关。此外，英国南开普敦大学的一项研究发现，过敏性鼻炎患者在接触过敏原后鼻NO水平明显升高；美国的Bautista AP教授发现，使用抗组胺药左西替利嗪后，过敏性鼻炎患者的鼻NO

水平明显下降，同时鼻分泌物中嗜酸性粒细胞明显减少。

以上研究似乎可以说明鼻NO有助于过敏性鼻炎的诊断，但也有一些研究得出了相反的结论。1993年，瑞典Palm JP教授纳入18例桦树花粉过敏的过敏性鼻炎患者，进行鼻NO与FeNO检测，结果发现，过敏性鼻炎患者鼻NO水平与健康人相比，并没有明显差异，而FeNO水平却较健康人显著增加；为了确定过敏性鼻炎患者上下呼吸道NO是否增加，1999年，挪威Henriksen AH等筛选了18例花粉过敏的过敏性鼻炎患者，发现在花粉季节和非花粉季节，这些患者的鼻NO与正常人相比没有显著差异。2005年，美国Korn等纳入12例间歇性哮喘患者，进行过敏原鼻激发试验后测定鼻NO，研究发现，与激发前相比，过敏原激发30分钟后，鼻NO水平下降19.2%，在随后的3～8小时内鼻NO水平没有明显上升，24小时后鼻NO水平上升到激发试验之前的水平。2007年，荷兰Boot JD等通过对29例临床症状稳定未用药的过敏性鼻炎患者进行过敏原鼻激发试验后测定鼻NO，发现在激发试验20分钟后鼻NO水平明显降低，7小时后鼻NO水平逐渐升高，24小时达高峰。

目前认为，鼻NO主要来源于鼻窦和鼻腔内一氧化氮合成酶合成，可以一定程度上反映鼻窦和鼻腔的慢性炎症，但鼻塞是过敏性鼻炎四大主症之一，而鼻塞或者鼻黏膜水肿会阻塞鼻窦口，导致NO从鼻窦到鼻腔的流通受阻，从而出现鼻NO水平不升反降。

综上所述，鼻NO是否有助于过敏性鼻炎的辅助诊断，目前尚无定论，鉴于鼻NO容易受到多种因素的影响，在没有明确过敏性鼻炎的类型、严重程度、急性发作期还是缓解期，有无用药等一系列因素时，利用鼻NO诊断过敏性鼻炎是不可靠的。

（陈　浩）

过敏性鼻炎，你该如何应对
——找准目标，有的放矢

　　过敏性鼻炎是耳鼻喉科和变态（过敏）反应科门诊常见的疾病。有些人一打扫房间就鼻子难受，鼻痒，接着连续打喷嚏，流鼻涕；有些人在阳春三月、春暖花开的季节戴上口罩，不敢去踏青；有些人一到"立秋"，鼻子像打开水龙头一样，大量清涕止不住地往下流，不仅影响了人们的正常的工作、生活，还常常会引发分泌性中耳炎、慢性鼻-鼻窦炎、腺样体肥大等很多并发症。

　　过敏性鼻炎是过敏性疾病在鼻部的表现。过敏是一种全身疾病，除过敏性鼻炎外，还包括过敏性结膜炎、过敏性哮喘、急性和慢性荨麻疹、特应性皮炎、食物过敏和过敏性结肠炎、昆虫和药物高反应性及乳胶过敏症等。

过敏性鼻炎是如何发生的呢？

　　过敏性鼻炎的病因可谓是"一个巴掌拍不响"，在遗传和环境因素共同作用下发生。研究表明，父母之一患有过敏性疾病，孩子较常人更有可能患过敏性疾病。遗传和环境两大因素相互作用，引起过敏性疾病的发生。过敏医学上又称变态反应，1906年由Pirquet首次提出，用其来描述对环境中物质的一种超强的免疫应答。简单可以理解为，过敏，"过度敏感"。目前，过敏多用于描述具有过敏体质的人群，通过自身免疫系统对周围环境产生的超强免疫应答，把某些本来无害异物认作严重威胁，最终造成人体伤害。

面对遗传在过敏性鼻炎中的显著作用，我们该怎么做？

研究表明，父母双方均无过敏性疾病，孩子患过敏性疾病的概率为5%～15%。母亲过敏对于孩子的遗传要高于父亲过敏对孩子的遗传，母亲患过敏疾病，父亲无过敏性疾病，孩子患过敏性疾病的概率为40%～60%；父亲患过敏疾病，母亲无过敏性疾病，孩子患过敏性疾病的概率为20%～40%；父母双发均患过敏性疾病，孩子患过敏性疾病的概率将大大增加，为60%～80%。

面对遗传在过敏性鼻炎中的显著作用，过敏患者应尽量选择没有过敏家族史的配偶，如果夫妻双方都有过敏史或者过敏家族史，尽量选择过敏不发作的时间备孕，生产时尽量选择顺产，母乳喂养，如发现孩子有皮肤过敏，尽早查找过敏原，预防过敏性疾病的发生。

面对环境在过敏性鼻炎中的显著作用，我们该怎么做？

1. 首先找到引起过敏性鼻炎的元凶——环境中的过敏原。避免接触过敏原可以使过敏性鼻炎的症状减轻或者消失。引起过敏性鼻炎主要的过敏原大多属于吸入性过敏原，主要包括尘螨、真菌、动物皮毛、花粉等。找到引起过敏性鼻炎的最主要的过敏原，避免接触，是治疗过敏性鼻炎最好的方法。

远离过敏原——花粉：了解花粉种类及播散规律，如北方杂草花粉始于7月下旬，8～9月达高峰，主要致敏花粉是蒿属、豚草、葎草等。尽量在此期间减少户外活动，如不可避免时尽可能佩戴眼镜和口罩，外出回家后及时淋浴。如在室内，注意关闭窗户，使用有空气清洁过滤功能的空调。如条件允许，这段时间避开引起过敏的花粉所在地，到其他城市生活。

远离过敏原——尘螨：卧室内的卧具和地毯是尘螨最适合的孳生地。空调房间可全年繁殖。减少尘螨孳生：首先，卧室保持清洁卫生无尘，采光良好，经常开窗保持空气新鲜，避免潮湿；其次，应用易于清洗的地板材料，如木、石等，避免使用地毯。卧具的清洗、消毒、清扫工作应有家属完成。被褥、枕头、衣服、窗帘等勤洗勤晒；将床铺、卧具中的尘土、皮屑和螨等暴晒、拍打出来。

远离过敏原——真菌：保持室内干燥、通风，避免长期阴暗潮湿，衣服发生霉变尽早扔掉，食物合理保存，防止霉变。

远离过敏原——宠物：避免接触宠物，可喂养无皮毛的动物，如海龟、鱼类等。定期给动物清洗。

2. 无法完全避免接触过敏原，需要做好自身防护，对因治疗，对症治疗。

花粉季，雾霾天尽量佩戴口罩、眼罩，使用鼻腔黏膜阻隔剂。每天1～2次使用温盐水冲洗鼻腔也是有益的，可以减少鼻腔黏膜过敏原浓度，降低鼻腔分泌物中炎症介质的浓度，减轻过敏症状。

（1）对因治疗：即采用脱敏疗法（desensitization），是目前治疗过敏性鼻炎的一线治疗方法。脱敏治疗可以明显减轻过敏性鼻炎患者症状，减少抗过敏药物的种类和用量。脱敏治疗是治疗过敏性鼻炎唯一的对因治疗，这种治疗方法可以改变过敏性鼻炎自然进程，预防过敏性鼻炎发展成哮喘，减少产生新的致敏。目前临床上常用的脱敏治疗方法有皮下免疫治疗和舌下免疫治疗，疗程3～5年。

（2）对症治疗：主要通过抗组胺、抗白三烯、局部用激素等作用控制过敏症状。常见控制药物如氯雷他定、西替利嗪、鼻喷激素、孟鲁司特钠等。

（冯　彦）

面对空气污染，过敏性鼻炎患者应该注意什么

随着全球工业化进程的加深，大气污染问题也越来越突出。多项国际研究显示，近年来过敏性疾病发病率明显上升，该趋势与空气污染物暴露增加密切相关。过敏性鼻炎在世界各国的患病率不一，最高可达25%～35%，已成为全球性重大健康问题之一。我国台湾地区研究显示，包括PM10、PM2.5、O_3、CO、NO、NO_2和SO_2在内的空气污染物均与过敏性鼻炎发病率正相关。其他横断面研究和前瞻性队列研究也提示，汽车尾气污染与儿童过敏性鼻炎增多存在关联。

空气污染促进过敏性鼻炎发生已成为共识，过敏性鼻炎患者需要在日常生活中注意什么呢？

北京协和医院变态反应科在2016～2018年随诊观察了柏树花粉过敏的81名过敏性鼻炎患者，评价了空气污染、气象因素与过敏性鼻炎症状间的联系。结果显示，过敏性鼻炎日均症状评分与当日柏树花粉浓度、最高气温、最低气温、PM10及SO_2浓度均呈现具有统计学意义的正相关（$P < 0.05$）；而与当日最大相对湿度呈有统计学意义的负相关（$P = 0.023$）。

1. PM是指悬浮在空气中自然来源或人为产生的固体和液体混合物，PM10即直径为2.5～10.0μm的粗颗粒物，可被吸入引发鼻炎甚至哮喘。本研究发现，PM10每升高10μg/m³，过敏性鼻炎患者的日均症状评分就会升高0.02分。

2. SO_2是由含硫煤、石油制品燃烧释放的化学物质，其暴露可增强哮喘小鼠呼吸道的Th2炎症反应。本研究观察到的SO_2与鼻炎症状之间密切联系与

既往文献报道相符：Meng等研究发现吸入0.25ppm的SO_2后，哮喘患者肺通气功能会出现明显下降并表现出喘息症状；而正常人即使吸入5ppm的SO_2也不会诱发出咳喘症状。

3. 在气象因素中，最大相对湿度与鼻炎症状评分成负相关。最大相对湿度升高10%，过敏性鼻炎患者当日平均症状评分随之下降0.13分。曾有其他研究也观察到潮湿空气可以使鼻黏膜对于过敏原引发的过敏反应减轻（表9-1）。

表9-1　变应性鼻炎日均症状评分影响因素的双变量相关分析

环境因素	相关系数	P
柏树花粉浓度	0.628	＜0.001
最高气压	0.15	0.188
最低气压	0.139	0.223
最大风速	−0.056	0.626
最小风速	−0.109	0.341
最高气温	0.306	0.006
最低气温	0.229	0.042
最大相对湿度	−0.256	0.023
最小相对湿度	−0.181	0.111
PM2.5	0.045	0.696
PM10	0.372	0.001
SO_2	0.368	0.001
NO_2	0.201	0.076
CO	0.036	0.75
O_3	0.073	0.524

由此可见，对于已经确诊过敏性鼻炎的患者，需要注意空气污染的危害：在污染严重的日子，户外活动需要佩戴合格的防护口罩，室内安装有效的新风或空气净化系统。此外，如果在屋内恰当使用加湿器，将能有助于过敏性鼻炎症状的控制。

（关　凯）

得了过敏性鼻炎，如何能科学地减少用药

过敏性鼻炎主要症状包括流涕、喷嚏、鼻塞、鼻痒，全球患者人数估算5亿以上，最多可达40%患者合并哮喘，严重影响日常生活与工作，给家庭与社会带来极大的经济负担。在中国北方地区，季节性发作、与花粉过敏相关的过敏性鼻炎患者人数众多，最新流行病学调查显示，内蒙古自治区过敏性鼻炎患病率最高地区可达32.4%，其中半数以上为花粉过敏所致。

过敏性鼻炎的常规治疗药物包括口服抗组胺药、鼻用糖皮质激素、口服白三烯受体拮抗剂、鼻或眼用抗组胺药等。从国外临床经验看，在过敏性鼻炎治疗过程中，坚持用药方式比按需用药方式的疗效更佳。但坚持治疗并不等同于僵化地在治疗全程使用固定方案。在坚持治疗的前提下，如何找到最少用药与保证疗效的平衡点，是广大医患共同关心的焦点问题之一。

北京协和医院变态反应科既往研究发现，柏树花粉引发的过敏性鼻炎患者症状会随花粉浓度而变化：花粉浓度每减少100粒/1000mm²，平均鼻炎症状评分随之下降0.1分。据此，该研究团队进一步探索抗过敏药物治疗强度可否根据花粉浓度下降变化而适时调整，以期实现最少用药的目标。139名柏树花粉过敏性鼻炎患者分为尝试减药组70人，固定用药组69人（图9-2）。

结果显示，虽然在花粉高峰期，尝试减药组的机动用药量比固定用药组多，但依照方案减药后，尝试减药组在花粉季后期的汇总实际用药评分为（3.67±0.98）分，显著低于固定用药组（4.78±0.70分，$P < 0.001$）。同时，两组日均鼻炎症状评分没有显著差异（2.45±0.32 vs 2.43±0.41，$P = 0.788$）。在依从性评估方面，尝试减药组更是显著优于固定用药组（$P = 0.014$）（图9-3）。

197

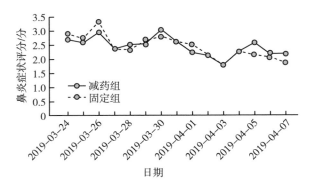

图9-2　柏花粉浓度下降期间减药组与固定组鼻炎症状评分的比较

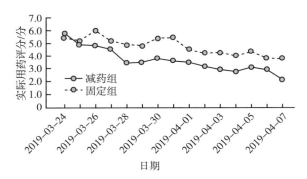

图9-3　柏花粉浓度下降期间减药组与固定组实际用药评分的比较

以上可见，在花粉季后期的花粉浓度下降期间，灵活调整常规治疗药物可以在继续有效控制患者鼻炎症状的基础上，有效减少患者药物使用量、药物副作用风险，同时保证了患者高依从性，是很好的临床管理新模式。

（关　凯）

过敏性鼻炎用手术刀是切不掉的

小莉是一名图书馆管理员，2年前被诊断为过敏性鼻炎，过敏原检测显示尘螨强阳性。医生建议小莉可以换个工作环境，减少对尘螨的接触，然后通过药物辅助治疗，但小莉十分喜爱这份工作，仍然坚持。每当整理一些老旧的书籍时，小莉就会感到鼻子痒，然后成串地打喷嚏、流清鼻涕，戴口罩也不管用，这时候，她就吃一颗抗过敏药来缓解症状。后来，小莉感觉自己的鼻子越来越堵了，甚至晚上睡觉的时候都要靠嘴来呼吸。1年前，她看到一则广告宣传，手术可以彻底治愈过敏性鼻炎，治病心切的她于是就去一家医院做了手术。

小莉术后感觉特别好，鼻子非常通畅，整理书籍时也不怎么打喷嚏、流鼻涕了，整个人精气神全回来了。可是好景不长，小莉最近过敏性鼻炎症状又出现了，差不多回到了手术之前的水平。小莉很困惑，到底手术能不能根治过敏性鼻炎？

这个答案是否定的！

过敏性鼻炎是机体接触特异性过敏原后，引发的鼻黏膜非感染性炎性疾病。手术是解决不了过敏性鼻炎的炎症反应的，虽然过敏性鼻炎的主战场在鼻黏膜，但它是一种全身过敏反应在上呼吸道的表现，还可能累及其他器官，如眼、咽喉及下呼吸道。而鼻部手术范围有限，另外也不可能把鼻腔黏膜全部切除，那样会引起比过敏性鼻炎更严重的问题，如空鼻症等。

不论国际还是国内的权威专家总结，针对过敏性鼻炎的治疗原则包括避免接触过敏原、药物治疗、脱敏治疗和健康教育，并不推荐优先采用手术治疗。

手术治疗只能在出现以下情况下才酌情考虑：①经规范化药物治疗和/或免疫治疗，鼻塞症状无改善，有明显鼻甲肥大等体征，严重影响生活质量。②鼻腔有明显的解剖学变异（如鼻中隔偏曲、鼻息肉等），伴功能障碍。但术后还是得按照过敏性鼻炎的治疗原则进行规律药物治疗或者脱敏治疗。

目前针对过敏性鼻炎的手术治疗方案如下。

1. 下鼻甲成形术　旨在减少下鼻甲体积，拓宽鼻腔，解除鼻塞。主要手术方式有下鼻甲部分切除术、黏骨膜下切除术、骨折外移术及等离子射频消融术等。此类手术操作简便，安全性好，对缓解过敏性鼻炎患者严重鼻塞症状具有良好效果。

2. 鼻部神经切断术　旨在降低鼻黏膜对过敏原的反应，减轻鼻黏膜炎性反应。但此类手术风险较大，而且可能会产生并发症。

（孟　娟）

正确认识鼻用糖皮质激素

近2年，30岁的小罗晨起感觉鼻痒，打喷嚏、流涕，并伴有鼻塞。到医院就诊，医生诊断为过敏性鼻炎，给小罗开了处方药鼻用糖皮质激素，嘱他每天早晨喷鼻。小罗喷了几天药，鼻部症状缓解。由于担心使用鼻用糖皮质激素引起发胖等不良反应，小张主动停药，结果几天后鼻部症状再次出现。究竟是继续停药，还是再次用药，这令小罗很纠结。其实，这种谈"激"色变的现象比较普遍，主要是对鼻用糖皮质激素缺乏了解，存在认识误区。

选用糖皮质激素的理由

鼻用糖皮质激素有强大的抗炎、抗水肿作用，可以减轻鼻部的炎症、减少渗出、水肿、毛细血管扩张。因此，鼻用糖皮质激素对于过敏性鼻炎的所有症状均可以起到很好的控制作用，在国际权威的过敏性鼻炎治疗指南中是推荐的一线用药。除过敏性鼻炎外，很多众多的鼻部疾病，如非过敏性鼻炎、鼻窦炎、鼻息肉、感冒后鼻炎等也都会使用到糖皮质激素。

鼻用糖皮质激素是否安全

糖皮质激素的确有一些不良反应，如肥胖、血糖水平增高、血压增高、骨质疏松、影响儿童生长发育等，但只是在长期大量全身使用（如口服、注射）的情况下才会发生。鼻用激素总体来说安全性比较高，第一，一般口服或注射的激素每次给药量是以毫克为单位，而鼻用激素每喷的药量是以微克为单位，因此，比口服和注射给药的剂量小1000倍（1mg＝1000μg）；第二，鼻用激素在鼻腔局部使用，喷到鼻腔的剂量只有几十微克，而可以通过鼻黏膜吸收进入全身的剂量只有千分之一，其影响更是微乎其微。有研究者对使用鼻用激素一年的儿童进行跟踪调查，与未用激素的儿童进行对比，并没有发现影响儿童生长发育的不良反应。因此，相对于全身用激素，鼻用激素总体来说是比较安全的。

如何使用鼻用糖皮质激素

比较安全绝不意味着可以随意用药，应该在医生指导下规范用药，有利于尽快缓解病情，减少其他综合治疗药物的使用。推荐：①严格按照医生指导下用药，包括剂量、使用方法等。②不要随意停药。非规范化的治疗，反而会导致用药时间延长，剂量增多，效果差。

（孟　娟）

第十部分

过敏性皮肤疾病

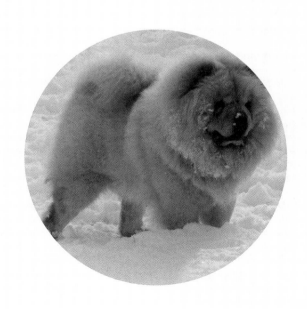

接触性皮炎知多少

接触性皮炎在生活中非常常见。有时我们接触某种物质后，接触部位皮肤出现发红、肿胀甚至水疱，这可能就是接触性皮炎。

接触性皮炎可分为刺激性接触性皮炎和过敏性接触性皮炎。

1. 刺激性接触性皮炎　接触物对皮肤有直接的刺激性，任何人接触后都可能会发生反应。可能是接触刺激性很强的化学物质（如强酸、强碱等）短时间内致病，也可能是长期接触刺激性较弱的物质（如肥皂、洗涤剂等）后致病。

2. 过敏性接触性皮炎　接触物无刺激性，只发生在对这种物质过敏的少数人中。发病机制属于接触性超敏反应。致敏物质主要有动物性、植物性和化学性3种。动物性致敏物质如动物毒素、昆虫毒毛等；植物性致敏物质如某些植物的叶、茎、花、果等，常见的有漆树、橡树、荨麻等；化学性致敏物质如镍、铬、乳胶手套、皮革、塑料、橡胶制品、油漆、化妆品、染发剂等。

接触性皮炎表现多样。接触物的性质、浓度、接触方式、个体反应性的不同，接触性皮炎的表现也不同。轻症时表现为局部红斑，可有水肿，或有针尖大丘疹，伴瘙痒、烧灼感或疼痛感，重症时红斑肿胀明显，其上可有丘疹、水疱、大疱，水疱破裂后可出现糜烂、渗液和结痂，甚至可出现表皮坏死脱落，发生溃疡。皮炎的部位及范围与接触物接触部位一致，境界清楚，但如果接触物为气体、粉尘，则皮炎呈弥漫性，边界不清，但一般均发生在身体暴露部位。一般去除病因后，如处理得当，1～2周可痊愈。

如果出现了接触性皮炎，首先要尽量找到致病的接触物，并积极避免继续接触。如果找不到对何种物质过敏，可以考虑做斑贴试验。对于仍然存留在皮肤上的刺激物质或过敏物质应尽快冲洗干净，冲洗时可用大量清水或生理盐水，避免搔抓、热水烫洗，减少刺激。

治疗上，在急性期，以红斑、丘疹为主者，用洗剂、霜剂或油膏，如炉甘石洗剂、曲安奈德霜、肤轻松霜等。红肿明显，伴水疱、糜烂和渗液者可做冷湿敷，如3%硼酸溶液、1∶8000高锰酸钾溶液。在亚急性或慢性期，以霜剂及油膏外用为主，可用糖皮质激素软膏，也可用黑豆镏油膏、氧化锌等。

口服药物有抗组胺药、维生素C等。糜烂和渗液严重者，可给予糖皮质激素。局部继发感染时可使用抗生素。

患者需积极预防，尽量避免再次接触已知的刺激物或致敏物，做好皮肤防护，保持皮肤清洁、滋润，降低皮肤敏感性。

（杜　伟）

医生教你染发时如何保护自己

爱美是人的天性。从古至今，人们追求美丽，常常都是从"头"开始。据说早在4000年前的埃及人就开始尝试使用海娜花（henna，亦译作指甲花）等染发。直到今天，各式染发剂层出不穷，名目繁多，常让人眼花缭乱。我们可以根据其主要成分及作用方式将常用的染发剂分为5类：①金属渐染剂（如含有银、铅和铋的金属盐）。②植物染发剂（如海娜花，颜色十分有限）。③临时染发剂（如仅能抗1次洗发的水溶性染发剂）。④半永久性染发剂（一剂型染发剂，可抗4～5次洗发，可能包含与对苯二胺有关的化学物质）。⑤永久性染发剂（二剂型染发剂，通常是对苯二胺或相似化合物，再加上过氧化氢溶液一类的氧化剂）。

由此我们可以看到，如果希望染发效果持久自然，基本都需要用到对苯二胺或与之相似的二胺类化合物。对苯二胺在19世纪被发明并被用于染发以来，一直占据染发界C位。一般说来，颜色越深，对苯二胺的浓度常常就更高。

但在对苯二胺为头发带来绚丽持久色彩的同时，我们也认识到，对苯二胺可能会对人体健康造成各种各样的损害，最常见的就是过敏反应。

对苯二胺在表皮或真皮内可以被氧化为半抗原，具有致敏性。再次接触后可引起各种皮肤症状，表现为面部、头皮、耳部、颈背部皮肤出现反复瘙痒、红斑、脱屑、水疱、渗出、皮肤苔藓化等。因为大多数反应是Ⅳ型（迟发型）超敏反应，症状和体征常常在接触染发剂后数小时至数天才会出现。诊断主要靠病史分析及皮肤斑贴试验。

那么接触染发剂之后没有皮肤症状的人就能高枕无忧了吗？不是的。近期有研究者将对苯二胺明确过敏患者与对苯二胺斑贴试验阴性的无症状染发者进行了对比，发现只要接触了对苯二胺，均可引起整个皮肤中Claudin、Filaggrin、CXADR样膜蛋白等多种蛋白质表达水平的变化。尽管对苯二胺过敏患者改变最严重，但非过敏的无症状健康受试者皮肤也有显著变化。这些变化严重影响了皮肤角质层重要的紧密连接功能，使尚未过敏的接触者皮肤更加敏感，且今后也更易过敏。

对苯二胺吸收入血可加重肾脏负担，大剂量时可出现肾毒性以及致癌风险。当然，抛开剂量谈毒性大多都是耍流氓，因此世界多国标准都要求染发剂对苯二胺含量要在6%以下，并要求厂家在包装上标明含有对苯二胺类成分及相关风险。但实际情况并不乐观，一些标明不含对苯二胺的染发剂，会用到羟乙基对苯二胺硫酸盐，而两者之间有近20%的交叉反应性，更别提一些号称"长效""植物染料"的不正规厂家了。

因此，日常追求美丽发色的同时，要注意自我保护。选择正规产品，尽量单独洗发，洗澡时佩戴浴帽，尽量减少皮肤直接接触染发剂。如果反复出现皮肤症状，尽早找皮肤科或变态（过敏）反应专科医生就诊，在正规对症治疗的同时，尝试寻找病因及可能的替代染料。

（王子熹）

染发剂和染发过敏的那些事

　　近年来，染发已成为人们的时尚选择。恰逢新春佳节走亲访友，更是染发烫发的高频期。这些染发剂为我们带来美丽的同时，也悄悄在我们身体埋下了隐患。染发剂所致的接触性皮炎正逐渐成为变态反应（过敏）科和皮肤科常见的皮肤问题。门诊中常见由染发引起的头皮、面部甚至全身过敏症状的患者，以女性居多。今天就和大家聊聊染发剂和过敏的那些事。

　　市面上的染发剂一般可分为氧化型（永久性）、直接型（暂时性、半永久性）以及天然植物型等。目前使用最多的是氧化型染发剂，其染料中包含对苯二胺、甲苯二胺等化合物，对人体有害。其中对苯二胺类物质在我国已被列入限用物质，其在染发剂中的最大允许浓度不得高于6%。这种物质除潜在毒性外，还是染发剂中最常见的过敏原。对苯二胺存在于几乎所有的永久性染发剂中，无论是便宜的还是昂贵的。即使是临时性染色剂，其中可能也包含了对苯二胺或其同类物质。此外，一些直接型染发剂中的硝基、蒽醌类也具有潜在的致敏作用。美国一项研究针对其市场上的107种氧化型染发剂产品检测其过敏原，发现其中106种（99%）产品至少含有1种过敏原，平均每种产品含有6种过敏原，对苯二胺在831种产品中被发现（78%），间苯二酚（89%），间氨基苯酚（75%），对氨基苯酚（60%）和甲苯-2,5-二胺（21%）。提示过敏原几乎普遍存在于染发剂中。所以，即使你选用的染发剂注明不含对苯二胺，但其仍然可能含有对苯二胺类似物或其他过敏原而导致过敏反应。既然化学染发剂有这么多危害，那我们选择纯天然植物配方的染发剂是否就安全了呢？非也！目前市面上的染发剂大多都有化学成分，很多所谓的植物型染发剂，只是在化学制剂里添加了植物萃取物，所以依然是化学染发剂！所以，无论是哪种类型的染发剂，建议染发之前一定要了解其成分。

　　染发剂所致的过敏常表现为接触性皮炎，轻度过敏主要表现为头皮的红斑，伴有瘙痒；严重过敏者会出现丘疹、水疱、渗出、糜烂，波及眼睑和面部导致水肿，甚至发生过敏性休克，危及生命。部分染发剂过敏患者会出现迟发型过敏反应，也就是染发当时可能无异常表现，一段时间后才出现过敏症状。少数情况下，皮疹可累及全身，可能是洗头、洗澡时，染发剂随水流至全身所致。染发造成的皮肤过敏反应常常比较顽固，是由于染发剂经染发后存在于头发的皮质中，有时一些过敏原可能存在于头发中数月之久，会持续释放不断刺激皮肤。

　　当出现染发剂引发皮肤过敏症状，该怎么办？避免再接触过敏原是主要治疗措施。染发时出现过敏反应，一定要停止染发，迅速使用清水来清洗头发，不要让染发剂残留在头皮上。如皮肤瘙痒明显，千万不要用手搔抓，如果是长发，可以剪短头发，并在医生指导下应用药物减轻症状。同时建议洗头和洗澡分开，避免染发剂随水流至全身。

　　如何避免染发剂过敏？目前只有一个办法——不染发。如果是非染不可的话，尽量减少染发次数；少用氧化型染发剂；不要用不同的染发剂同时染发，因染发剂之间可能会发生化学反应。同时，在染发前应进行过敏测试，将染发剂涂抹在脖子或耳后，48小时后观察有无红肿等皮肤过敏反应。总之，要把过敏的风险降至最低。

（邓　珊）

警惕化妆品中防腐剂导致的接触性皮炎

接触性皮炎是最常见的急慢性皮肤炎症性疾病之一。表现为皮肤瘙痒、发红、肿胀、水疱、渗液，可局部分布，也可全身受累。患者外貌受影响，无法进行正常社交和工作，且瘙痒剧烈，严重影响患者的生活质量。

接触性皮炎与环境中的小分子有机或无机化学物质相关，暴露来源于职业接触或生活中日用品接触。其中，皮肤/毛发护理产品的长期暴露是最常见的原因之一，包括面霜、润体乳、香水、清洁洗浴用品、防晒霜、唇膏、眉笔、染发剂等。

化妆品的所有成分都有可能是过敏原，如香料、防腐剂、赋形剂、表面活性剂、保湿剂、软化剂、乳化剂、遮光剂、植物提取物等。其中，香料、防腐剂的过敏是化妆品过敏中最常见者。除化妆品外，香料、防腐剂也存在于工业液体、粘胶剂、涂料、润滑剂等。本文着重讨论化妆品中的防腐剂过敏。

化妆品的上架期较长，一般为1～3年。而化妆品中富含水分和各种营养物质，适宜于微生物滋生，如果不做适当防腐处理，微生物将大量繁殖，必然导致护肤品变质、腐败，从而无法使用。微生物污染来源包括生产过程中的空气、水、各种原材料、生产设备、包装材料等，也包括使用者在使用过程中手等部位的皮肤或黏膜直接接触。根据国内外法律法规，除香水、指甲油、洗甲水等特殊用途的化妆用品外，几乎所有化妆品均需要使用防腐剂，各国均有指导防腐剂使用的法律法规，且处于不断调整中。根据美国FDA对化妆品中的微生物要求，化妆品不需要无菌，但它不能被致病微生物污染，非致病微生物应该控制在很低水平。由上可知，化妆品中防腐剂的使用不可避免。

　　化妆品中的防腐剂是我们普通门诊患者最常见的接触性过敏原之一。防腐剂过敏不易被患者所识别，原因是患者长期使用，而症状时轻时重，并不会在使用后很快出现，这是由于过敏性皮炎具有"迟发"的特性。而且有时直接接触的部位可能不一定是发病最严重的部位，所以给诊断带来一定难度。此外，牙医、画家、木匠、理发师等职业中，防腐剂的长期大量暴露也可能导致患者症状反复发作。

　　常见的导致过敏性皮炎的防腐剂包括溴硝丙二醇、咪唑烷基脲、双咪唑烷基脲、夸特-15、甲基异噻唑啉酮、甲基氯异噻唑啉酮、甲基二溴戊二腈、碘丙炔醇丁基氨甲酸酯、三氯生、三氯卡班、苯扎溴铵、苯扎氯铵、苯扎糖精铵、对苯类和苯氧乙醇等。产品说明书中，成分种类繁多，产品标识欠规范，给消费者带来了很多困惑；且非专业人士往往一头雾水，读不懂一长串成分的产品说明书。患者往往辗转就诊，迁延不愈。而此病的诊断关键在于需要通过变态（过敏）反应科医生或皮肤科医生帮助下查找过敏原，之后采取针对性避免措施，加以适当的皮肤外用药物治疗，方可保证控制和预防疾病。

（文利平）

谈谈镍过敏

肚脐周围的湿疹，经久不愈的唇炎和手部湿疹，甚至是全身泛发的皮炎，都可能与金属镍过敏有关。

镍是什么？

镍对植物和一些动物来说是必不可少的微量元素，很多食物如巧克力、坚果、燕麦、四季豆、豌豆中都含有镍。从物理和工程学角度看，镍最显著的特征是它的高熔点（1453℃）、耐腐蚀、抗氧化能力及延展性，因此常成为各种合金中的一部分。在我们生活中最常见的不锈钢里，镍的比例可以占10%～20%。在医疗行业，不少植入人体的医疗器械也因为使用不锈钢而含有镍，如正畸用的金属牙套、冠状动脉支架、内固定器材、金属义肢等。

镍过敏知多少？

镍是最易引起过敏的接触过敏原之一。一项横断面分析纳入1994～2014年北美接触性皮炎研究中接受斑贴试验的44 000多例患者，发现镍阳性率为17.5%，而其中55.5%具有临床意义，女性显著高于男性。要特别指出的是，斑贴试验阳性只提示致敏，需要有相关的病史才能确诊过敏。

如何预防镍过敏？

对大多数镍过敏患者而言，避免佩戴合金制品，避免长时间接触金属紧固件及其他金属物体，通常已足够预防镍过敏。不过，关于"长时间接触"的定义一直饱受争议，至今我们国家还没有定论。欧洲化学理事会（The European Chemical Agency，ECHA）有一个化学品通用的"长时间接触"定义：每周2～3次超过10分钟接触或每周1次以上30分钟接触。但有临床研究表明，这个定义在镍过敏方面并不能很好地适用。对于少数极度敏感的个体，食物中摄入的镍也可能引起系统性接触性皮炎，需要注意避免大量食用海鲜、坚果等富含镍的食物。

接触含镍制品就会被致敏吗？

虽然很多物品里含有镍，但镍必须以溶液（如汗液）中的镍离子形式存在，才能被皮肤或身体吸收。如果皮肤吸收了足够的镍离子（来自含镍材料的磨损和腐蚀），可能会引起非镍过敏个体的致敏，或引起镍过敏个体的皮炎反应。而影响金属释放的主要因素是材料的耐蚀性，以及该物品是不是处于容易磨损的使用场景。因此，评估镍过敏风险的关键因素是镍释放量，而不是镍含量。有一些含镍材料，如由含镍9%～28%的不锈钢制成的腕表，并无引起镍过敏反应的报道。2004年欧盟对镍指令的修改表明了这一点，即限制镍的释放，而不是限制镍的含量。

镍过敏的主要原因是释镍材料的不当使用，特别是身体打孔（如镍释放量高的耳饰），其次是其他首饰、衣服纽扣、腕表、皮带扣和拉链。这也是欧盟等国家对身体打孔所用材料的镍释放监管最严格的原因。

（钟　华）

标签性皮炎

拿到一件新衣服，大家第一件事一般会做什么？有没有人和小编一样，先剪标签！对于皮肤敏感的小伙伴来说，如果一时疏忽忘记剪掉衣领的标签，脖子上就会出现瘙痒、红斑、丘疹等皮炎表现。这个时候，即使不再接触标签，症状也要持续数天才能好转。

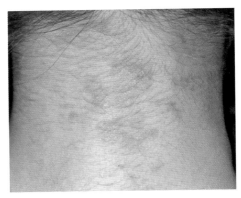

图 10-1　标签导致的皮炎

为什么会出现这种现象呢？很多衣服领口处的标签都不是全棉质材料，而选用耐磨、不易褪色且易于印制图案的化纤面料，如涤纶、锦纶等。它们属于石油化工产品，生产过程中涉及多种化学物质，包括苯、醇、酯、醚等化合物，在衣服生产过程中可能使用到某些染色剂、整理剂等。这些化纤面料本身及衣料处理剂均有可能在敏感个体引发过敏性或刺激性接触性皮炎。

　　通过明确的"接触－发作，回避－缓解"病史、斑贴试验可以帮助我们确诊此类皮炎。受本病困扰的小伙伴们，建议衣物首选天然面料如棉、麻等，去掉直接接触皮肤的标签或选择无感标签。

（徐迎阳）

职业性变应性接触性皮炎

小李从某医科大学毕业后，作为口腔科医生入职某医院口腔科。上班2个月后，小李觉得双手发痒，手背表面出现红斑、水肿，有时在水肿性红斑基础上密布丘疹、水疱。开始没太在意，以为是汗疱疹，过几天就好了。可症状非但没好，反而逐渐加重了，全身瘙痒得厉害，红斑、水疱扩展到了腕部，严重影响到小李的工作和生活，他决定去皮肤科看一看。

皮肤科医生说小李患的可能是过敏性皮炎，询问小李皮炎发作有什么规律，什么时间加重，接触什么物质。小李仔细想了想，觉得双手瘙痒、红斑、水疱症状一般都出现在工作日或刚下班时，如果当天有手术操作，常常会出现；而在家休息时没什么不舒服，皮肤症状会逐渐缓解。皮肤科医生继续问，上班或手术操作会接触到哪些物质，小李说接触到的物质很多，如消毒用的碘酒和酒精、洗手液、手术服、外科手套、手术器械、各种牙体材料、存放标本的甲醛等。皮肤科医生初步判断小李的疾病是接触性过敏性皮炎，可能与职业性接触致敏物有关，建议休息1周，尽量避免接触工作中可疑的致敏物质，同时给开了一些对症治疗的药物。

通过在家休息和对症治疗，小李很快痊愈了，高高兴兴地来单位上班。糟糕的是，刚做了2个手术操作，还没到下班，小李又觉得全身发痒，双手和前臂出现红斑、肿胀，几乎没法再进行手术了。小李只好暂停工作，再次来到皮肤科诊室，问有什么解决办法。皮肤科医生说某种物质引起了过敏反应，要脱离可疑致敏物质，给予抗过敏治疗。小李追问，如果以后总是这样，该怎么办？皮肤科医生说，从健康方面着想，只能调离工作岗位。

小李又在家休息一段时间，皮炎是逐渐好了，但小李的心情越来越沉重。

他查阅国家相关诊断标准，发现职业性变应性接触性皮炎的一条诊疗建议是：反复发病、影响工作者，需调换工作，脱离有致敏物的环境。小李一想到自己当口腔科医生的梦想刚刚实现，又马上破灭，就非常烦躁。

小李一直在查阅过敏反应相关的资料，希望能够找到解决的方法。偶然间看到了北京协和医院的一期科普节目"叶世泰——寻找过敏原的医学神探"，小李突然联想到自己的情况，会不会自己的病也是一种过敏原引起的，怎么找到呢？

在变态反应科，医生为小李进行了详细的病史分析，结合临床表现，开具了斑贴试验检查。72小时的检查时间对小李来说很煎熬。检查结果终于出来了，显示过敏原是"秋兰姆"。变态反应科医生说秋兰姆是在橡胶制品中广泛应用的硫化促进剂，可作为过敏原导致过敏反应，结合小李的工作情况，医生说橡胶手套可能是过敏的病因。

接下来，小李的任务是寻找非乳胶制品的无菌外科手套。功夫不负有心人，小李从国外购买到了非乳胶无菌手套。怀着忐忑的心情戴上这种手套，从早上到中午、再到晚上，真的没有发生过敏反应。小李高兴极了，过敏的元凶找到了，这下不用换工作啦！

小李患的就是职业性变应性接触性皮炎，这种皮炎是由职业活动中接触到的过敏原引起的。刚开始接触过敏原并不发病，自接触过敏原到机体致敏需要1～2周或更长的时间，所以作为元凶的过敏原常常被人们忽视。致敏后再次接触过敏原，皮肤常在24小时内表现为瘙痒、红斑、丘疹、水疱。皮损除见于接触部位外，还可向周围及远隔部位扩散，严重时可泛发全身。皮肤的反应程度与过敏原的致敏强度和个体敏感性有关。

如果你在工作岗位中新接触到某种物质，在一段时间后出现皮炎表现，一定要警惕职业性变应性接触性皮炎，需要及时到皮肤科或变态反应科就诊。如果职业性变应性接触性皮炎长期反复发病、不见好转、影响工作者，需要调换工作，脱离有过敏原的环境；如果能找到特异性过敏原，就可以针对病因进行预防和治疗，无须更换工作。

（张雁林）

湿疹：保湿而非祛湿

湿疹又称特应性皮炎，是一种可以引起皮肤干燥、发痒、鳞屑并形成红色斑块的常见皮肤病，多发于儿童。不过现在越来越多的成人也受湿疹困扰。

湿疹的病因

湿疹的病因还不完全清楚，目前认为遗传学似乎发挥了重要作用。有湿疹家族史的人患湿疹的风险增高，而且大多数湿疹患者的表皮（皮肤最外层）都有基因异常。表皮是身体和环境之间的第一道防线。当表皮完好无损时，它可以阻止环境刺激物、过敏原和微生物进入人体，防止皮肤流失过多的水分。此外，有些儿童湿疹可能与食物过敏有关。如果你认为你的孩子可能有食物过敏，则应该咨询过敏专家进行评估。

湿疹的症状

湿疹的症状因人而异，而且会随着时间的推移而改变。大多数湿疹患者在5岁前就出现症状了。皮肤瘙痒、红斑、小肿块和皮肤剥落是常见的表现。抓挠会进一步刺激皮肤，使瘙痒加剧，而且这种痒感在夜间更明显。

诊断

目前还没有特异性检测来诊断湿疹。诊断主要基于病史、症状和体格检查。如果怀疑有食物过敏，则需要在过敏专科就诊进行过敏原检测。

治疗

湿疹是一种慢性疾病，通常会缓解，然后周期性地暴发（变得更糟），而有些人则几年都没有症状。湿疹是无法治愈的，但可以通过各种自我护理措施和药物来控制症状。

1. 消除诱因　消除加重湿疹症状的因素可以帮助减轻症状。可能的诱因包括寒冷或干燥环境；出汗多；情绪压力或焦虑；温差变化大；接触某些化学品或清洁溶液，包括肥皂、洗涤剂、香水和化妆品、羊毛或合成纤维、灰尘和香烟烟雾等。

2. 保持皮肤湿润

（1）润肤剂：润肤剂如润肤霜和软膏，可以滋润皮肤，防止皮肤干燥。对湿疹患者来说，最好的润肤剂是厚面霜或软膏，如凡士林，因为它们几乎不含水。洗浴后立即使用润肤剂效果最佳。润肤剂每天使用2次，必要时可以多次。乳液比乳霜和药膏含有更多的水分，因此对皮肤的保湿效果要差。

（2）沐浴：温水浴或淋浴可以滋润和冷却皮肤，暂时缓解湿疹引起的瘙痒。沐浴或淋浴后应立即使用润肤剂，防止皮肤因水分蒸发而干燥。避免洗热水澡或洗澡时间过长，因为会加重皮肤干燥（详见"湿疹患者该怎么洗澡"）。

（3）湿敷疗法：湿敷料有助于舒缓和保湿皮肤，减少瘙痒和发红，并防止因抓挠造成的皮肤损伤。湿敷料（如纱布）包裹在患处，外面再穿上一件干衣服，可以这样穿着过夜，或者白天穿着（建议每8小时更换1次）。

预防

如果你的宝宝有很高的患病风险，可以从宝宝出生的第一周开始，每天给他/她的皮肤涂抹保湿霜或软膏，可以降低其1岁前发生湿疹的风险。但是否可以预防其以后湿疹的发生尚无定论。

（邓　珊）

空气污染与皮炎、湿疹

　　湿疹（特应性皮炎）是一种以皮肤干燥、剧烈瘙痒为特征的慢性复发性炎症性皮肤，尤其在儿童中的患病率日益增长，严重降低了患者的生活质量，成为过敏性疾病领域重要的健康问题。虽然目前认为过敏体质的遗传倾向是导致发病的重要原因，但最近的一些研究也发现，环境因素特别是随着城市化的发展、生活方式的改变，室内外的空气污染对特应性皮炎也可能存在影响。

　　最近的证据表明，各种各样的空气污染物，如香烟烟雾、挥发性有机化合物、甲醛、甲苯、二氧化氮和可吸入颗粒物等，一方面能直接刺激皮肤，使皮肤产生氧化应激反应，导致皮肤屏障功能障碍；另一方面妊娠期女性吸入的污染物会透过胎盘屏障，引起胎儿表观遗传学的改变，导致免疫功能失衡，这些因素最终均有可能诱发或加重特应性皮炎。

　　国外的出生队列研究表明，围生期暴露于空气污染物，如硫氧化合物、氮氧化合物、一氧化碳、挥发性有机化合物、可吸入颗粒物、有毒金属（如铅和汞）、氨和放射性污染物、臭氧、二氧化氮与特应性皮炎的发病有关。

　　污染物激发试验证实了暴露在污染空气中会导致特应性皮炎症状明显加重。

　　实际上空气污染不仅对过敏体质的儿童有影响，对于非过敏人群，同样会导致湿疹的发作或加剧。

　　来自德国一项为期19年的研究发现，基线值的空气污染物（氮氧化合物、PM10和PM2.5等）浓度与中老年女性非过敏性湿疹的发病率显著相关，也就是说，44～45岁的中年女性越是接触空气污染的环境，在随后的19年内更容易出现皮肤湿疹。而且目前认为，污染物中的亲脂性多环芳烃（PAHs）由于能很容易地渗透到角质层，因此被认为是引起皮肤炎症的主要驱动因素之一。

国内的大样本人群研究也证实了空气污染与湿疹患者的门诊就诊量呈正相关，每日的PM2.5浓度每增加$10\mu g/m^3$，湿疹患者的门诊量会随之增加0.30%。因此，在特应性皮炎的管理中，除避免过敏原、加强皮肤护理、合理的药物治疗以外，还应严格避免环境中的各种加重和诱发因素，包括室内外的空气污染。

（顾建青）

老年人为什么容易得湿疹

　　湿疹是由多种内外因素引起的一种具有明显渗出倾向的炎症性皮肤病，患者一般伴有明显瘙痒且容易复发。本病是皮肤科常见病，我国人群患病率约为7.5%，在皮肤科门诊就诊患者中，湿疹也是占比最多的疾病。目前皮肤科领域倾向于把湿疹归类为特应性皮炎。

　　随着我国社会老龄化程度的加深，老年人的皮肤问题也得到越来越多的重视。相比于年轻人，老年人群皮肤疾病（包括炎症性疾病及肿瘤性疾病）的发病率均明显增加。老年人为什么更容易罹患皮炎湿疹类疾病呢？

　　随着年龄增加，人体各个器官，包括皮肤，开始出现一系列的变化，即呈现出逐渐衰老的趋势。衰老（aging）是指机体随着年龄增加，生理功能和组织内环境稳定能力进行性下降、结构退行性变的现象。

　　老年人的皮脂腺功能趋向退化，女性绝经期后其皮脂分泌量、皮脂中亚油酸和角鲨烯的含量均较正常人降低。同时，老年人的皮肤角质层含水量也明显下降，使老年人在生理状态下皮肤较年轻人更加干燥。

　　老年人的免疫系统也逐渐出现免疫衰老。免疫衰老（immune aging）又称免疫老化，是指机体免疫系统随增龄而发生的一系列退化、代偿与重建。免疫衰老过程中伴随有炎性衰老（inflamm-aging），炎性衰老是指衰老过程中促炎反应的慢性、进行性升高的现象。有研究显示，与较低龄者比较，超过50岁人群的血清炎性因子如白介素-6（IL-6）、肿瘤坏死因子-α（TNF-α）等水平升高2～4倍，导致皮肤中一直存在炎症反应，更容易出现皮炎、湿疹的表现。

　　随着年龄增加，紫外线等环境因素对皮肤的损伤增加，真皮胶原降解、弹性纤维断裂、真皮炎症细胞浸润都易诱发皮肤炎症反应，出现湿疹样皮损。

另外，老年人的各种生活习惯，如洗热水澡、过度使用肥皂、乱擦药物等都会破坏皮肤的屏障功能，使皮肤容易出现各种炎症反应；同时，老年人可能合并其他疾病如糖尿病、各种肝肾疾病等，可能引起皮肤慢性瘙痒，诱发过度，从而加重皮肤的表面炎症，出现湿疹样皮损。

总之，随着老年人群的逐渐增多，在各种内外因素的共同作用下，老年性湿疹患者也在越来越多，严重影响老年人的生活质量。进一步加强对免疫衰老、皮脂分泌等方面的研究，增加对皮肤护理产品的开发，改善老年人群的生活习惯等对降低老年湿疹的发病、改善老年湿疹的症状具有重要意义。

（王上上　李　巍）

宝宝湿疹严重，妈妈要不要忌口

　　婴儿湿疹的发病率为10%～30%，约16%的婴儿在1岁内出现湿疹。在中重度湿疹中，有1/3存在IgE介导的速发型食物过敏，临床表现为进食后6～48小时内出现湿疹加重。但对于食物引发的迟发型反应，临床判断则较为困难。母乳中的食物成分到底对宝宝湿疹有多大的影响呢？

母乳中的食物抗原

　　食物抗原可以在母乳中检测到，包括卵清蛋白、β-乳球蛋白、小麦醇溶蛋白、花生等，但其含量往往低至ng/ml范围，其临床意义目前还不是很明确。研究显示，有1/2～2/3的母乳中可分泌食物蛋白成分，但食物蛋白含量个体差异较大。牛奶蛋白可在进食1～2小时后检出，花生可在1～8小时检出，而鸡蛋可在进食后8小时检出。不同食物峰值浓度亦有差异，β-乳球蛋白约为10ng/ml，花生300ng/ml，鸡卵清蛋白4～8ng/ml。15%～47%的受试者进食牛奶后母乳中无法检出β-乳球蛋白，超过25%的受试者进食鸡蛋后无法检出卵清蛋白，52%的受试者进食花生后未检出花生蛋白。这可能与检测的方法和不同食物的吸收动力学差异有关。

母亲忌口对宝宝湿疹的影响

　　丹麦的一项队列研究纳入了1749例婴儿，其中39（2.2%）例出现了牛奶蛋白过敏，其中有17例（44%）是在母乳喂养期间出现的，8例婴儿在母亲每天进食500ml以上牛奶后出现湿疹症状，在母亲禁食牛奶后症状好转。另一项研究纳入了39例母乳喂养的湿疹患儿，34例患儿纯母乳喂养，并严格限制母亲进食鸡蛋和牛奶，同时研究期间婴儿不添加其他固体食物，6例婴儿湿疹症状好转，当母亲再次进食鸡蛋和牛奶后，婴儿湿疹症状再次加重。尽管这个研究存在着一些方法学问题，如用另一种常见的过敏原大豆来代替母亲饮食中的鸡蛋和牛奶等，但仍提示部分婴儿因母亲的饮食出现食物过敏反应。另有研究纳入27例母乳喂养婴儿，其中17例有牛奶过敏，10例无牛奶过敏，17例牛奶过敏婴儿中，14例纯母乳喂养。所有的母亲均严格限制牛奶和其他常见过敏原2～4周，然后在医院进食牛奶后哺乳，结果显示牛奶过敏的婴儿除1例外，其他婴儿均在2～80小时内出现湿疹样反应，而牛奶不过敏的婴儿均无反应。近期在日本的一项研究纳入了92例纯母乳喂养的湿疹婴儿，发现母亲在禁食坚果相关食物（如咖啡、巧克力）和发酵食物（如奶酪、酸奶、面包、酱油、腐乳）后，73%的婴儿湿疹症状好转。在家中观察15例婴儿母亲连续进食上述食物3天后的婴儿的反应，所有的婴儿均在第3天出现湿疹样反应，最常见的诱发食物是巧克力、酸奶、酱油和味噌汤。在这些数量很有限的研究中（部分还存在着方法学问题和选择偏倚）发现，母亲忌口后婴儿湿疹减轻，再次进食后婴儿湿疹反复的情况，提示母乳中食物可能会对婴儿湿疹有一定影响，特别是牛奶。但牛奶过敏的婴儿毕竟还是少数，大多数湿疹婴儿并没有牛奶过敏的问题。

母亲忌口要有针对性

母乳是婴儿最理想的食物。尽管有研究显示，母亲的饮食会对过敏宝宝有一定影响，但这是针对某种或某几种特定的食物，而绝不是禁所有的"发物"。《新英格兰医学杂志》的研究发现，儿童早期接触某些食物后，反而容易诱导对该食物的耐受。因此，如果已明确宝宝对某种食物过敏，或发现母亲在进食某种食物后宝宝症状明显加重，则建议母亲忌食该食物。如果难以确定是否与某种食物相关，可以通过禁食-观察-再引入的方法观察，并寻求过敏科医生的帮助。

（祝戎飞）

得了手部湿疹怎么办

手部湿疹病因复杂，可分为外源性和内源性。外源性因素多为接触过敏原、刺激物或机械损伤，如各种化学物质（如化妆品、肥皂、合成纤维）、动物毛皮等。内源性因素主要包括遗传因素、特应性体质、精神状态、激素水平、机体免疫状态、微量元素变化等。超过半数的患者由职业接触导致。由于多见于家庭主妇，所以又俗称"主妇手"。

手部湿疹具有容易复发、病程长的特点。除药物治疗外，还需要积极做好预防和护理：

1. 积极寻找任何可能的病因和加重因素并尽量避免。

2. 勿过度清洁皮肤，加强手部皮肤保护，尽量避免搔抓及烫洗。

3. 生活中避免接触各种洗涤剂、肥皂和有机溶剂等各种可能的刺激物或过敏原。

4. 工作中有可疑接触及长期湿手作业的人应在工作时佩戴防护性手套，但应尽量缩短戴手套的时间。

5. 皮肤屏障功能受损是手部湿疹发病的中心环节，所有患者都应长期使用润肤剂，加强润肤保湿，特别是在洗手后，须立即涂抹保湿霜。

（杜　伟）

湿疹患者该怎么洗澡

湿疹患者经常会问医生一个问题："大夫，我能不能洗澡，有哪些注意事项？"

答案是：可以洗澡，而且应该洗澡。因为洗澡可以清洁皮肤，减少细菌和真菌的滋生，有助于湿疹的恢复。湿疹患者洗澡需要注意以下几个方面：

1. 控制洗澡的时间　建议将淋浴或泡浴的时间控制在5～10分钟内，用温水洗澡，避免烫洗。

2. 选择合适的沐浴产品　尽量选择不含香料、无皂基的沐浴产品，不要使用清洁力过强的香皂，那样会使得皮肤干燥。使用浴油有一定的帮助。

3. 小心地擦干身体　使用纯棉的浴巾轻轻地擦干身体，避免大力揉搓，特别是有皮损的部位更要小心地沾干。

4. 使用润肤剂　润肤保湿对于湿疹的辅助治疗作用已经是学术界的一项共识。在浴巾擦干皮肤后应立即全身涂抹润肤剂，包括皮损部位。润肤剂应尽量选择不含香料者，涂抹后感觉皮肤滋润、无瘙痒和刺激反应即可，具体品牌应根据自己的使用感受和经济负担能力去选择。

（曾跃平）

特应性皮炎患者的睡眠障碍之殇

　　特应性皮炎（湿疹）是一种常见的慢性炎症性皮肤病，影响着发达国家中约1/5的人口。虽然特应性皮炎并非一个致命性疾病，但其常对患者生活质量造成很大影响。其中，睡眠障碍是排在瘙痒之后影响特应性皮炎患者生活质量的第二大因素，是一个亟待解决的问题。

　　一项多中心Ⅱb期临床试验结果显示，380名中重度特应性皮炎患者中，将近55%患者一周5天或以上存在睡眠障碍。这些睡眠障碍包括入睡困难、夜间惊醒、入睡后醒来次数增加、晨起困难、睡眠效率降低、睡眠呼吸紊乱、失眠等。

　　睡眠障碍给特应性皮炎患者及其家庭成员的生活质量都造成了不同程度的影响。研究显示，特应性皮炎患儿的父母睡眠中断率为15%～86%，潜在原因包括夜间照料，监测孩子的疾病以及与孩子疾病有关的压力，导致父母睡眠质量差、抑郁和焦虑。而睡眠障碍本身可对儿童的生长发育造成多种不良影响，如矮小、注意力难以集中及行为障碍等。

　　特应性皮炎患者睡眠障碍的机制尚不清楚，瘙痒并不是唯一的原因。昼夜节律的改变、免疫失调和经皮水丢失的增加也起到一定的作用。

　　由于瘙痒并不是导致特应性皮炎患者睡眠障碍的唯一原因，因此对特应性皮炎患者的管理应同时包括疾病控制和睡眠。如果在使用一线疗法如保湿、局部应用他克莫司及糖皮质激素、光疗、系统的免疫治疗后睡眠质量仍无明显改善，应该进一步采用睡眠定向疗法，包括使用第一代抗组胺药物、褪黑素、苯二氮䓬类等药物治疗，辅以行为调节及环境调节，包括规律的睡眠时间、睡前

2小时避免使用手机/电脑、保持睡眠环境安静及黑暗等。

　　绝大部分人都有过失眠的经历，都能理解这种经历并不好受。而特应性皮炎患者长期受此困扰，无论是对患者本人还是其家人而言，都十分痛苦。重视并着力解决特应性皮炎患者的睡眠问题需要皮肤科医生的共同努力！

（姚　煦　凌诗琪）

有关荨麻疹的那些事

有位老奶奶患荨麻疹后问医生，我这全身皮肤疙瘩会不会传染给孩子？另一位性患者问，我的荨麻疹会不会传染给先生？

不必担心，荨麻疹不传染。

荨麻疹是最常见的皮肤过敏性疾病之一，是与人体免疫相关的过敏性皮肤病。荨麻疹的临床表现有皮肤黏膜红、肿、瘙痒、灼热，皮肤隆起扁平的红色或白色风团，数小时或1天内就会消退，但会反复，时起时消。严重时还会引起身体局部皮肤黏膜血管性水肿，如眼肿如桃子。特别严重者，发病时还会伴有胸闷、腹痛等症状。这种情况应该及时就医，以免延误病情。

荨麻疹的原因是机体内的肥大细胞活化，释放组胺、血小板活化因子等，从而引起相应临床表现。从病程看，荨麻疹分为急性荨麻疹和慢性荨麻疹。病程小于6周为急性荨麻疹；病程大于6周者为慢性荨麻疹。从致病原因看，分为慢性特发性（不明原因）荨麻疹和可诱导性荨麻疹。可诱导性荨麻疹包括人工荨麻疹、寒冷性荨麻疹、迟发压力性荨麻疹、日光性荨麻疹、热性荨麻疹、振动性荨麻疹、胆碱能性荨麻疹、接触性荨麻疹和水源性荨麻疹。

急性荨麻疹最常见的病因包括细菌或病毒感染、药物过敏、食物过敏、昆虫叮咬、其他原因等。因此，患者除服药对症治疗外，应积极地回忆追溯可疑发病因素，配合医生寻找致病因素，避免反复发生荨麻疹。

慢性特发性荨麻疹的患病率占总人口的0.5%～1.0%。病程较长，部分患者半年或1年内可缓解自愈。但也有些患者会持续数年。一些研究显示，此类发病可能与自身免疫、慢性感染、维生素D、紧张焦虑等多种因素有关。慢性荨麻疹患者需要长期服药，对患者的工作生活、身心健康带来极大的负担。

治疗荨麻疹最常用的一线药物是抗组胺药物。抗组胺药物按时间顺序分为第一代抗组胺药和第二代抗组胺药。第一代抗组胺药为20世纪80年代以前的药物，如氯苯那敏、苯海拉明等。这类药通常容易造成患者困倦嗜睡，且由于药物半衰期短，每日需多次服药。第二代抗组胺药为20世纪80年代后出现，如西替利嗪、氯雷他定、依巴斯汀、卢帕他定，以及近些年新上市的抗组胺药，如左西替利嗪、地氯雷他定、非索非那丁等。这些药物通常不会造成患者困倦嗜睡，每日服药次数少，使用较方便。抗组胺药使用相对安全，但对于孕妇、儿童、老年人以及合并有基础病的患者，应遵医嘱。对于长期服药者应定期随诊医生，避免药物不良反应，甚至严重不良反应的发生。

慢性荨麻疹病程较长，有些患者服用抗组胺药也不能完全控制，此时医生会根据患者个体情况帮助其调整治疗药物，选择一些免疫调节抑制药物，如中成药雷公藤、西药环孢素等。

治疗慢性特发性荨麻疹的新药奥马珠单抗（抗IgE人源化单克隆抗体），是第一个用于治疗过敏性疾病的生物制剂。美国、欧洲已批注使用奥马珠单抗治疗慢性特发性荨麻疹（12岁以上）。已有资料显示，其治疗慢性特发性荨麻疹的完全有效率为36%。在临床研究中，奥马珠单抗的严重过敏反应发生率为0.14%；上市后严重过敏反应发生率为0.2%。

（李　宏）

长荨麻疹就是过敏吗

常有患者来变态反应科门诊就诊时，坐下开口就说："医生，我过敏。"随后医生进一步询问到底是有什么症状，他才说："这几个月我身上老是有这种大疙瘩，经常需要吃抗过敏药，上一次特别严重，整个脸都肿了"。随后医生问完详细病史，做完相关的辅助检查，告诉患者："你的诊断是特发性慢性荨麻疹，不是过敏引起的。"听到这个结论，患者往往无法接受："我的皮疹都这么严重了，脸都肿了，怎么不是过敏呢？"

这样的场景在变态反应科门诊屡见不鲜，叙述到此处，就引出一个问题，长风团和水肿就等于过敏吗？

24小时内可消退的风团样皮疹，伴或不伴以唇肿、眼肿、面肿为代表的皮肤水肿，医学上诊断为荨麻疹。荨麻疹的确是过敏性反应的典型症状，但并不代表所有荨麻疹都是由过敏引起的，荨麻疹与过敏不能简单地划等号。

按照病程的长短，荨麻疹可划分为急性和慢性两大类。病程6周以下为急性，如前述病例中的患者；病程超过6周，则分类为慢性荨麻疹。慢性荨麻疹的患病率在人群中较高，为0.5%～5.0%，成人更为常见，女性多于男性，发病高峰年龄为20～40岁。

过敏性病因在急性荨麻疹中相对于慢性者更为多见，包括食物、药物、昆虫毒液、接触物过敏等。常见的食物病因有牛奶、鸡蛋、花生、坚果、鱼类和贝类；常见的药物病因有抗生素（尤其是青霉素、头孢菌素和磺胺）、非甾体抗炎药（即解热镇痛药，包括阿司匹林），以及阿片类麻醉剂。感染也可能引发急性荨麻疹；此外，约有半数急性荨麻疹患者找不出致病原因。

　　大多数慢性荨麻疹患者都是由物理刺激因素（如划痕、受压、冷热刺激、日光、运动）所致的诱导性荨麻疹或是慢性自发性荨麻疹，与过敏性病因关系不大。

　　自发性荨麻疹的患者中，约半数在血液中可以检测出针对人体免疫球蛋白E（IgE）或IgE受体的自身抗体，这种不良抗体可以反复刺激皮肤里的肥大细胞和嗜碱性粒细胞，引起组胺等炎性因子的释放，这些炎性因子进一步导致风团、水肿的皮肤症状。27%的慢性自发性荨麻疹患者存在甲状腺相关自身抗体的异常增高。还有其他自身免疫性疾病，如风湿性关节炎、系统性红斑狼疮、皮肌炎等，以及慢性感染，如慢性乙型肝炎/丙型肝炎、幽门螺杆菌感染等，都有文献报道提示，可能与慢性荨麻疹的反复发作存在关联。

　　所以荨麻疹的病因追查，除过敏原筛查外，还需要进行自身免疫性疾病及感染性疾病的相关检查。目前仍有很多病例无法探知病因，有待在将来随着医学科学的发展被发现。

（李丽莎）

形形色色的诱导性荨麻疹

曾有这样一则报道，一位52岁的英国女子患有罕见的"水过敏症"，一年只能洗两次澡，并且必须避免淋雨，否则身上就会出现大片瘙痒灼热的皮疹和水疱。

这位患者很可能患有水源性荨麻疹。这是一种特殊的诱导性荨麻疹。今天我们就来了解一下形形色色的诱导性荨麻疹。

什么是诱导性荨麻疹

诱导性荨麻疹是慢性荨麻疹的一组亚型。它与自发性荨麻疹不同，是由不同的特殊刺激，如寒冷、热、压力、震动或阳光照射，诱发出皮肤的红斑、风团、血管性水肿，令患者深受其苦。根据诱发因素不同，表现多种多样。

诱导性荨麻疹的不同类型

1. 人工荨麻疹　搔抓或用钝器划皮肤后数分钟内出现，为条形水肿或风团，周边可见红晕，持续时间可达1小时。平均病程达6.5年。

2. 寒冷性荨麻疹　接触冷风、冷水或冷物后，暴露皮肤出现风团或斑块水肿。可同时伴有手麻、唇麻、胸闷、心悸、腹痛、腹泻、晕厥甚至休克等。诱因可为寒冷天气、冷汗、在冷水中游泳、空调以及冷食冷饮等。

3. 热性荨麻疹　主要表现为皮肤受热后，刺激温度在38～56℃时,3～5

分钟内皮肤就会发生风团，少数患者发生在5～10分钟内。风团限于热接触部位，初为小风团，稍后可以融合。诱因可为热水浴、热的食物或饮料等。

4. 迟发压力性荨麻疹　皮肤受持续压力后30分钟至12小时，出现局部深在疼痛性肿胀。好发于手掌、脚掌或臀部，通常持续8～12小时，甚至可长达72小时。诱因可为穿紧身衣服、手掌握持工具、足部长时间行走或站立。

5. 振动性荨麻疹　由于鼓掌或从事其他工作，受振动的部位突然发生肿胀、瘙痒性红斑。临床较常见，因症状较轻常无须治疗。诱因常有小号演奏、萨斯风演奏以及骑山地自行车等，多发生于组织疏松处，如面部、舌咽、喉头、手足或一侧肢体。

6. 胆碱能性荨麻疹　多见于青年人，由于运动、洗热水澡、出汗、情绪紧张、进食热饮或饮酒等使躯体深部温度上升，全身出现多个持续、短暂的小风团。

7. 水源性荨麻疹　临床表现为暴露于水后，诱发出现皮肤小的毛囊周围的瘙痒性风团，直径2～3mm，主要发生于颈部、胸部和四肢上部，可持续10～50分钟。

8. 日光性荨麻疹　日照后5～10分钟局部迅速出现瘙痒、红斑和风团，一般24小时内消退。严重时可出现全身症状，如恶心、头晕、头痛、气喘、晕厥甚至过敏性休克。主要累及上胸部、上臂以及前臂，而面部、手等部位较少累及。

诊断试验

通过详细询问病史及体检，可初步对诱因分类诊断。必要时可通过诱导性激发试验来寻找诱因。

激发试验包括皮肤划痕试验、迟发压力性荨麻疹激发试验、振动性血管性水肿激发试验、冰块激发试验、热性荨麻疹激发试验、水激发试验等。如果检查前正在服用糖皮质激素或抗组胺药物，需分别停药7或3天后方能进行试验。试验前受试部位需无风团。

避免诱因

患者在明确冷、热、压力、振动、水源性等特定的诱因后，可针对性地避免。例如，人工荨麻疹避免使用搓澡巾，宜穿着舒适衣物。日光荨麻疹做好防晒。振动性血管性水肿可更换工作，避免震动。

应用抗组胺药

首选第二代非镇静类抗组胺药物（如氯雷他定、西替利嗪等）作为一线治疗。效果不佳时可更换抗组胺药物种类，加倍剂量，或者联合使用第一代抗组胺药物、酮替芬，以及白三烯受体拮抗剂等。

不同类型的诱导性荨麻疹对抗组胺药敏感性有差别。治疗寒冷性荨麻疹宜选择赛庚啶、咪唑斯汀、奥洛他定等；胆碱能性荨麻疹选择美喹他嗪联合酮替芬等治疗；皮肤划痕症可以在口服第二代抗组胺药的同时，联合H_2受体拮抗剂来提高疗效。

非抗组胺药物治疗

在抗组胺药治疗无效的情况下，可选择非抗组胺药物联合治疗。如达那唑可治疗胆碱能性荨麻疹，羟氯喹可治疗日光性荨麻疹，迟发压力性荨麻疹可联合白三烯受体拮抗剂如孟鲁司特、口服糖皮质激素、氨苯砜等。生物制剂IgE单克隆抗体——奥马珠单抗已经成功用于寒冷性荨麻疹、迟发压力性荨麻疹、热性荨麻疹、日光性荨麻疹及人工荨麻疹等的治疗。

特殊治疗及脱敏治疗

光疗可用于日光性荨麻疹的治疗。还可以采取适当脱敏治疗方法，如冷水适应性脱敏可治疗寒冷性荨麻疹，逐渐增加水温和运动量可提高胆碱能性荨麻疹患者的耐受性。

（高　翔）

运动后瘙痒、刺痛，你可能得了胆碱能性荨麻疹

秋高气爽，正是外出踏青、运动的好时节。然而对部分人来说，运动除带来快乐、健康，还可能带来瘙痒、皮疹甚至低血压等全身不适，这种疾病称为胆碱能性荨麻疹。

什么是胆碱能性荨麻疹？

任何导致身体核心温度升高的触发因素如运动、湿热环境、洗热水澡、情绪压力及摄入辛辣食物等都可能引发胆碱能性荨麻疹。典型表现为颈部及躯干出现许多直径1～3mm的点状风团，周围有红晕，可累及面部和四肢，也可始于身体的任何部位。患者常自觉瘙痒、刺痛或灼烧感，有时仅有剧痒而无皮疹，症状通常在1小时内消退。随着反应的进展，红晕可能合并形成大面积红斑。少数患者还可伴随低血压、血管性水肿和支气管痉挛等系统性症状。

该病约占慢性诱导性荨麻疹的5%，通常在10～30岁发病，预后良好。

为什么会出现胆碱能性荨麻疹？

胆碱能性荨麻疹的发病机制尚不明确。目前研究显示，组胺、胆碱能药物（如乙酰胆碱）、血清因子、汗液过敏及少汗等因素都参与症状的发展。

1. 组胺　研究发现，患者发作时血清中组胺水平增高，因此建议将第二代非镇静 I 型组胺受体拮抗剂作为一线疗法，对一线药物治疗效果不佳的患

者，联用Ⅱ型组胺受体拮抗剂（如拉夫替丁）。

2. 胆碱能药物（如乙酰胆碱） 乙酰胆碱对胆碱能神经节后交感神经的刺激被认为是汗液分泌的中心信号介质，胆碱能药物的皮内注射可以诱发部分患者的胆碱能性荨麻疹症状，但其具体作用及机制仍待进一步研究。

3. 血清因子 半数慢性荨麻疹患者体内存在针对真皮肥大细胞和嗜碱性粒细胞表面的高亲和力IgE受体的自身抗体，抗体与受体结合诱导组胺释放。自体血清试验用于检测这些自体血清因子，研究发现，15例患者中有8例显示自体血清试验阳性。

4. 汗液过敏 人体汗液成分可引起IgE介导的过敏反应。Adachi等发现，将患者的血清转移到正常受试者后，自体汗液皮肤检测为阳性，表明这些患者对自己的汗液出现了Ⅰ型超敏反应。

5. 少汗 可能是角质层毛孔堵塞引起少汗，进而导致炎性汗液成分异常渗透至真皮浅层，从而引起风团样反应。

如何治疗胆碱能性荨麻疹？

1. 避免诱因 轻症者无须特殊处理，首先应识别和避免已知的诱因，如避免热水浴及在炎热的天气里剧烈运动。

2. 药物治疗 症状明显者可首先考虑口服镇静作用较弱的第二代非镇静Ⅰ型组胺受体拮抗剂（如西替利嗪），若无法充分缓解症状，可依次加用Ⅱ型组胺受体拮抗剂、第一代Ⅰ型组胺受体拮抗剂（如羟嗪、酮替芬）等进行渐进式治疗。顽固患者还可选择奥马珠单抗、脱敏治疗等方法行长期治疗。若患者出现全身症状，需及时前往医院就诊。

（姚　　煦　　徐蓓蕾）

光过敏是怎么回事

光过敏常常用于描述阳光照射后皮肤出现瘙痒及红疹的状态。最常见的光过敏类型为多形性日光疹，其他类型包括光线性痒疹、日光性荨麻疹、光敏性药疹等。

光过敏症状主要包括红疹、瘙痒或疼痛、小的风团疹，可融合成片、脱屑，症状严重时可出现光暴露部位皮肤水疱、水肿以及结痂。皮疹多于接触阳光后数分钟到数小时出现症状，上述症状可单独出现或多个合并出现，部分患者可伴有发热或寒战。

易感因素包括种族为白种人，接触或食入光敏感物质，伴随其他皮肤疾病，有光过敏家族史。光过敏的预防首先需要避免强光照，上午10点至下午4点为日照最强时间段，春、夏季该时间段尽量避免外出，冬季也应避免日晒强度的突然变化；需要进行物理或化学防护，如戴大帽檐遮阳帽，涂防晒霜，穿长袖衣物；还有重要的一点是避免接触光敏感物质，如磺胺类、四环素、噻嗪类利尿药，以及野生植物如防风草或酸橙等。

若皮肤反应较轻，可以用局部冷敷或芦荟膏外敷，有利于皮肤的自我修复并缓解红肿。对于发作迅速且皮损较严重的患者，常应用一些口服抗组胺药物以及外用的类固醇激素类药物。对于特别严重的皮疹，可考虑物理疗法如紫外线照射。另外，抗疟药、沙利度胺等免疫抑制剂也可用来治疗一些难治性皮疹。当然，最重要的是出现症状后及时就医，医生会根据患者病情选用最合适的治疗方式，千万不能盲目地自行用药。

（孔　瑞）

植物－日光性皮炎

随着夏天的到来，日晒逐渐增强，有人在吃了某种蔬菜后，面部和手臂会出现红肿，并有火辣辣的感觉，这是什么原因呢？这有可能是患上了植物－日光性皮炎。

什么是植物－日光性皮炎

植物－日光性皮炎是由于过多食用或直接接触具有光敏性的植物，经过日晒后引发的光暴露部位的急性皮肤炎症。多发生于日晒后一日内，在面部、手臂、颈部等部位突然发生红斑、水肿，严重的出现睁眼、张口困难，自觉灼热、刺痛或瘙痒。整个病程轻者1周可消退，重者需2～3周才消退。

光敏性植物的种类

光敏性植物包括伞形科（如香菜、芹菜、茴香）、芸香科（如柑橘、柠檬、酸橙）、菊科（如野菊、黄花蒿）、桑科（如无花果）、豆科（如紫云英）、十字花科（如野生油菜、芥菜）、藜科（如灰菜、甜菜）、牧草、真菌类（如木耳、香菇）。另有报道，光敏性植物还有胡萝卜、小白菜、萝卜叶、苋菜、菠菜和防风草等。这些植物中含有的呋喃香豆素是最常见和最重要的光敏感物质。

治疗

急性期红斑水肿皮损可用3%硼酸溶液或生理盐水冷湿敷，外用收敛性与保护性乳膏，也可外用糖皮质激素乳膏。可口服抗组胺药、B族维生素、维生素C和烟酸等，病情重者可服用糖皮质激素。

预防措施

不宜大量食用或接触上述光敏性植物，同时尽量避免日光暴晒，可减少本病的发生。如果已接触了可疑光敏性植物，立即用肥皂和水冲洗。

（杜　伟）

皮肤瘙痒就是过敏吗

大概4年以前，在老家的舅舅打电话给我，说他的岳父全身剧烈瘙痒，没有特别的皮疹，持续1个多月不能好转，用了很多止痒药都不见效。像这样持续顽固性瘙痒往往不是好兆头，我就问舅舅："老人看起来黄不黄？"我舅舅说："眼睛和身上都有点黄。"我建议赶紧全面检查肝脏。后来告诉我是胆管癌，老人很快就去世了。

瘙痒是过敏最常见的症状之一，因此很多人认为瘙痒就是过敏，其实不然。过敏易瘙痒，但瘙痒不只是过敏。引起瘙痒的疾病还有很多，特别是老年人，常由系统疾病引发瘙痒，所以要对瘙痒高度重视。

瘙痒可以由原发性皮肤病引起，也可以是某种潜在系统性疾病的症状，后者比例为10%～50%。需要考虑的疾病包括代谢性疾病、血液系统疾病、恶性肿瘤、艾滋病、药物治疗的并发症以及神经精神性疾病。

当然，引起瘙痒的主要还是皮肤疾病，包括过敏、炎症、感染、皮肤肿瘤等。过敏相关性皮肤病主要是湿疹、荨麻疹、药疹和接触性皮炎。瘙痒是这些疾病的关键特征，如特应性皮炎，如果没有瘙痒的病史就不能诊断活动性特应性皮炎。瘙痒也是这些疾病鉴别诊断的重要依据，如药疹，与病毒感染性疾病在皮损形态上很难鉴别，很多时候依靠瘙痒将二者区分。炎症性皮肤病如银屑病、痒疹也以瘙痒为特征。一些皮肤寄生虫感染的瘙痒症状非常明显，如疥疮和阴虱。特别值得一提的是，皮肤肿瘤如T细胞淋巴瘤，可以出现剧烈瘙痒，占该病患者人数的70%～80%，其他类型的淋巴瘤也有一定比例的患者有瘙痒症状。

除伴发于明确皮肤疾病的瘙痒外，还有大量的特发性皮肤瘙痒，如老年性瘙痒、肛门瘙痒症、外阴和阴囊瘙痒、头皮瘙痒、瘢痕性瘙痒等。引起老年性全身瘙痒的原因很多，以干皮症最为常见。随着年龄增长，皮肤萎缩和皮肤血供下降，脂质成分发生改变，保湿功能受损，导致鳞屑形成，通常不出现红斑或特异性皮疹。这类瘙痒的处理包括避免频繁冷热浴，勿使用碱性肥皂。建议患者用适当温度的水洗澡，使用合成洗浴剂。沐浴频率可以限制在每周 1 ～ 2 次，可以用海绵擦拭体臭部位如腋窝、腹股沟、臀部。浴后以浴巾吸干水分，而不要使劲擦拭，因为擦拭会使已经变薄的表皮脱落更多。沐浴后应马上使用保湿乳膏或软膏，保湿乳膏或软膏应每天使用。

系统性疾病的瘙痒应当引起人们的高度关注，包括肾性瘙痒、胆汁淤积性瘙痒、血液性瘙痒、恶性肿瘤、内分泌性瘙痒以及药物性瘙痒等。

肾性瘙痒常又称尿毒症性瘙痒，是指血尿素氮水平增高引起的瘙痒，但肾性瘙痒时血尿素氮水平不一定升高。抗组胺药在治疗肾性瘙痒中效果较差，活性炭、加巴喷丁具有较好的效果。

几乎任何肝病都有可能引起瘙痒，最常见的有原发性胆汁性肝硬化、原发性硬化性胆管炎、梗阻性胆总管结石、胆管癌、胆汁淤积症、慢性丙型肝炎和其他类型的病毒性肝炎。肝源性瘙痒大多是全身性，瘙痒无法缓解，在手足、衣服箍紧的部位更加严重，夜间更为明显。瘙痒可以是慢性胆汁淤积症的一个早期症状，可在肝病其他表现出现前的数年发生。

任何一种恶性肿瘤都可以引起瘙痒，对持续、难以解释的瘙痒或常规治疗无效的全身性瘙痒应当检查有无潜在的恶性肿瘤。瘙痒可以见于疾病的进展期，早于诊断前数年出现。

严重的全身性瘙痒可以是甲状腺功能亢进的一种表现。糖尿病患者也可以有全身瘙痒。

综上，瘙痒的原因复杂多样。当面临瘙痒的时候，在过敏性疾病之外，还要想到其他多种疾病，特别是要考虑系统性疾病，以避免误诊、漏诊。

（李　巍）

除过敏外，您知道还有哪些疾病也会引起皮肤瘙痒吗

临床上，我们将持续6周或更长时间的皮肤瘙痒称为慢性瘙痒，这类疾病通常很难明确诊断和管理，对患者生活质量的影响非常严重。这些患者皮肤瘙痒难忍，有些伴随特定的皮肤改变，通常他们会到皮肤科或变态（过敏）反应科看病。但也有些人的瘙痒没有任何皮肤的异常，或者仅限于继发于长期搔抓或摩擦之后的皮肤改变。那么这些皮肤瘙痒还是不是过敏造成的呢？实际上很多系统性疾病都有可能引起皮肤瘙痒。

尿毒症性瘙痒

15%～49%的慢性肾衰竭患者存在瘙痒，而接受透析的患者中瘙痒率高达90%。但目前发病机制尚不清楚，有证据显示，免疫系统紊乱、体内阿片系统失衡、钙磷代谢异常、贫血、周围神经病变等可能是引起瘙痒的原因。这类瘙痒既可以是全身性的，也可以只发生在局部皮肤，尤其是后背皮肤。总之，慢性瘙痒严重影响了肾衰竭尤其是肾透析患者的生活质量，并造成严重的睡眠障碍。

胆汁淤积性瘙痒

因肝外（通常是阻塞性）或肝内原因（如原发性硬化性胆管炎、原发性胆

汁性肝硬化、慢性肝炎、恶性肿瘤、妊娠）导致胆汁淤积的患者也容易合并瘙痒，其中原发性胆道疾病患者中约80%会出现瘙痒。有些药物在使用后数周至数月后也可能逐渐导致胆汁淤积，产生瘙痒症状。研究认为，胆汁中的胆盐和胆红素能够直接刺激感觉神经引起瘙痒。

内分泌和代谢疾病性瘙痒

糖尿病患者常抱怨瘙痒，其患病率估计为12.7% ～ 49.0%。这种瘙痒通常是局部皮肤，以头皮、躯干、足部和外生殖器为主，但也些患者可以累及全身。通常在糖尿病神经病变患者中更容易出现瘙痒。可能的原因包括糖尿病引起的肾衰竭和自主神经功能障碍（如皮肤无汗和皮肤干燥）。同样，甲状腺功能亢进的患者也可以伴随皮肤瘙痒。

全身感染伴发的瘙痒

瘙痒可能是皮肤和皮肤外感染以及肠道寄生虫感染的症状。特别是某些病毒感染，在慢性瘙痒中也起着重要作用。瘙痒是HIV感染患者中最常见的症状之一，甚至可以作为第一临床症状。

肿瘤相关的瘙痒

瘙痒是骨髓增殖性肿瘤，包括真性红细胞增多症、原发性血小板增多症和原发性骨髓纤维化最常见的症状之一。尤其是真性红细胞增多症患者，通常表现为暴露在水中后数分钟引起特征性瘙痒，这种强烈的瘙痒常伴随皮肤灼热、刺痛感。淋巴瘤患者也会出现皮肤瘙痒，研究发现，霍奇金淋巴瘤和非霍奇金淋巴瘤中，瘙痒的发生率分别为15%和25%左右。其他一些实体肿瘤，包括肺、结肠、乳腺、胃和前列腺肿瘤伴随的瘙痒是副肿瘤综合征的症状之一。

药物性瘙痒

10% ～ 50%接受静脉注射阿片类药物的患者伴有瘙痒，而采用硬膜外或椎管内注射出现瘙痒的概率比前者高1倍。其他药物包括降压药、抗心律失常药、抗凝药等也有引起瘙痒的报道。

总之，在临床上，多种疾病或诱因都可能引起慢性的皮肤瘙痒，需要医生仔细询问病史并鉴别。

（顾建青）

老年人皮肤瘙痒该怎么办

瘙痒是老年人的常见症状之一，通常持续时间很长，超过6周，对健康状况和生活质量有显著影响，包括日常活动受损，睡眠不足，甚至会导致抑郁或焦虑。慢性瘙痒往往由多因素造成，主要原因是皮肤老化、皮肤屏障功能受损，以及与年龄相关的免疫功能下降、神经和心理变化。其他一些慢性皮肤病（如湿疹、牛皮癣、扁平苔藓）、全身性（如肾、肝、内分泌）疾病和心理疾病也容易导致皮肤瘙痒。因此，详细询问包括用药史在内的病史情况，有针对性地进行相应临床检查，是明确老年人皮肤瘙痒的重要手段。

老年人慢性瘙痒患者的治疗包括局部治疗和全身治疗两个方面。但应牢记的是，通常没有一种单一的治疗药物能够持续有效地治疗瘙痒，对于每个患者都必须单独考虑，制订个性化的治疗方案。

对于健康的老年人而言，外用润肤剂通常是一线治疗方案，因为它们有助于防止皮肤失水并且改善皮肤屏障功能。在日常生活中应使用低pH的保湿剂和清洁剂，避免使用碱性肥皂，以减少皮肤表面瘙痒性丝氨酸蛋白酶的分泌。如果皮肤较为干燥，每天应涂抹1～3次保湿霜，并在沐浴之后且皮肤仍湿润时立即使用。此外，各种清凉剂如薄荷醇和水性面霜也可以缓解老年性皮肤瘙痒。外用药物包括具有止痒作用的炉甘石、抑制皮肤炎症反应的钙调神经磷酸酶抑制剂也可以使用。虽然局部糖皮质激素可以控制炎症诱发的瘙痒，但由于局部不良反应，应避免长期使用，尤其是老年患者更容易出现皮肤变薄的副作用，在使用时应密切监测。

　　全身性的药物治疗通常是使用第二代非镇静抗组胺药，而第一代镇静抗组胺药和多塞平虽然有效，但应注意其副作用，包括嗜睡、口干、便秘和尿潴留等，这在老年人中更为明显。对于严重瘙痒的患者，抗癫痫药（包括加巴喷丁、普瑞巴林、米氮平等）也有一定的治疗作用。

　　总之，老年人瘙痒的处理是临床中的难题。每个患者都需要进行彻底的临床检查和评估，除考虑与皮肤老化有关的变化，还应关注潜在的皮肤和系统性疾病，制订个体化的诊疗方案。

（顾建青）

青少年春季疹

冬去春来，有些青少年耳朵上会出现红斑、丘疹，一段时间后可自行消退，但到了第二年春季又会再发，家长们都很担心，这到底是什么问题呢？

青少年春季疹又称耳部春季疹，是在早春季节发生于青少年耳郭暴光区的以丘疹和水疱性损害为特征的皮肤病，可能是日光和寒冷共同作用所致。目前趋向于认为是多形性日光疹的一个亚型。

青少年春季疹主要发生于5～12岁的男孩，在初春季节日光照射后耳郭部位出现红斑、水肿，有痒痛感，10余小时后红斑上出现水肿性丘疹或斑丘疹，顶端有小水疱，有时手背部位也可能累及。数日至数周后可自行消退。往往每年都发病，可持续数年至数十年。该病化验尿胆原、卜胆原和免疫球蛋白均正常。

该病需与多形性日光疹相鉴别。多形性日光疹也可发生在春季，也与紫外线相关，但好发部位常为面部、颈部、手臂等，发病部位更为广泛，皮损为多形性。

治疗上，需要注意避光，症状轻者无须处理，外用糖皮质激素、内服烟酰胺治疗有效，继发感染时加用抗生素内服或外用。

由于青少年春季疹为日晒和受寒两个因素联合触发，春季紫外线逐渐增强，气温仍较低，所以在初春季节时要提前做好防晒措施，并做好耳部、手部的保温。避免强烈日光暴晒，外出时要戴上宽边遮阳帽或打伞，适当外用防晒剂。春季皮肤也容易干燥，使皮肤屏障功能降低，增加皮肤敏感性，所以平时也需要做好保湿润肤。

（杜　伟）

看手机时间长会面部过敏吗

随着社会的发展，智能手机的使用日益广泛，给人们的生活和工作带了很大的便利，但同时也带来各种各样的社会问题，甚至有一部分人对手机"过敏"。

2015年11月至2016年3月，我在门诊接诊了大量以面部红斑和瘙痒为主要表现的女性面部皮炎患者，多数否认护肤品相关因素，紫外线敏感试验结果多数为阳性。鉴于冬季日光致敏的可能性小，我推测智能手机长时间暴露是导致患者面部皮炎的主要原因。为此，我设计了调查问卷对光敏感试验结果阳性的面部皮炎患者进行皮损记录和发病相关因素分析，结果发现，100多例光敏性面部皮炎患者中，持续智能手机暴露是最主要的诱因，平均每天看手机时间为4小时，很多人超过8小时，甚至有人整天拿着手机。这些人少部分是利用手机工作，大部分人利用手机浏览网页、微信聊天、看视频，睡前聊天、看新闻已成为很多人生活中不可缺少的部分。当然，这类过敏只发生在很少数有过敏体质的人，绝大多数人不会发病。

这些患者皮损的特点与春夏季光敏性皮炎不同，主要为分布于面颊、鼻周、口周、眼睑及眼眶周围的局限性红斑和斑丘疹，伴轻至中度瘙痒，搔抓后部分患者呈神经性皮炎样改变。治疗并不困难，对症予以抗炎治疗及避光、避免长时间使用手机，皮损可消退。

手机导致面部皮炎的高发人群为销售、服务业人员、高年级大学生、文秘及家庭主妇，工人和农民发病率低。高发病职业人群的共同点是：室内工作，空闲时间较多，有机会长时间使用智能手机。普通光线过敏（多形性日光疹）

的一个重要特点是春夏季节日光照射刚开始增强时，患者开始出现皮疹，随着日光照射进一步增强，有些患者皮损开始好转，很多人甚至完全消退。因此，在光线照射较弱的背景下、光线照射从不强变强时，患者容易出现皮损。冬季日光照射弱，如果患者受到持续低强度的手机显示屏的可见光照射，就容易发生炎症反应；而如果是夏季，患者的皮肤已经适应了日光照射，这些低强度手机照射可能较难引起皮肤炎症。

提醒大家，如果有光线过敏的体质，避免长时间使用手机。

（李　巍）

冬季如何护肤

冬季空气湿度小，皮肤经皮水分丢失升高，角质层含水量下降；天气寒冷，皮肤体感温度低，皮脂腺脂质分泌减少。在冬季，水分和皮脂的锐减给皮肤屏障带来严峻的考验。如果皮肤长期处于水分不足和皮脂欠缺的状态，将导致一系列问题，如瘙痒、干燥，严重时还易诱发各种过敏性皮肤疾病。因此，冬季要高度重视皮肤的护理和保健，及时给予皮肤能量及营养，一方面可以有效延缓皮肤衰老，另一方面还可降低过敏性皮肤疾病的产生。

以下3点建议，帮助大家了解冬季如何护肤。

冬季不宜过度洗浴

临床上发现部分患者会出现某些认识上的误区，如皮肤越洗越水润，洗浴产品越用越健康。其实不然，过度洗浴会破坏皮肤屏障，因为皮脂也将一并带走，皮脂是皮肤屏障的重要组成成分。在冬季，过度洗浴包括以下3点：一是频率过多，二是揉搓过重，三是过度依赖碱性含量高的洗浴产品。冬季的洗浴频率推荐每周3～4次，皮肤干燥者可进一步降低洗澡频率；冬季洗浴不要过分强求洗干净，洁面、洗澡均不要太用力；不建议过多使用洁面乳或沐浴产品，干性皮肤更宜少用甚至不用。

外用润肤产品有讲究

长效及有效的保湿在冬季显得尤为重要。保湿一方面包括补水，另一方面则是补充油脂。冬季选用润肤产品建议以脂质含量高的护肤品为主。人体皮肤表面含有多种不同类型的脂质，神经酰胺是细胞间含量最多的脂质，大量研究均证实其在皮肤屏障功能方面有重要作用。所以优先推荐成分中含神经酰胺的润肤产品。润肤剂建议全身涂抹，不应只涂面部。四肢皮脂腺少，更应多次、足量使用润肤剂。产品剂型方面如果感觉乳剂滋润力度不够，则建议更换为质地偏厚的霜剂。

冬季仍需要防晒

在冬季，防晒仍是重要的一项护肤环节。紫外线不只是夏天特有的"标签"，在冬季对紫外线的防御仍然不可懈怠。冬天皮肤如果长时间暴露在紫外线下，仍会增加皮肤色素的产生，加速皮肤老化。市面上，防晒霜一般标记有SPF值（防晒黑和晒伤的数值）和PA值（防止光老化的数值）。数值越大，防御能力越强。冬季室内通勤者选用SPF15或PA＋即可。

因独特的季节特点，冬季护肤与其他季节稍显不同。只要做到洗浴不过度，保湿防晒多注意，皮肤在冬季也依然能够健康呼吸。

（尹慧彬　李　巍）

皮肤外用益生菌：方兴未艾的未知之数

皮肤表面寄居着复杂的微生物群落，包括各种细菌、病毒、真菌。这些皮肤菌群与机体相互作用，参与调节和维持正常的皮肤稳态。

发生皮肤疾病时，皮肤菌群的组成、多样性及代谢等都会出现特定的变化。研究显示，特应性皮炎患者皮肤菌群多样性下降，金黄色葡萄球菌定植增加，且该菌的定植与特应性皮炎严重程度有关。银屑病患者皮肤菌群多样性亦下降，银屑病皮损部位的放线菌含量明显低于健康皮肤，皮损处痤疮丙酸杆菌和葡萄球菌丰度较非病变处皮肤和健康人皮肤明显增多。痤疮丙酸杆菌与痤疮的发病密切相关，健康人群与痤疮患者在痤疮丙酸杆菌的菌种水平上未见明显差异，但两者在菌株水平上有所不同。

皮肤菌群的代谢产物同样可以刺激宿主的免疫系统，调节皮肤的微生态。空军军医大学西京医院于金蕾等首次研究发现，皮肤菌群的色氨酸代谢产物吲哚-3-醛（IAld）通过激活芳烃受体（AhR），抑制小鼠角质形成细胞中重要的过敏介质胸腺基质淋巴生成素（TSLP）的生成，从而发挥免疫调节作用。此外，皮肤菌群代谢产生的短链脂肪酸可以激活皮肤调节性T细胞（Treg细胞），减轻皮肤炎症，从而帮助维持皮肤的免疫稳态。

皮肤菌群之间的相互作用也与皮肤的健康状态息息相关。研究显示，健康人皮肤上特定的凝固酶阴性葡萄球菌（CoNS）菌株可以产生特殊的抗菌肽（AMP），从而减少金黄色葡萄球菌的定植。这些产生抗菌肽的菌株在特应性皮炎患者的皮肤上明显减少或消失。皮肤菌群尚可以通过群体感应系统在群体水平上调控致病菌定植、生物膜形成等。研究证明，金黄色葡萄球菌的表皮定植依赖于agr群体感应系统调节下的毒力因子。因此，部分皮肤共生菌可通过抑制金黄色葡萄球菌的agr系统，减少毒力因子合成，减少金黄色葡萄球菌的定植。

由此可见，一个健康的皮肤菌群可以从多个方面减少皮肤疾病的发生，减轻疾病的严重程度。既往研究多集中于口服益生菌治疗特应性皮炎，其通过影响肠道免疫和系统免疫，诱导Treg细胞或Th1型细胞产生，平衡Th1/Th2免疫反应，从而达到辅助治疗特应性皮炎的目的。外用益生菌治疗皮肤病是近年来提出的新观点。Nakatusji等将皮肤共生菌CoNS接种至特应性皮炎患者的皮肤表面，由于该共生菌会分泌高效抗菌肽，能够选择性杀死金黄色葡萄球菌，缓解局部炎症。此外，与使用糖皮质激素相比，局部接种玫瑰单胞菌到成人和儿童特应性皮炎患者皮肤后，瘙痒症状明显减轻，SCORAD评分值降低，未见明显副作用和并发症产生。一些关于肠道共生菌的局部使用报道也呈现出了阳性结果。接种约氏乳酸杆菌至特应性皮炎皮损部位（每日2次，3周）时，金黄色葡萄球菌载量降低，直接导致SCORAD值降低。另一篇研究报道，在特应性皮炎患者皮损处局部涂抹2周嗜热链球菌乳霜，患者皮肤红斑、鳞屑及瘙痒症状都得到明显改善。将含有线状透明颤菌裂解物的乳霜涂抹于特应性皮炎患处时，也能够使特应性皮炎患者的临床症状得到改善。

痤疮丙酸杆菌的某些特定亚型与痤疮更相关，而其他亚型多出现在健康皮肤上。与健康皮肤相关的痤疮丙酸杆菌亚型可作为局部益生菌用于防治痤疮，替代痤疮相关的细菌亚型以及其他潜在的机会致病细菌亚型。一些痤疮丙酸杆菌噬菌体只裂解与痤疮相关痤疮丙酸杆菌亚型，而对健康皮肤相关的亚型无效。将噬菌体和健康皮肤相关的痤疮丙酸杆菌联合使用，在高效特异替换其他痤疮丙酸杆菌方面有巨大潜力。

外用益生菌通过阻止致病菌定植，增加抗菌肽合成，改善皮肤屏障，减缓炎症，恢复皮肤微生物稳态。未来外用益生菌治疗皮肤疾病具有较好的研究前景，但同时也有许多挑战。随着益生菌的医药用途逐渐开展，其安全性相关的数据还较为缺乏。同时，益生菌作为外来菌群是否会引起机体原有皮肤菌群的二次紊乱或其他严重副作用也值得考虑。因此，在治疗疾病的同时，需要将外来益生菌作为风险因素做更多的基础和流行病学研究。最佳菌株的筛选、益生菌浓度及剂量及治疗时间也需要大量的体内外实验进一步探索。

（姚　煦　周　园）

皮肤过敏，口腔健康不容忽视

人体菌群数量庞大，参与机体免疫系统稳态的维持及功能调控。不同部位菌群通过多种方式调节免疫稳态。

口腔是人体除胃肠道外的细菌第二大储库

口腔作为消化道的起始部位，有约700种细菌定植，口腔持续接触大量微生物和食物抗原，有着人体最为多样化的微生物群落。

口腔菌群的作用尚未得到足够重视

最近的系列研究发现，口腔菌群的失衡不仅引起牙周疾病、口腔感染及各种微生物定植风险增加，还可以影响系统性疾病如炎症性肠病、消化道肿瘤、肝硬化、糖尿病和某些神经、心血管系统疾病等的发病。

口腔菌群可能参与特应性皮炎的发病

最近研究显示，口腔菌群组成的早期变化可能影响免疫成熟和过敏性疾病的发生和发展。特应性皮炎患儿口腔疾病如龋齿等患病率较健康儿童高30%，提示口腔微环境在特应性皮炎发病中具有重要作用。

特应性皮炎易感人群中皮肤上富集的大多数菌种在口腔中是共生菌或条件

致病菌。《皮肤病学研究杂志》上发表了一项基于人群水平的特应性皮炎患者多部位菌群特征的研究，特应性皮炎患者较健康对照者口腔菌群多样性显著下降，部分特异性菌种在口腔和皮肤中的富集方向相反，两部位菌群功能通路在特应性皮炎患者中呈负相关；与健康对照者相比，一些可能造成促炎微环境的菌属如普氏菌属、奇异菌属等在特应性皮炎患者口腔中的丰度均下降。该研究还发现，特应性皮炎患者中有较多皮肤菌群起源于口腔，口腔和皮肤菌群有密切的谱系关系。口腔菌群可能通过影响皮肤部位的菌群变化和免疫应答而参与特应性皮炎的发病。

保护口腔健康，阻止"病从口入"

尽管目前口腔菌群与过敏性疾病的关系尚未完全明确，但关注口腔健康，保护和维持口腔正常的微生态环境，绝对没有错。

（姚　煦）

第十一部分

儿童哮喘

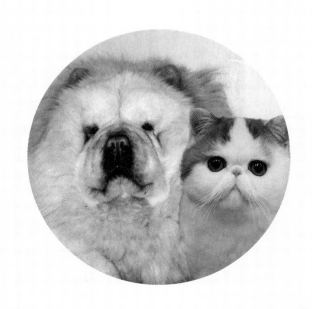

呼吸道细菌感染与儿童急性哮喘有关系吗

儿童急性哮喘，很多会被诊断为喘息性支气管炎，患儿有咳嗽、咳痰的症状，胸片可能会出现肺纹理增粗，听诊肺部可能会有湿啰音，大多数医生也许首先考虑"细菌感染"。假若这种喘息症状反复发作，是呼吸道细菌感染还是哮喘？或者说，呼吸道细菌感染在儿童哮喘中扮演了什么角色？

病毒感染长期以来被认为是早期哮喘发作的主要原因。一些社区的流行病学调查显示，儿童哮喘恶化90%的诱因是病毒感染，尤其是鼻病毒，这已经是毫无争议的结论。细菌感染与哮喘关系的研究，多集中于肠道菌群对哮喘的影响，呼吸道细菌感染在儿童哮喘发病中的作用尚不清楚。然而，在一项评估哮喘的出生队列研究中，婴儿出生后的前几个月，上呼吸道流感嗜血杆菌、肺炎链球菌和卡他莫拉菌的定植与5岁时哮喘存在明显的正相关。Hilty等对正常人和哮喘患者下呼吸道标本的分析提示，正常人的肺泡灌洗液存在拟杆菌门的革兰阴性厌氧菌，而哮喘患者肺泡灌洗液主要为蛋白细菌，包括嗜血杆菌、莫拉菌和奈瑟菌。而Teo等证明，在出生后前2个月内呼吸道检测到链球菌更易在以后发展为气传过敏原致敏，是学龄期哮喘的预测因子。以上研究说明，呼吸道细菌，尤其是流感、嗜血杆菌、莫拉菌、奈瑟菌与链球菌出现在出生前几个月的婴儿呼吸道中出现，可能是以后哮喘发病的原因之一。

大多数学者认为，呼吸道细菌在急性哮喘发作的病理生理学中并不重要，然而有研究证实，反复发作喘息的儿童肺泡灌洗液中存在较多的中性粒细胞，近一半的患儿肺泡灌洗液中分离到流感嗜血杆菌、卡他莫拉菌和肺炎链球菌。同样，在反复发作喘息的儿童鼻咽分泌物中也发现了相应的病原体。比斯加德

（Bisgaard）等人证明，喘息发作与上呼吸道细菌和病毒感染均独立相关，他们课题组同时发现，超过50%的学龄期儿童喘息发作时存在呼吸道细菌和病毒同时感染。有研究发现，以流感嗜血杆菌和肺炎链球菌感染为特征的鼻咽微生物群与呼吸道合胞病毒所导致的住院之间存在关联；健康婴儿的鼻咽微生物群若以肺炎链球菌为主，以后发展为哮喘的可能性大。

以上研究表明，呼吸道中细菌和病毒的相互作用可能是哮喘发生、发展的促进因素。病毒感染通过免疫抑制、上皮损伤以及肺部环境改变为细菌的生长提供条件。同时，呼吸道细菌的感染与定植增加病毒感染的风险。我们在认可鼻病毒作为哮喘急性发作的诱因的同时，不可忽略细菌感染在儿童急性哮喘儿童中的影响。

（陈　浩）

如何预防婴幼儿哮喘的"源头"——呼吸道病毒感染

预防呼吸道病毒感染的主要策略是密切注意用手卫生，尽可能避开传染源，阻断传播途径，保证充足的睡眠，以及合理使用疫苗等药物预防手段。

接种流感疫苗

推荐因呼吸道病毒感染反复喘息的2～4岁儿童、哮喘儿童及成人接种流感疫苗。接种灭活的流感病毒疫苗不会增加哮喘发作的风险。为了降低流感病毒感染及并发肺炎的风险，应鼓励每年接种疫苗。

细菌溶解产物

2%～5%的儿童哮喘发作并发肺炎，另一种预防性药物为细菌溶解产物（含有8种呼吸道细菌的冻干溶解物）。一项随机试验纳入75例1～6岁的复发性喘息患儿，细菌溶解产物治疗组（每日口服1粒，每月连用10天，连续使用3个月为一疗程）与安慰剂组相比，前者的喘息发生率降低38%，喘息持续时间缩短2天。

维生素D

早产是婴儿出现复发性哮鸣的危险因素。目前对维生素D缺乏在生命早期呼吸系统疾病中可能的作用了解越来越多。既往研究表明，维生素D可能影响机体对呼吸道病原体的反应、呼吸系统发育及特应性疾病的风险。然而，维生素D对呼吸道病毒感染的具体影响尚需进一步开展相关研究。

随着人们对鼻病毒附着于细胞的机制了解得越来越清楚，新的疗法也逐渐出现。例如，衣壳结合剂和可溶性细胞间黏附分子-1（ICAM-1）可防止病毒结合或脱壳。帕利珠单抗是一种人源化的鼠单克隆抗体，该药通过呼吸道合胞病毒融合蛋白阻止病毒向下呼吸道扩散，可用于婴儿和学龄前儿童预防呼吸道合胞病毒感染，有助于预防婴幼儿呼吸道病毒感染诱发的反复哮喘，特别是早产儿。

目前正值抗击新型冠状病毒肺炎疫情的关键时期，抗病毒药物的开发受到极大关注。然而，由于呼吸道病毒的种类众多，并且可能存在不同的血清型，短期内难以通过疫苗这一种方式实现病毒防疫。因此，手卫生、避开传染源、阻断传播途径等基础的防疫手段也尤为重要。

（崔　乐）

病毒感染诱发的喘息，孩子长大了会好吗

呼吸道病毒感染是婴幼儿喘息的最常见原因，目前已知部分呼吸道病毒感染所致的婴幼儿喘息，与儿童期发生哮喘的风险增加有关。有研究表明，儿童中多达85%的哮喘发作由病毒感染诱发，在成年患者中该比例也多达50%。

病毒感染与过敏

越来越多的证据表明，IgE可能介导患者对病毒感染的应答。有研究表明，过敏性鼻炎患者在鼻病毒感染后总IgE水平升高，但非过敏性鼻炎者的总IgE水平没有升高。在儿童中，呼吸道合胞病毒和副流感病毒感染可刺激总IgE和病毒特异性IgE，病毒特异性IgE水平升高与哮鸣反复发作存在相关性。

1. 2岁以下儿童　大约有15%的婴儿因呼吸道病毒感染相关的喘息首次发作而到门诊就诊，有3%因此住院。对2岁以下的婴幼儿，毛细支气管炎的影响最大，并且可能与反复发作的病毒诱发的哮喘相重叠。毛细支气管炎是一种发生于2岁以下儿童的临床综合征，其特点是存在上呼吸道症状（如流涕），继而出现下呼吸道感染及炎症，从而导致出现哮鸣音或湿啰音。

呼吸道合胞病毒和鼻病毒是常见的病原体。此外，副黏病毒、冠状病毒、博卡病毒和流感病毒也可诱发喘息。这些婴幼儿有下呼吸道病毒性感染的体征，一般没有其他原因可以解释喘息症状。呼吸道合胞病毒感染所致喘息的婴幼儿大部分没有过敏。然而，队列研究的结果也显示，儿童早期气传过敏原致敏合并呼吸道合胞病毒或鼻病毒感染所致喘息是以后发生哮喘的重要危险

因素。

2. 2岁以上儿童 部分孩子随着成长，呼吸道病毒感染诱发的喘息可能不再发生。与不存在病毒诱发喘息的2岁以上儿童相比，病毒感染后喘息发作的2岁以上儿童存在总IgE水平升高、吸入性过敏原致敏及母亲有哮喘史的可能性更大。如果有证据显示孩子存在特应性（IgE水平升高）和嗜酸性粒细胞性炎症，则病毒感染所致喘息的风险显著增加。在年龄较大儿童中，鼻病毒是最常见的病原体。

呼吸道病毒尤其是呼吸道合胞病毒和人鼻病毒感染，是婴幼儿哮鸣的最常见病因，且对哮喘的发生有重要影响。但家长也无须过度紧张，随着孩子成长，呼吸道病毒感染诱发的喘息可能减轻或好转。

（崔　乐）

谨防空气污染成为儿童哮喘恶化之杀手

在现代社会，人们早已清楚地认识到"空气污染""雾霾"对身体有不利的影响。但对于气道敏感性较高的哮喘儿童，空气污染物是如何影响儿童哮喘疾病，大家还不甚了解。本文将通过以下几个方面，予以详细介绍。

日常生活中常见的室外空气污染物主要来源于交通相关的空气污染物（traffic-related air pollution，TRAP）如柴油机排放的颗粒物（diesel exhaust particles，DEP）和燃料如煤炭、麦秸燃烧后的废物等；常见的室内污染物可来源于烟草烟雾（environmental tobacco smoke，ETS）、取暖/烹饪所用木材/煤的燃烧、室内装修（如新家具、黏合剂）等。空气污染物中，与人体健康密切相关的可吸入颗粒物是指空气动力学直径＜10μm的颗粒物（particulate matter，PM10），后者又可分为：①粗颗粒物（coarse particles，PM 2.5 ～ 10），直径2.5 ～ 10μm。②细颗粒物（fineparticles，PM 2.5），直径＜2.5μm。③超细颗粒物（ultra fineparticulate matter，UFP），直径＜0.1μm。不同的颗粒物在肺内的沉降位置有所不同。当前我国用空气质量指数（air quality index，AQI）来预报空气质量状况。AQI是将6项污染物（SO_2、NO_2、PM 2.5、PM 10、CO、O_3）的浓度依据适当的分级浓度限值计算得到简单的无量纲指数，并按照0 ～ 50、51 ～ 100、101 ～ 150、151 ～ 200、201 ～ 300、＞300，分为1 ～ 6个等级，分别用绿、黄、橙、红、紫、褐红色表示。其数值越大、级别越高，说明空气污染状况越严重，对人体的健康危害也就越大。

空气污染物不仅来源甚广，而且难以防范，严重危害着儿童的身体健康。目前国内外已有大量的证据表明，母亲妊娠期、儿童婴幼儿期空气污染物吸入增加，将会增加儿童后期反复喘息、哮喘发病的风险。在我国上海、南京、重庆、长沙、乌鲁木齐、太原6个城市开展的儿童家庭环境与健康的横断面调查研究，纳入30 759名学龄前儿童发现，长期暴露于PM 2.5的环境中会增加学龄前儿童哮喘和过敏性症状的风险。与城市儿童相比，居住在郊区或农村地区的儿童因为室内燃烧、污染防护措施不到位、医疗资源不足等原因，其暴露风险更高。

空气污染物可导致儿童免疫反应失衡，增加儿童哮喘急性发作次数，损伤儿童肺功能。儿童处于快速生长发育期，是对室内外空气污染较为敏感的人群。外来有害物质可影响儿童的免疫功能和气道的正常发育，导致儿童出现反复哮喘发作和肺功能损伤。中国学者对15所大型医院69 176例次哮喘急诊住院资料分析得出，哮喘住院率和NO_2、O_3、PM 10和PM 2.5显著相关。NO_2、O_3、PM 10和PM 2.5浓度每增加$10\mu g/m^3$，入院风险分别增加1.028、1.034、1.019和1.021倍。

既往研究还发现，空气污染物可与空气中的过敏原如花粉等相互作用，增加机体对过敏原的接触。空气污染物损伤气道上皮，过敏原微粒乘虚而入，导致气道接触更多的过敏原，从而诱发更强的炎症反应。两者"强强联手"，对哮喘儿童的气道造成严重打击。

空气污染物减弱哮喘治疗药物的药效，使哮喘患者需要更多的用药剂量才能得以控制。

空气污染物对儿童哮喘的影响是方方面面的，不仅会增加哮喘的发生，引发哮喘疾病发作，还会降低对药物治疗的反应。但哮喘儿童怎么才能不成为"刀俎上的鱼肉"，有什么措施能保护气道并减弱空气污染物的危害呢？目前来说，对于吸入的空气污染物造成的影响尚没有有效的保护剂来减弱其危害。现阶段最直接有效的方法仍然是从源头上控制排污，使用清洁能源减少空气污染物的来源，同时使用防护口罩、净化措施等减少空气污染物的接触。需要注意的是，尽管有许多家长声称会避免在家中或孩子面前吸烟，但儿童仍会暴露于低水平的烟草烟雾中，且这种暴露可明显降低儿童肺功能水平。因此，严格避免二手烟、三手烟暴露，具有非常重要的意义。

（向　莉）

吸入性糖皮质激素对哮喘儿童身高有影响吗

众所周知，吸入性糖皮质激素（ICS）治疗儿童哮喘具有良好的疗效与安全性，但其对儿童身高的影响仍是医生与家长共同关心的问题。ICS是否影响儿童生长速度以及最终身高，目前仍争论不休，莫衷一是。有研究表明，ICS在治疗儿童哮喘的前两年，会导致儿童生长速度变缓，ICS的剂量越大，生长速度变缓就越明显，且不同的ICS对生长速度的影响也不同。以具体药物为例，倍氯米松使每年生长速度减缓0.91cm，氟替卡松减缓0.39cm，布地奈德减缓0.59cm。

2016年，Wardenier NR等在 *Arch Dis Child* 杂志发表了一项针对青春期前哮喘儿童研究，评估ICS的累积剂量与哮喘儿童身高增长之间的关系，为了避免结果偏倚，研究剔除依从性差的儿童，并按照指南推荐剂量给予ICS治疗，一年后随访，结果发现ICS累积剂量并未明显减缓儿童的生长速度。而且，大多数"真实世界"的观察性研究也并未报告ICS对儿童身高的显著影响。2018年，一项针对青春期前哮喘儿童的回顾性研究，共纳入284例3～8岁轻度持续性哮喘儿童，每6个月记录（至少3次）未接受ICS治疗、低剂量ICS治疗以及中等剂量ICS治疗三组患儿的身高数据，结果发现三组患儿的身高并无明显差别。

以上研究可以得知，ICS可能会减缓儿童的生长速度，这在治疗的前两年尤为明显，不同药物对生长速度的影响不同，但一般每年不会超过1cm。但在青春期前哮喘儿童的"真实世界"研究中，总累积ICS剂量以及低或中等ICS剂量，对儿童的身高可能并无影响。那么，我们不禁思考一个问题，ICS对儿童身高影响很小或者无影响，这些儿童成年后，其最终身高与正常儿童是否存在差别呢？

ICS对儿童成年后的最终身高是否存在影响，同样受到家长和医生的关注和重视。虽然有几项前瞻性研究否认了这种影响，但仍有研究表明，与对照组相比，ICS与降低了哮喘儿童的最终身高，而且这种影响也取决于ICS的类型。来自儿童哮喘管理计划（CAMP）前瞻性研究数据显示，前两年ICS的每日剂量越大，儿童成年后身高越低。Loke等的一项荟萃分析指出，最终成人身高略微减少约1cm，而在英格兰成人身高的平均值中，与未使用ICS儿童相比，使用ICS儿童最终身高减少了0.7%。

由于哮喘儿童常伴有过敏性鼻炎，吸入ICS与鼻内糖皮质激素联合使用是临床常见的用药方案。尽管大多数研究未发现鼻内糖皮质激素对儿童的生长抑制作用，但联合与长期使用两种类型的糖皮质激素对儿童身高是否存在影响呢？ 2016年，拉斯马（Lasmar L）等进行了一项前瞻性、"真实世界"的观察性研究，研究纳入80例哮喘患儿，根据每日吸入的二丙酸倍氯米松剂量（即<500mg/d，500～750mg/d，>750mg/d）分为3组，其中伴过敏性鼻炎患儿60例，这些患儿仅在免费或家庭承受得起的情况下使用鼻内糖皮质激素（二丙酸倍氯米松）。结果发现，在给予750μg/d的吸入二丙酸倍氯米松和鼻内糖皮质激素的患儿中，3～5岁时的年生长速度低于预期，随后逐渐恢复，在随访期结束时，无论是否使用了鼻内糖皮质激素，接受高剂量ICS的患儿、接受低剂量ICS的患儿及健康儿童的身高并无差异。但由于无法预测或排除个体对ICS和鼻内糖皮质激素的生长相关的不良反应的易感性，还是建议使用这些制剂的患儿定期监测身高。

此外，研究表明，药物分子和给药装置不同的ICS对持续性哮喘患儿生长速度影响也不相同，如相同剂量的氟提卡松的生长抑制作用低于丙酸倍氯米松和布地奈德，布地奈德干粉吸入剂对生长速度的影响可能小于布地奈德福莫特罗粉吸入剂。然而，此类研究大多是头对头研究，尚需要更多随机对照试验以及真实世界的研究来增加结论的可信度。

综上所述，ICS可能会影响儿童的生长速度及成年后的最终身高，尽管这种影响微乎其微。但作为治疗儿童哮喘的一线用药，ICS的安全性明显优于口服糖皮质激素；且作为一种慢性疾病，严重及长期未控制的哮喘本身会抑制儿童的生长发育。因此，选择ICS控制哮喘发作仍利大于弊，但并非高枕无忧。作为医生，我们需要确保儿童选择合适的吸入装置、掌握正确的吸入方法，在给儿童开具ICS的处方时，需意识到其对儿童生长抑制的可能性，在单独使用ICS尤其是联合使用鼻内糖皮质激素时，建议每3～6个月定期监测患儿的身高。当然，环境影响也至关重要，作为诱发和加重哮喘的危险因子，过敏原、吸烟环境及肥胖等因素，在儿童用药期间，同样需要避免和控制！

（陈　浩）

益生菌对哮喘有效吗

既往认为没有足够证据推荐，妊娠期或婴儿期补充益生菌可用于过敏性疾病（如哮喘、过敏性鼻炎等）的预防。但由于各随机对照试验关于哮喘的定义并不一致，导致各研究之间的证据质量和异质性差异大。尽管如此，《柳叶刀》杂志早期发表的文章指出，乳酸菌具有诱导免疫耐受的作用。乳酸杆菌能抑制CD4$^+$T淋巴细胞的增殖活性，并伴有干扰素-γ（INF-γ）、白介素（IL）-4、IL-5及辅助性T淋巴细胞2（Th2）细胞因子水平明显下降，并能诱导树突状细胞产生大量IL-10和转化生长因子-β（TGF-β）。动物实验表明，乳酸杆菌口服可以减轻OVA致敏性气道炎症小鼠的气道炎症水平和高反应性。进一步研究证实口服热灭活乳酸杆菌可以有效下调尘螨过敏原Der p2皮内注射诱导哮喘小鼠Th2细胞过敏反应和肺部炎症反应。

最近《自然》发表一项研究显示，哮喘高危婴儿肠道微生物菌群的成熟度可以通过乳酸杆菌进行调节，为早期预防性干预哮喘提供了一种新策略。粪便宏基因分析则发现益生菌免疫治疗可能通过产生的D-色氨酸来发挥上调调节性T细胞的数量，降低肺Th2细胞反应，改善过敏性气道炎症和高反应性的作用。

随着近年益生菌预防和治疗过敏性疾病相关研究开展，以及其较好的安全性，口服益生菌调节肠道菌群有可能是未来新的哮喘预防与治疗策略之一。

（鲜　墨）

第十二部分

成 人 哮 喘

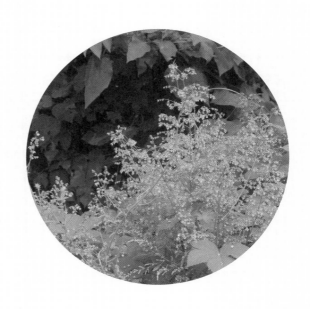

哮喘患者发生呼吸道病毒感染是否会
导致哮喘加重

无论在临床接诊还是流行病学调查中，在已有哮喘的儿童和成人中，呼吸道病毒感染是哮喘加重的重要原因。鼻病毒是在急性哮喘发作的学龄儿童和成人患者中鉴定出的主要病原体。

呼吸道病毒感染是否会加重哮喘？

病毒性感冒是哮喘发作的最常见原因。在一项以社区人群为基础的研究中，对108例儿童随访了13个月，记录了这期间他们发生喘息的情况，并对鼻腔样本进行培养和测序分析以检测病毒，超过80%的峰流速下降和哮喘发作中，可检测出病毒；哮喘症状加重通常出现在病毒性感冒后48小时内，且持续至少2周；最常鉴定到的病毒是鼻病毒，是约60%的喘息合并感染的病原。

一项加拿大的研究证实，学龄儿童在结束暑假或其他假期返校之后，因哮喘住院的病例数增多。具体而言，学龄儿童在9月的第3周出现"9月哮喘流行"，而学龄前儿童和成人因哮喘住院增多的日期分别晚于学龄儿童2日和6日，且哮喘住院事件的增加略低于学龄儿童，这与病毒感染的传播情况一致。

对症治疗病毒性感冒的解热镇痛药是否会加重哮喘？

对乙酰氨基酚是一种广泛使用的缓解感冒症状的药物，会诱导肺组织中抗氧化剂谷胱甘肽的消耗，从而可能会发生氧化损伤，前列腺素E2生成增加，且可能会加速Th2免疫过程。因此，推测使用对乙酰氨基酚是哮喘的危险因素。

一项大型回顾性研究纳入了205 487例儿童，调查1岁内使用对乙酰氨基酚和当前哮喘状况的关系。结果表明，1岁内使用对乙酰氨基酚会导致6～7岁时哮喘风险小幅增加，当前使用对乙酰氨基酚会导致哮喘发作的风险增加，且两者呈剂量依赖性。

然而，墨尔本特应症队列研究纳入了620例有变应性疾病家族史的儿童，该研究详细记录了这期间参与调查的儿童使用对乙酰氨基酚的情况及其使用指征。在校正呼吸道感染频率后，使用对乙酰氨基酚和父母所报道的6岁或7岁时发生哮喘无显著相关性。

另一项随机对照试验比较了对乙酰氨基酚和布洛芬用于缓解哮喘幼儿患者的发热或疼痛，结果显示，在随机分配的两个药物治疗组的儿童，其46周内哮喘发作次数无显著差异，且这两种药物以常规剂量用于缓解幼儿的发热或疼痛时不会导致现存哮喘恶化。

哮喘患者并不是比无哮喘的健康人更容易感染呼吸道病毒，但哮喘患者在发生呼吸道病毒感染时会出现更严重、持久的下呼吸道症状和气道阻力增加。对于反复因呼吸道病毒感染诱发喘息的儿童或成人，建议备沙丁胺醇必要时吸入，在出现呼吸道感染症状时尚未发生哮喘前即可就诊治疗。

（崔　乐）

室内环境污染和过敏性哮喘

去年冬季我科接诊了一位42岁女性患者，发作性呼吸困难伴胸闷5年余，平时口服孟鲁斯特和平喘药物后症状可以缓解。但就诊前1个月症状明显加重，特别是在室内发作较频繁，使用平喘药物效果不佳。仔细询问后发现，患者最近刚搬了新家，并且由于冬天气温低使用暖气，没有开窗换气。检查结果显示患者支气管激发试验阳性，斑贴试验甲醛、氯化钴、咪唑烷基脲、巯基混合物阳性，考虑近期哮喘加重可能是由接触甲醛引起，嘱咐患者规律使用吸入激素治疗，在室内时多通风换气，增加室外活动时间后，症状控制良好。

室内空气污染已成为危害人类健康的"隐形杀手"，也成为全世界各国共同关注的问题。研究表明，室内环境比室外环境污染严重6～10倍，在特殊情况下可达到100倍。室内有更多化学污染物，人们更长时间的暴露（20～22小时/天），并且室内环境多样性强，这些都使室内环境污染的控制变得困难。

室内环境污染主要是甲醛、挥发性有机化合物、香烟等非生物污染。随着过敏知识的普及，螨虫、猫、狗等过敏原获得了普遍关注，但非生物污染尚未得到足够重视。非生物污染的主要来源有以下几个方面：家居用品（如溶剂、洗涤剂和喷雾除臭剂等）、建筑及室内装饰材料（如墙面和地板上的覆盖物、胶合板里的胶水和油漆等）、吸烟（包括二手烟）、临街住宅。随着社会的进步，人们逐渐开始重视家庭装修中的甲醛、苯和吸烟等室内污染对自身健康的影响，但没有足够重视更常接触的清洁剂等日用品的挥发污染物。

清洁剂中造成哮喘的主要物质为季铵，生活中常见的含有季铵类的产品包括各种清洁剂、漂白剂、空气净化剂、洗发水、护发素、面霜甚至伤痕保养霜（blemish balm，BB）等，这些用品是否诱发哮喘还与其使用的种类和浓度、是否大面积使用、环境的温度和湿度、使用的形式（譬如是否为喷雾类产品）及是否合并甲醛污染等相关。一般而言，清洁剂等造成的哮喘主要发生在需要大量接触的人群中，如清洁人员和医院护士等。有些患者表现出明显的哮喘的症状，而有些患者仅表现为工作相关喉部激惹综合征，接触时出现发音困难、咳嗽、喉喘鸣等，甚至有部分患者表现为胃食管反流。

在我们生活中，还有一种隐形的挥发性污染物造成的问题日渐增多，那就是空气清新喷雾、香薰蜡烛和精油。这些对于很多女性来说是"蜜糖"，但对于对这些过敏的人群来说就是"砒霜"了。由于既往报道少，不容易引起医生和患者的重视，容易造成漏诊。

法国一项对336例过敏性鼻炎患者的家庭访视研究显示，室内过敏原及环境污染物中尘螨占70%，宠物过敏原占15%，真菌占12%，化学污染物占3%。经常大量使用杀虫剂和漂白剂、房间内发现真菌滋生、使用煤炭和木材作为取暖用品、自己或者家庭成员吸烟、家庭通风效果差和近期装修都会增加哮喘的发病概率。

有些人喜欢在家里摆满虎皮兰和柚子皮以去除污染和异味，但巴黎里尔研究所等研究证明这些没有明显效果，并且有些植物本身也会引起过敏，并滋生真菌。那么如何发现环境污染物，特别是挥发性的污染物呢？

在法国，自2013年9月起，油漆产品、绝缘产品、地板覆盖产品必须贴上新标签，包括10种挥发性有机化合物：甲醛、乙醛、甲苯、四氯乙烯、二甲苯、1,2,4-三甲苯、1,4-二氯苯、乙苯、2-丁氧基乙醇、苯乙烯。

对于室内环境污染物的全面了解，还是需要专业人士的帮助。法国的布雷斯特、蒙彼利埃、巴黎－内克尔、图卢兹、斯特拉斯堡大学的医学生均可以在大学期间加修呼吸健康与居住环境文凭，这些培训过的人员可以作为室内环境医疗顾问对患者的家庭、办公室、幼儿园和学校等场所进行家访式评估，帮助患者发现室内环境污染物并提供给患者改进意见。我国尽管目前还没有相似的培训机构和从业人员，但医务工作者仍需要注意室内环境污染与哮喘之间的关联，特别是哮喘控制不佳时要考虑到是否存在室内环境污染问题，并提出相应的防治建议。

（祝戎飞）

肥胖与哮喘

　　肥胖是一个巨大的公共卫生问题，同时也是儿童和成人哮喘的重要危险因素和疾病调控因素。肥胖人群患哮喘的风险明显增加。有研究显示，在美国，每年有25万例新发哮喘病例可能与肥胖有关，并且通常这类患者临床症状更严重，发作更频繁，生活质量下降更明显，且对治疗药物的反应更差。然而，其背后的生物学机制尚未完全清楚，而哮喘本身及肥胖相关性哮喘表型的异质性，增加了各种研究结果的复杂性和不一致性。

　　目前我们已知的是，导致肥胖的饮食往往饱和脂肪酸含量高，纤维及抗氧化剂含量低，并且果糖等糖分含量很高。摄入高饱和脂肪酸饮食会促进中性粒细胞性气道炎症，并降低支气管扩张剂反应性。给予高抗氧化物饮食可改善肺功能，降低哮喘发作频率。动物模型发现，高果糖饮食可导致内分泌功能失调及气道高反应性增加。

　　而饮食习惯还可以进一步影响肠道微生物菌群。低纤维高脂饮食可导致肠道中的拟杆菌属细菌明显减少，而该类细菌对于短链脂肪酸（SCFA）的产生起到重要作用。循环中SCFA丙酸盐水平的下降可伴随变态反应性气道炎症加重，而升高则能降低树突状细胞促进TH2反应的能力，从而减轻变态反应性炎症。

　　在免疫系统及炎症因子方面，肥胖会使CD4细胞偏向TH1极化，导致哮喘严重程度升高、药物控制欠佳及肺功能异常更加明显。肥胖患者TH17通路和ILCs的功能改变，影响了固有免疫系统应答，导致巨噬细胞活化，加重了病情。此外，脂肪组织产生的脂肪细胞因子（adipokine），或诱发的其他细因子也会影响呼吸系统。肥胖青少年中较高的瘦素（leptin）水平与1秒用力呼气容积（FEV1）、用力肺活量（FVC）和FEV1/FVC比值成反比，而成人内脏脂肪瘦素的表达与气道反应性相关。瘦素和脂联素（adiponectin）还与运动诱发的肺功能改变有关。

在内分泌系统方面，代谢失调在包括哮喘在内的许多肥胖并发症中都起着重要作用。高血糖和高胰岛素血症可通过上皮损伤和气道平滑肌增生而导致气道高反应性（AHR）和气道重塑。胰岛素抵抗和代谢综合征还与肺功能下降有关。

基因遗传方面，近期有研究报道了体重指数（BMI）与迟发型哮喘、非特应性哮喘及特应性哮喘之间的全基因组正相关性，表明高BMI单核苷酸多态性与高哮喘风险单核苷酸多态性相关。研究者通过跨性状全基因组关联研究（GWAS）和功能分析，进一步确定了32个相互独立的共享基因座，包括HLA区（在免疫系统中起重要作用）、ERBB3（调节支气管上皮修复和重塑）和SMAD3（调节炎性应答）。

另一项有趣的研究则探索了超重是否会增加下一代的哮喘风险。研究者调查了2044位父亲和2549位母亲，以及他们的6347名成年子女。结果发现，父亲的青春期超重与成年后代患哮喘的风险有关。父亲在其他时期的超重，或母亲的超重，均未发现对后代出现哮喘有直接影响。但父亲和母亲的超重都增加了后代超重的风险。这些发现表明，受孕很早之前的因素就有可能对哮喘产生较远期的影响，而男性青春期有可能是一个特别重要的时间窗口。再联想到目前青少年超重、肥胖问题日益突出，哮喘的发病率可能还会代际升高，这都是值得注意的疾病预防和公共卫生问题。

（王子熹）

吸烟与支气管哮喘

我们都说吸烟有害健康，香烟对我们的身体带来了巨大的伤害，尤其是对呼吸系统伤害最大，是引发多种呼吸系统疾病的主要诱因，其中包括慢性支气管炎、肺气肿、慢性阻塞性肺疾病、哮喘、肺栓塞等。吸烟是导致哮喘的主要危险因素之一，影响哮喘的发生、发展、疗效及预后，与之关系密切。

吸烟对哮喘患者的危害

第一，哮喘患者往往普遍存在气道高反应性，对烟雾、粉尘、异味等敏感，因此，吸烟可诱发或加重哮喘患者症状。

第二，香烟中含有的焦油和烟碱使副交感神经兴奋，支气管收缩痉挛。哮喘患者吸烟容易诱发气道痉挛，影响排痰功能，进而出现胸闷、呼吸困难、咳嗽及喘息。

第三，吸烟会造成患者病情加重。与不吸烟或戒烟者相比，吸烟者哮喘发作次数多，住院风险升高。

第四，在庞大的被动吸烟者群体中，儿童最容易受到伤害。儿童哮喘与其在家庭中被动吸烟有明显关系。如果您的孩子是哮喘患者，您在室内吸烟，孩子稚嫩的肺受到的伤害甚至比主动吸烟所致肺部损害更严重。研究证明，孕期父母双方吸烟与后代患哮喘的风险显著相关。

吸烟哮喘患者治疗与预后的影响

吸烟作为引起哮喘的诱因之一，给哮喘患者带来更严重的症状。除此之外，吸烟还会影响哮喘的药物治疗。

目前治疗哮喘最主要的药物包括β_2受体激动剂、糖皮质激素、胆碱能拮抗剂、白三烯调节剂及茶碱等。吸烟的哮喘患者应用β_2受体激动剂治疗疗效降低，对类固醇激素疗法的反应减弱，加速茶碱的代谢和灭活。临床试验和观察性研究表明，戒烟可对患有哮喘的吸烟者产生临床益处。

吸烟哮喘患者的未来治疗与展望

吸烟哮喘患者的第一个治疗建议是戒烟，包括被动吸烟在内的环境控制。吸烟哮喘患者作为一个特殊群体，当前的指南并未为吸烟的哮喘患者提供具体的治疗建议。由于戒烟的难度较大，因此，有必要选择相应的手段协助患者戒烟，包括尼古丁疫苗、改善公共健康措施等。

总之，希望不仅仅是哮喘患者戒烟，更多的人都参与到戒烟的队伍中。远离烟草，从你我做起。

（孙劲旅）

肠道菌群与哮喘

哮喘是一种由多种细胞组分参与的气道慢性炎症性疾病，通常可以表现为反复发作的喘息、气急、胸闷或咳嗽等症状，可以自行缓解或经过药物治疗来缓解。随着经济发展，哮喘的发生率越来越高，其中到底有什么原因呢？

近些年科学界发现了"新大陆"——肠道细菌。想象一下，我们总共6～7m长的胃肠道，尤其是大肠（1.5m）生活了超过100万亿的细菌，有1.5～3.0kg，所以你可以把体重计上显示的数字减去3kg作为你的"真实体重"。

肠道细菌从我们出生开始进入我们的身体，终身陪伴我们，并与我们"同呼吸，共命运"，常见的有3类肠道细菌：有益菌，有害菌，在特定情况下使坏的细菌。

细菌有什么作用？

它们不是来"蹭饭"的，因为它们不吃我们的食物。我们的食物经过消化产生的营养成分被吸收入血备用，而其他人体不需要的或者不能被吸收的"废物"才是它们的食物。

人体和肠道细菌在人体发育过程中配合默契，在相互影响之下茁壮成长，帮我们抵挡有害菌对身体造成的伤害，还可以调节免疫、抗衰老、降低胆固醇浓度、抗肿瘤等。

但如果在饮食或其他因素（如分娩方式、抗生素的使用等）的影响下，它们之中某些有害菌过多、有益菌减少或原来的组成比例发生变化（肠道菌群失调），就会使机体产生各种各样的问题，如肥胖、糖尿病、过敏、哮喘、心血管疾病、高血压、帕金森病、腹泻、便秘、焦虑症、抑郁症、溃疡性结肠炎、类风湿关节炎、非酒精性肝硬化，甚至癌症，近年来的研究结果也已证明此观点。有些有害菌可以产生一些有害物质，可能使人加快衰老。有的细菌可以"绑架大脑"，操控人的行为和情绪，让人饮食过量或者心情抑郁，引起肥胖或抑郁等。因此，它们的作用只有你想不到的，没有它们做不到的。

肠道细菌和哮喘有什么关系？

中医说"肺与肠道相表里"，也就是说假如肠道不健康或者肠道菌群发生了改变，那么潜伏在肠道内的有害菌就会引发肺部疾病。肠道是人体与外界接触最频繁的地方，所以肠道里面的细菌也最容易受到影响而发生改变，如分娩方式（顺产或剖宫产）、婴儿的喂养方式（母乳或配方奶粉）、微生物暴露（如是否与动物接触）、居住的环境（城市或农村）等。

国内外的研究表明，婴儿反复使用抗生素、剖宫产会影响肠道细菌，与后期哮喘的发生有相关性，但并不是说一定发生哮喘。这里还需要举一个经典的例子。20世纪90年代，相比东德，西德的物质生活水平提高、卫生条件改善，但这里的居民发生哮喘或过敏的概率超过了经济和卫生条件更差的东德的居民，而这可能与肠道细菌改变有关。所以俗话说的"不干不净吃了不生病"貌似也有些道理。

另外，我们吃的食物也是有讲究的，高纤维饮食可以降低哮喘的发生。高纤维饮食可以促进肠道菌群的代谢产物短链脂肪酸增加，它们可以调节人体免疫的功能，降低哮喘发生的风险。

总的来说，肠道细菌与哮喘确实关系密切，所以我们需要善待我们的肠道菌群！

（汤　葳）

阿司匹林可诱发哮喘

阿司匹林作为一种非甾体抗炎药（NSAID），从19世纪早期开始应用于临床，通过抑制体内环氧化酶-1（COX-1）发挥作用，后者可产生前列腺素的衍生物，这些前列腺素衍生物参与组织炎症、疼痛和发热。因此，阿司匹林最初用于缓解炎症或创伤引起的轻中度疼痛，亦用于感冒等发热疾病的退热。近年来发现阿司匹林有抑制血小板聚集的作用，有助于预防血栓形成，从而降低冠心病和脑卒中的风险，临床上广泛用于心脑血管疾病的二级预防。最近有证据表明，阿司匹林甚至可以降低肠癌的风险。

阿司匹林的不良反应

较常见的有恶心、呕吐、上腹部不适或疼痛等胃肠道反应。较少见的有胃肠道出血或溃疡，表现为血性或柏油样便，胃部剧痛或呕吐血性或咖啡样物。大剂量服用阿司匹林可能导致耳鸣、眩晕和肝损伤。儿童误服阿司匹林可能引发Reye综合征（急性脑病合并内脏脂肪变性）。

阿司匹林哮喘三联征

阿司匹林可能会引起过敏反应，皮肤过敏反应表现为皮疹、荨麻疹、血管神经性水肿等，呼吸道过敏表现为鼻塞、流鼻涕和哮喘，过敏反应通常在服药后1小时内发作。阿司匹林过敏患者常合并阿司匹林不耐受、鼻窦炎和支气管哮喘，我们称之为阿司匹林哮喘三联征。该类患者并非罕见，有研究表明，荨麻疹、鼻息肉或哮喘患者的阿司匹林过敏的风险升高至10%～30%，健康人约为1%。

阿司匹林哮喘三联征特点如下。

1. 鼻息肉为双侧、多发性，鼻息肉虽经手术治疗也常有复发趋势，并伴嗅觉异常。

2. 发病年龄多在20～50岁，女性稍多于男性（约为3：2）。

3. 如无正规治疗，病情可进行性加重，随病程延长，鼻息肉和支气管哮喘发生率增加。

4. 鼻分泌物涂片和痰涂片可见嗜酸性粒细胞增多，末梢血嗜酸性粒细胞也增多。

5. 可伴有某些吸入物或食物过敏原皮肤试验或血清特异性IgE阳性。

6. 极少数患者可能有阿司匹林不耐受家族史。

7. 抗组胺药常无效，停用阿司匹林和应用糖皮质激素治疗有效，当鼻息肉形成或支气管哮喘发作后，停用阿司匹林对症状的改善也常无明显的效果。

阿司匹林哮喘的原因

阿司匹林哮喘的发生是由于花生四烯酸代谢生成前列腺素E2（PGE2）的路径被阿司匹林所阻断，由COX-1通路转向5-脂氧合酶通路，导致PGE2生成减少，白三烯生成过多，前者具有支气管扩张作用，后者可以引起支气管平滑肌收缩、刺激气道黏液分泌增多。此外，有研究表明，阿司匹林哮喘患者支气管活检组织中表达白三烯C4合成酶的细胞数比非阿司匹林哮喘患者显著增高，因此，白三烯合成增加，引起支气管收缩。

阿司匹林或其他非甾体抗炎药可能存在于许多非处方镇痛药中，非甾体抗炎药种类繁多，告诉医生或药师您对阿司匹林过敏非常重要。可能引起阿司匹林过敏的药物包括：用于缓解疼痛如头痛、牙痛等的镇痛药；缓解感冒、流感等症状的药物。阿司匹林过敏的人要慎用其他水杨酸盐类药物：炎症性肠病治疗药物、柳科植物的树皮提取物（"天然阿司匹林"）及外用水杨酸盐制剂。

如果您对阿司匹林过敏，在用药前要仔细阅读药品说明书，建议服用镇痛药前咨询医生或药师。

阿司匹林哮喘的诊断

目前缺乏有效的血液或皮肤过敏检测来确诊对阿司匹林或其他NSAID过敏，唯一的金标准是阿司匹林激发试验，但由于存在极大的安全性问题，不建议个人或一般医疗机构进行。当哮喘患者出现以下情况时应高度怀疑阿司匹林哮喘的可能：①典型的由阿司匹林诱发的呼吸道症状。②伴有慢性鼻炎。③反复出现的鼻息肉。

阿司匹林过敏患者的注意事项

如果您已经常规服用阿司匹林（如冠心病二级预防或常规关节炎疼痛治疗）仅表现为荨麻疹，一般情况下不需要停止服用该药。

但如果荨麻疹进行性加重或出现哮喘等更严重的过敏反应，则应该停用阿司匹林或非甾体抗炎药，并及时就诊。

一些非甾体抗炎药如塞来昔布、美洛昔康主要抑制环氧化酶-2（COX-2），对COX-1影响较小，因此，许多阿司匹林过敏患者可以安全地服用，您可以咨询临床免疫或过敏专科医生选择替代阿司匹林的药物。

如有可能，推荐低水杨酸饮食，如避免食用有色素添加剂或防腐剂的食品。

阿司匹林脱敏治疗

阿司匹林脱敏治疗可以改善阿司匹林过敏患者的哮喘控制情况，缓解鼻窦炎或鼻息肉的严重程度，降低鼻息肉再发，使必须使用阿司匹林或其他非甾体抗炎药治疗冠心病或关节炎的患者对阿司匹林耐受。阿司匹林脱敏治疗可能出现的严重不良反应主要是哮喘加重和出凝血事件（如溃疡和出血）。因此，阿司匹林脱敏治疗要经过临床免疫或过敏医生充分评估，并在具有抢救条件的医疗机构密切的医疗监护下开展。

（崔　乐）

重视职业性过敏性哮喘

随着工业化的发展，人们在工作环境中有可能接触到各种各样的有机物或无机物，这些物质以粉尘、蒸气或烟雾等形式进入工作环境，某些工人在接触后有可能引起各种与工作环境相关的呼吸道疾病，如职业性过敏性鼻炎、气道高反应（airway hypersensitive reaction，AHR）、职业相关性哮喘（work-related asthma，WRA），甚至全身性过敏反应（anaphylaxis）。其中，WRA通常可分为职业性哮喘（occupational asthma，OA）和职业加重性哮喘（work-exacerbated asthma，WEA）。前者是指在工作环境中吸入烟雾、气体、粉尘或其他潜在有害物质引起的哮喘；后者是指工作环境中的非特异性刺激物使患者的既往哮喘或现有哮喘症状恶化。狭义的职业性哮喘主要是指前者。

职业性哮喘根据发病机制的不同可分为如下两类。

一类是由免疫学机制介导的反应，这类患者在暴露于职业性致敏物质后，需经过一定时间的致敏/潜伏期，从而导致免疫学致敏状态。在这一阶段中，患者并无任何症状。只有当免疫反应达到一定强度，而患者无法脱离含有过敏原的环境，才会导致过敏症状。

另一类是由非免疫学机制介导的职业性哮喘，这类哮喘相对较为少见，主要特征是发病缺乏潜伏期，常在暴露于高浓度的刺激物后出现急性哮喘发作。

目前研究表明，400余种职业场所中存在的各种物质可引起职业性哮喘。这些物质被称为职业性过敏原。职业性过敏原通常可根据分子量大小分为动植物来源的蛋白类高分子量（high molecular weight，HMW）过敏原和简单化合物类低分子量（low molecular weight，LMW）过敏原。前者通常作为一种完全抗原直接使机体致敏，而后者大多以非IgE介导机制引起职业性哮喘，也有少数低分子量过敏原可以和人血清白蛋白结合后形成完全抗原致敏。相比小分子的半抗原，蛋白质含量丰富的大分子完全抗原的过敏原性更强，更容易引起气道过敏性疾病。

研究显示，职业性哮喘缺乏有效的脱敏治疗方法。因此，早期明确职业性过敏原是诊断职业性哮喘的关键，及时减少和避免进一步暴露是职业性哮喘的重要防治措施。特异性吸入激发常被认为是诊断职业性哮喘的重要依据，但仍存在假阳性和假阴性可能，灵敏性和特异性尚需提高，操作流程尚需标准化。

与持续职业暴露相比，脱离或减少职业暴露均可改善哮喘症状。然而，为了改善肺功能，往往需要完全脱离过敏原暴露，而不是仅仅减少暴露才能达到比较显著的效果。相对低分子量职业性过敏原导致的职业性哮喘而言，暴露于高分子量职业性过敏原的患者能更好地改善症状和肺功能。

在很多工业化国家中，职业性哮喘是一种最常见的职业性呼吸道疾病，并对个人和社会经济造成严重影响。据报道，这些国家中有9% ~ 15%的成人哮喘与职业性接触有关。

我国正在加快完成工业化进程的路上，职业性哮喘防治的重要性不言而喻。

北京协和医院文利平、顾建青、姜楠楠等曾先后诊断罕见的桃树花粉过敏、蚓激酶过敏导致的职业性哮喘。研究指出，职业环境中的粉尘可引起职业性哮喘。特异性皮肤点刺试验、结膜或支气管激发试验对确诊此类职业性哮喘有重要意义。患者确诊后，加强防护措施，降低职业暴露水平，预后均较好。

（文利平）

蠕虫感染与支气管哮喘

卫生假说认为，儿童早期感染越少，则日后患过敏性疾病的机会愈大。随着公共卫生环境的改善，土源性肠道寄生虫感染被有效控制和清除，有人推测这可能导致调节性T细胞（Treg）功能障碍，从而引发过敏性疾病。有研究报道，这类诱导宿主免疫显著抑制的寄生虫感染的缺失可导致宿主免疫调节系统失衡和免疫耐受性降低，机体对过敏原及自身抗原的反应性增强，从而提高过敏性哮喘等免疫异常类疾病的发病率。全球各类线虫类寄生虫感染主要分布在经济欠发达地区，而在工业发达国家基本得到控制。这可能间接解释了为什么发达国家的过敏性哮喘发病率高于欠发达地区。

寄生虫与人类健康是一个古老的话题。已有研究表明，部分蠕虫感染在一定程度上有助于减轻哮喘的症状。流行病学调查显示，蠕虫感染率较低的地区哮喘发病率较高，而一些蠕虫感染率较高的地区哮喘发病率则较低。有关报道指出，蠕虫感染涉及辅助性T淋巴细胞2（Th2）优势应答，Th2相关细胞因子如IL-10水平增高，Th1相关细胞因子如干扰素-γ水平等降低，从而减轻炎症反应。此外，相关研究发现，感染日本血吸虫可使小鼠肺部嗜酸性粒细胞计数显著减少，肺部炎症明显减轻，支气管肺泡灌洗液及脾细胞培养液上清IL-4、IL-5水平下降，$CD4^+CD25^+$ Treg数量上调。另有报道，钩虫感染可降低哮喘的发生，曼氏血吸虫感染对气道炎症有保护作用。虽然多数研究结果显示蠕虫感染与哮喘呈负相关，但仍有少数研究认为蠕虫感染能促进过敏反应或两者呈无明显相关性。也有人认为弓蛔虫感染能加重过敏性哮喘的气道炎症。由于方法学以及研究样本规模的问题，许多研究结论仍存在相互矛盾之处。

　　总之，寄生虫感染与哮喘之间的关系受多重因素影响。此外，据报道，宿主寄生虫感染的轻重、时间长短、抗寄生虫感染治疗时间对蠕虫感染与哮喘之间的关系都有不同程度的影响。期待未来相关的研究能够进一步揭示其相关性，为哮喘防治提供新的方法与思路。

（鲜　墨）

哮喘患者的饮食

吃是生活中必不可少的一部分。众所周知，合理的饮食在维护健康方面起着重要作用。希波克拉底名言"让食物成为你的食物医学"指出了食物对健康的潜在影响。饮食干预是管理众多慢性病的重要组成部分。饮食已被证实是影响过敏性疾病发展的关键因素。

饮食结构的分类

两种常见的饮食模式是地中海式饮食和西方式饮食。地中海式饮食模式于20世纪50年代和20世纪60年代在包括意大利和希腊在内的南欧沿海地区被确定，并且与冠心病的死亡率呈较低相关。目前对地中海式饮食的建议是基于各种水果，蔬菜和全麦谷物来改善膳食结构。相比之下，发达国家普遍使用的西方式饮食以便利性和高度加工的食物为主导，从而导致精制谷物、加工红肉、甜点、糖果、油炸食品和高脂乳制品的摄入量高，而水果和蔬菜摄入量低。

虽然统计显示我国整体膳食仍以五谷和蔬菜为主，但不可否认发达地区的饮食方式已经有比较明显的西化趋势。

哮喘与饮食相关因素

气道慢性炎症是哮喘的关键因素，这可以通过饮食摄入来调节。高脂肪摄入是西方饮食的特征，会导致呼吸道炎症增加。事实证明，食用高脂餐可增加哮喘患者餐后4小时的痰中中性粒细胞，激活免疫系统，增加气道炎症反应。饮食中饱和脂肪摄入的减少与哮喘患者嗜中性气道炎症的减少有关。在患有严重哮喘的成人中，较高的脂肪和较低的纤维摄入与嗜酸性气道炎症增加有关。相反，水果、蔬菜及其抗氧化剂可能会降低气道炎症。哮喘儿童鼻灌洗中水果和蔬菜的摄入与IL-8蛋白呈负相关。在成人哮喘中，补充抗氧化剂番茄红素的番茄汁摄入量可降低痰中中性粒细胞的弹性蛋白酶活性。

饮食因素对不同哮喘患者的不同效应

1. 孕妇　横断面研究显示，妊娠期采用地中海式饮食可降低1岁以内婴儿喘息的发作与再发作和儿童哮喘发生风险。荟萃分析表明，妊娠期间维生素D及鱼油的摄入可减少儿童喘息和哮喘的发生。一项随机对照试验表明，妊娠期间补充鱼油（含有n-3 PUFA，每天2.7g），可使后代患哮喘风险降低62%（95% CI：8% ～ 85%），哮喘患儿喘息症状有所减轻。

2. 儿童　世界卫生组织强调母乳喂养对婴儿健康的价值。母乳喂养减少儿童哮喘的发生，这种效应在0 ～ 2岁时尤其明显，并且随时间的推移逐渐减弱。儿童时期摄入水果、蔬菜和鱼可减少哮喘症状，而果汁饮料和碳酸饮料摄入过量与哮喘相关联。此外，儿童采用西方式饮食可能会降低母乳喂养对哮喘风险的保护作用。而关于维生素和鱼油对儿童哮喘的益处尚没有定论。

3. 成人　由于成人的饮食习惯多变，很难阐明成人的饮食摄入与哮喘风险之间的联系。尽管研究证据水平不高，但水果和蔬菜的摄入似乎能降低哮喘风险，其中与苹果和橘子关联最强。然而，在3个横断面研究中发现，成人哮喘与每天至少两次摄入含糖饮料相关。尽管已经证实维生素A、维生素C、维生素E缺乏症可增加哮喘风险，然而，成人补充维生素A、维生素C、维生素E效果尚不确定。

　　总之，增加水果和蔬菜的摄入对降低哮喘风险和哮喘控制产生积极影响，而西方式饮食可能对哮喘有负面影响。健康饮食和锻炼的协同作用可能是改善哮喘预后的有效方法，这两种非药物干预措施的合理结合对哮喘的治疗和预后起到事半功倍的效果。

（孙劲旅）

运动诱发哮喘患者该不该运动

运动诱发哮喘是指患有哮喘的人在运动期间或运动后发生的急性气道狭窄和气道阻力增高。实际上运动本身不会导致哮喘，但会引发一些已经患有哮喘的人出现急性发作症状，如胸闷、咳嗽、喘息、呼吸困难。通常发生在开始运动10～15分钟后，在大多数情况下，症状会在1小时后消失。

有无针对运动诱发哮喘的检测方法？

有。如果你已经知道自己患有哮喘，那你可能不需要再做检测。医生会根据你的症状判断你是否有运动诱发哮喘。如果你不确定自己是否有哮喘，可以做以下检测：

1. 运动激发试验　使用跑步机或自行车锻炼数分钟，然后做肺功能检测。

2. 支气管激发试验　吸入一种特殊的药物，在吸入药物前后分别做一次肺功能测试。如果你有哮喘，这种药会使你的呼吸道变窄，诱发症状。

我患有哮喘，应该避免锻炼吗？

完全不需要。即使你患有哮喘，运动对你的健康也很重要。但在哮喘发作的日子里，最好避免剧烈运动。

运动诱发哮喘该如何治疗？

如果你患有运动诱发哮喘，一定要随身携带快速缓解的吸入剂，如沙丁胺醇气雾剂。大多数患者需要吸两次才能缓解症状。如果症状仍无缓解，可以在20分钟后再吸2次。

运动诱发的哮喘可以预防吗？

可以。要按照医嘱规律服用治疗哮喘的药物，有效控制哮喘可以降低运动时出现症状的概率。你也可以通过以下方法预防哮喘的发生。

1. 运动前使用预防药物。通常于运动前5 ～ 20分钟吸入短效 β_2 受体激动剂能有效预防哮喘发作。沙丁胺醇气雾剂和布地奈德福莫特罗吸入剂是最常用于预防运动性哮喘的药物。对于运动次数较多的人，如每天运动很多次的儿童，可以选择服用白三烯受体拮抗剂。

2. 如果你一周中大部分时间都在运动，每次运动都需要使用快速缓解药物，那么建议你去医院就诊，可能你需要加用控制哮喘的药物。虽然平时你没有任何症状，但仍需要每天规律服用控制哮喘药物。这样运动时你就不用依赖速效药物了。

3. 避免在寒冷、干燥的环境下运动。寒冷、干燥的空气会使症状加重。

4. 运动前热身。研究发现，热身运动有助于预防由运动引起的哮喘，但这并不适用于所有人。

总之，运动对保持健康很重要。即使你患有运动诱发哮喘，也不需要完全避免运动来防止其发生。此外，规律的运动和健身实际上可以帮助减少哮喘的发生。例如，在温暖潮湿的天气游泳、步行、骑自行车和徒步旅行对运动性哮喘患者来说都是非常适合的户外运动。

（邓　珊）

你能分清咳嗽和哮喘吗

——咳嗽变异性哮喘

随着环境的改变，相信很多人都被慢性咳嗽所困扰。慢性咳嗽是指超过2个月的咳嗽，其原因很多，如感染后咳嗽、上气道咳嗽综合征、长期服用一种降压药（血管紧张素转化酶抑制剂）等，但其中有一种名叫特殊哮喘的咳嗽，你也许不知道。

咳嗽变异性哮喘（cough variant asthma，CVA）是一种哮喘的特殊类型，也是临床上较常见的呼吸系统疾病之一，患者以咳嗽为主，大多无喘鸣和呼吸困难等临床表现，却有与典型哮喘相似的发病机制及异常病理变化。在慢性咳嗽患者中，54%为咳嗽变异性哮喘患者。

咳嗽变异性哮喘的诊断标准

1. 咳嗽症状持续或反复＞2个月，干咳为主，无喘息、呼吸困难等症状。
2. 长期抗菌药物治疗无效。
3. 支气管舒张剂可缓解咳嗽症状。
4. 支气管激发试验阳性。
5. 有个人过敏史或家族过敏史。
6. 呼出气一氧化氮（fractional exhaled nitric oxide，FeNO）检测用于判定慢性咳嗽患者的气道高反应性。

使用支气管舒张剂治疗咳嗽是否有效是初步诊断咳嗽变异性哮喘的基本条件，而肺通气功能和气道高反应性检查是诊断咳嗽变异性哮喘的关键。

咳嗽变异性哮喘的治疗

咳嗽变异性哮喘的治疗原则与支气管哮喘相同。

1．吸入用糖皮质激素（ICS）联合支气管扩张剂常作为治疗咳嗽变异性哮喘的一线药物，如布地奈德福莫特罗、沙美特罗氟替卡松等。

2．白三烯受体拮抗剂（LTRAs）则作为辅助或备选药物，如孟鲁司特钠咀嚼片、孟鲁司特钠片。

3．短期口服小剂量糖皮质激素常作为治疗咳嗽变异性哮喘的二线药物。

4．咳嗽变异性哮喘的治疗时间应不小于2个月，或适当延长治疗时间。

有研究显示，未经治疗的咳嗽变异性哮喘患者有进一步发展为支气管哮喘的风险，因此，早期规范化干预对改善咳嗽变异性哮喘患者的预后有重要意义。

有国外研究者认为，对咳嗽变异性哮喘患者宜进行脱敏治疗，同时在治疗的过程中应该避免接触过敏原。特异性过敏原免疫治疗（ASIT）是一种脱敏治疗方法，通过给予患者逐渐递增剂量的过敏原提取物刺激，使其对过敏原反应性逐渐降低，最终达到脱敏的目的。

有国外研究者报道，采用舌下含服脱敏治疗（SLIT），过敏性哮喘患者能取得较好的治疗效果，咳嗽变异性哮喘患者肺功能和呼吸道功能明显改善，降低变态反应强度。

（徐国纲）

过敏性哮喘——过敏和哮喘要同时治疗

过敏性哮喘，顾名思义，包含了"过敏"和"哮喘"这两个方面。所以，必须双管齐下，才能药到病除。

患者最重要的是明确自己是否为过敏性哮喘，什么物质容易诱发自己的哮喘，这就需要科学的诊断方法和仔细的自我观察。科学的诊断方法包括过敏原的体内体外诊断方法（过敏原点刺为经典的体内诊断方法，血清特异性过敏原IgE检测则是最为常用的体外诊断方法），还可以通过外周血嗜酸性粒细胞计数、总IgE水平的血清学检测来判断是否总体上属于过敏体质。这些阳性的检测结果还不一定完全确诊，判断还需要与临床症状相关联，如吃什么食物、药物或者闻到什么气味等易诱发哮喘，从而综合评判是否属于过敏性哮喘。对于过敏性哮喘，过敏原的防护就是很重要的一步。明确了过敏物质，尽量避免，如花粉过敏者春季避免在田野花丛逗留；真菌过敏的患者需要保持家居干燥，避免真菌滋生；尘螨过敏患者避免大量灰尘的暴露等。

哮喘需要长期而规范的治疗。以吸入激素为基石的阶梯化药物治疗和反复评估的管理模式适合于所有严重程度和所有不同病因的患者。密切监测病情，根据症状、肺功能进行每月一次的定期随访和规范治疗可以让过敏性哮喘患者"以不变应万变"地从容应对外界多变的环境因素，最大限度地维持哮喘的控制。

但相比非过敏性哮喘，过敏性哮喘患者如果仅有单一物质过敏（如国内最为常见的尘螨），可以考虑在哮喘控制或者部分控制的前提下开始脱敏治疗，从源头上改善过敏体质，真正达到标本兼治的作用。而多重物质过敏的患者，如果以传统的药物治疗症状控制不佳，也可以考虑进行针对过敏的核心蛋白IgE的抗体阻断治疗（即奥玛珠单抗靶向治疗），不仅可以显著改善中重度过敏性哮喘的临床控制，同时也可以改善其他系统的过敏症状（如过敏性鼻炎、过敏性皮炎等）。

随着现代化的进程，过敏性疾病的发病率在我国不断增高，严重影响了广大人民的生活质量。过敏性哮喘患者更容易因环境的外在因素导致哮喘反复发作和急性加重。所以，过敏性哮喘患者要关注"过敏"和"哮喘"两个方面，防治结合，才能安然生活和工作，不惧环境的千变万化。

（汤　葳）

妊娠期哮喘不再困惑

很多妊娠期合并哮喘的准妈妈都会遇到两难的抉择：一方面担心孕期治疗哮喘的药物会对胎儿有不良的影响；另一方面又担心如果孕期哮喘控制不佳又会影响胎儿发育。

有多少孕妇患有妊娠期哮喘？

哮喘是妊娠期常见的合并疾病之一，流行病学调查表明，在妊娠期女性中哮喘的发生率为3% ～ 9%，对妊娠期哮喘的密切监测和管理是至关重要的。

妊娠对哮喘有影响吗？

哮喘女性在妊娠后病情的变化各有不同，一项针对330名女性哮喘患者的366次妊娠的前瞻性研究表明，35%患者在妊娠期哮喘加重，28%进一步改善，33%基本同前，4%情况不明。

不同的妊娠时期哮喘病情会有变化吗？

总体而言，在临近分娩前4周，哮喘往往较轻；临近分娩或分娩时很少出现哮喘急性加重的情况；在病情有改善的女性中，哮喘严重程度随着孕周增加而逐渐改善；在哮喘加重的女性中，哮喘症状最显著的时期是妊娠4 ～ 9个月；

哮喘患者再次妊娠时哮喘的病情通常与上次妊娠相似。

哪些因素加重妊娠期哮喘？

1. 妊娠前哮喘的严重程度与妊娠期哮喘的严重程度呈正相关。有研究表明，妊娠前哮喘控制不佳的女性在妊娠期发生哮喘加重的风险较其他观测组增高。

2. 在得知自己妊娠后减少或停用哮喘治疗药物，尤其吸入糖皮质激素剂量不足有加重哮喘的风险。

3. 吸烟除可能使患者出现哮喘、支气管炎外，还可导致鼻窦炎发作，增加药物用量。

4. 持续暴露于气道刺激物，如燃料烟雾、粉尘、空气污染。

5. 过敏性哮喘妇女暴露于过敏原，如螨虫、宠物毛发、花粉等。

6. 呼吸道感染可能诱发哮喘发作。

哮喘对妊娠有影响吗？

妊娠期哮喘可能增加围生期死亡率及一些妊娠并发症事件的风险：自然流产、剧烈呕吐、阴道出血、先兆子痫、早产、妊娠期高血压疾病、胎儿宫内发育不良等。正确的治疗和良好的哮喘控制可极大减少上述并发症的出现。

孕期使用哮喘药物安全吗？

经临床观察，许多哮喘治疗药物在孕期使用是比较安全的，鉴于哮喘控制不佳会对孕妇或胎儿产生不利的影响，建议妊娠合并哮喘的妇女应在医生的指导下积极控制哮喘。

妊娠期哮喘治疗药物是否需要调整？

妊娠期哮喘的治疗同样遵循GINA阶梯式治疗方案，最终目的是实现并维持哮喘控制。根据最新指南推荐以下几点。

1．推荐将沙丁胺醇作为首选的短效β受体激动剂。

2．对于有轻度持续性哮喘或更严重哮喘的患者，吸入糖皮质激素可减少妊娠期哮喘的发作，推荐布地奈德作为首选药物，该药有较多的妊娠期使用的相关资料。近期资料显示氟替卡松的安全性良好，如果患者在妊娠前通过治疗已获得良好的哮喘控制，可继续使用。

3．沙美特罗可作为首选的吸入长效β受体激动剂，同样出于该药的临床资料更充分，一般对于沙美特罗和福莫特罗，回顾性队列研究均显示其良好的安全性。

4．孟鲁司特或扎鲁司特可作为吸入糖皮质激素的联合治疗，孟鲁司特的妊娠期资料多于扎鲁司特。

当妊娠遭遇哮喘，该怎么办？

哮喘是妊娠女性最常见的呼吸道疾病，多达8%的孕妇患有哮喘。许多女性哮喘患者担心怀孕会影响她们的病情，以及哮喘药物治疗会影响胎儿。事实上，通过适当的哮喘治疗，大多数哮喘患者可以正常怀孕，并生下健康的婴儿。总的来说，哮喘控制不佳的风险远比服用治疗哮喘药物的副作用要大得多。

妊娠对哮喘病情的影响

妊娠期间哮喘的严重程度因人而异。在妊娠期间，大约1/3患者哮喘症状会加重，1/3患者哮喘获得改善，1/3病情稳定。在哮喘恶化的患者中，通常在妊娠第29至36周之间症状加重；在妊娠的最后1个月，哮喘通常不那么严重；分娩一般不会加重哮喘症状。

哮喘对妊娠和胎儿的影响

患有哮喘的女性发生妊娠并发症的风险会略有增加，其具体原因尚不清楚。与没有哮喘的女性相比，患有哮喘的女性更容易出现以下一种或多种妊娠状况：高血压、先兆子痫、早产、剖宫产。不过，大多数哮喘患者在妊娠期间不会出现并发症。妊娠期哮喘的良好控制可降低其并发症发生的风险。

孕期哮喘的监测

规律的肺功能监测非常重要：正常的肺功能对母亲和孩子的健康都很重要。哮喘患者也可以自己在家里通过一种叫作峰值流量计的简单设备来监测，它可以评估哮喘引起的气道狭窄。建议每天测量2次呼气流速峰值（PEFR）：一次在醒来时测量，一次在12小时后测量。流速降低通常是哮喘恶化的信号，提示你需要到医院就诊，必要时调整治疗药物。

避免接触过敏原

避免接触会引起哮喘发作的过敏原，特别是宠物皮屑、室内灰尘、烟草烟雾、浓烈的香水等。例如，对室内尘螨过敏，则应在床垫和枕头上盖上塑料或特殊的防螨外套，不要睡在软垫家具上，如沙发、躺椅。

药物治疗

用于治疗妊娠期哮喘患者的药物与普通哮喘患者相似。一般来说，推荐吸入性药物，因为对母亲和胎儿的全身影响较小。严重的哮喘发作会导致胎儿缺氧。控制不佳的哮喘对母亲和胎儿造成的危害远远大于使用哮喘药物。因此，规律应用药物预防哮喘发作是非常重要的。治疗哮喘的药物包括支气管扩张剂、糖皮质激素、茶碱、白三烯受体拮抗剂、抗组胺药和免疫治疗药物。

分娩和产后

对于患有哮喘的妇女，催产素是刺激子宫收缩、引产和控制产后出血的首选药物。在分娩过程中，硬膜外麻醉可能比全麻对哮喘患者更安全。

母乳喂养

母乳喂养似乎可以降低婴儿在出生后两年内反复出现喘息的风险。这可能是由于母乳喂养的婴儿在此期间较少发生呼吸道感染。我们知道，呼吸道感染是婴儿喘息的常见原因。因此，鼓励患有哮喘的母亲进行母乳喂养，这对母亲和婴儿都有好处。但尚不清楚母乳喂养是否能降低婴儿日后患哮喘的风险。

（邓　珊）

抗 IgE 治疗知多少

春天是花的世界，是一切美的融合，是一切色彩的总汇。如此美景，有一些患者却是苦不堪言，只因他们有鼻炎、哮喘等过敏性疾病。他们接触过敏原后会出现不断的喘息、胸闷、胸痛、打喷嚏、流涕、鼻塞、鼻痒、气短、呼吸困难、干咳、夜咳等症状。花粉浓度较高的春季里，总是让很多过敏性疾病患者恨不得"原地爆炸"。

什么是 IgE？

IgE 是人体内的一种免疫球蛋白，是引起 I 型过敏反应的主要抗体。当出现支气管哮喘、过敏性鼻炎、寄生虫感染等疾病时 IgE 水平会升高。

IgE 能引发哪些疾病？

IgE 可在身体不同部位引发不同过敏性症状。包括：①过敏性结膜炎：眼痒、流泪、结膜充血、眼睑疼痛。②过敏性鼻炎：鼻痒、鼻塞、打喷嚏、流清水。③过敏性哮喘：气短、胸闷、咳嗽、喘息、呼吸困难。④食物过敏：皮疹、水肿、红斑、咳嗽、喘息、恶心、呕吐、腹泻。⑤荨麻疹、湿疹、接触性皮炎：瘙痒、红肿、红斑、皮疹。

如何检查体内 IgE 是否异常？

所有疑似过敏性疾病的患者（包括过敏性哮喘、过敏性鼻炎、荨麻疹、特应性皮炎等）都可以进行IgE检查，IgE检查需要抽血，可以查"总IgE"与"特异性IgE"两个项目。总IgE检查可以辅助过敏性疾病的诊断，特异性IgE检查可以明确患者对哪些物质过敏。

总IgE检测：升高提示过敏可能性大，但不能用于判断过敏原。

特异性IgE：即通常所说的过敏原检测，可判断患者对何种物质过敏及严重程度。

IgE检测报告怎么看？

如果是总IgE，因为不同医院使用的检测设备不同，所以检测结果和参考值范围也会不同，以ImmunoCAP法测定为例，60IU/ml为血清总IgE的正常参考值上限。需注意，处于正常值范围内的所谓"正常"也不能排除过敏，需结合临床综合判定。

过敏原特异性IgE是指存在于血清中，可以与某种过敏原结合的IgE。一般认为，过敏原特异性IgE水平的临界值为0.35kUA/L，某种过敏原特异性IgE水平明显升高时，则提示患者对该种过敏原过敏（表12-1，表12-2）。

表12-1　血清特异性IgE检测报告（范例）

项目名称	结果/kU·L^{-1}	级别	参考值/kU·L^{-1}
蛋白	8.55	3	<0.35
牛奶	1.24	2	<0.35
小麦	0.90	2	<0.35
花生	0.30	0	<0.35
大豆	0.58	1	<0.35

表 12-2　血清特异性 IgE 水平分级标准

级别	血清特异性IgE水平/kU·L^{-1}	临床意义
0级	0 ～ 0.35	不过敏
1级	0.35 ～ 0.70	轻度或可疑
2级	0.70 ～ 3.50	轻中度
3级	3.50 ～ 17.50	中度
4级	17.50 ～ 50.00	中重度
5级	50.00 ～ 100.00	重度
6级	2100.00	极重

如何针对 IgE 进行治疗？

如前文所说，在过敏性疾病患者体内的 IgE 是他们导致发病的核心因素，那么我们能不能想出一种方法来针对 IgE 治疗呢？对于哮喘患者，答案是有的，我们把它叫作抗 IgE 治疗，即抗 gE 药物将自己与 IgE 结合，阻止 IgE 与体内其他细胞结合发生炎症，改善哮喘症状。

抗 IgE 治疗过敏性哮喘，疗效如何？

2020 年《支气管哮喘防治指南》指出，抗 IgE 治疗可显著改善重度哮喘患者的症状和肺功能。另外，抗 IgE 治疗临床疗效证据丰富，可以改善哮喘症状（减少日间喘息、减少夜间憋醒）、改善肺功能、减少口服激素、降低哮喘急性发作率、降低住院率、改善生活质量等。

抗IgE治疗过敏性哮喘，安全性如何？

2020年《支气管哮喘防治指南》指出，抗IgE治疗总体安全性与耐受性良好。

长期抗IgE治疗哮喘，安全吗？

奥马珠单抗在全部哮喘患者中的安全性已被充分证明，在糖皮质激素基础上加用奥马珠单抗发生严重不良反应风险与加用安慰剂相似。真实世界中，长期奥马珠单抗治疗安全性和耐受性良好，并且连续延长多年不会增加副作用风险。

抗IgE治疗有副作用吗？

任何药物治疗都存在副作用。成人最常见不良反成为头痛和注射部位不良反应；儿童最常见不良反应为头痛、发热和上腹痛，但这些反应多为轻度或中度。接受奥马珠单抗治疗后严重过敏反应罕见。

抗IgE治疗能和其他抗哮喘药物一起使用吗？

在目前为止的临床试验中，还未出现与其他抗哮喘药物之间的相互影响。

（马行凯）

哮喘能根治吗

哮喘是一种异质性疾病，一般由吸入或食入性过敏原诱发，其过敏原最常见的有花粉、尘螨、真菌、动物毛屑、花生、鸡蛋、牛奶、水果、油漆、乳胶、清洁剂等；此外，寒冷空气、过度疲劳、妊娠、情绪激动均可诱发哮喘。

哮喘能根治吗？

平时我们经常会听到"哮喘可以除根，小儿患哮喘长大自然就好了，治不治不要紧"这些错误的观点，这会使不少哮喘患儿丧失治疗的最佳时机甚至加重病情。目前不管是儿童哮喘还是成人哮喘都不能彻底治愈，只能尽量避免接触过敏原，并通过长期规范化治疗和管理，才能达到哮喘的临床控制，不影响正常的工作与生活。因此，哮喘的治疗在于"控制"而非"根治"。

如何避免哮喘发作？

避免哮喘发作的诱因，才能避免哮喘发作。哮喘发作的诱因很多，有些显而易见，有些则较为隐蔽，需医生和患者共同努力查找，目前已知的哮喘诱因如下。

1. 过敏因素　有30% ～ 40%的支气管哮喘者可查出过敏原，如螨虫、花粉、动物毛屑、真菌、牛奶、禽蛋等都是重要的过敏原。

2. 感染　上呼吸道感染（如感冒）是哮喘最常见的诱因，冬春季节或气候多变时更为明显。呼吸道感染，尤其是病毒感染更易引致哮喘发作。

3. 刺激性气味　如吸入烟、尘、汽油、油漆等气味以及冷空气，可刺激支气管黏膜，使哮喘患者发生急性支气管平滑肌痉挛。

4. 劳累　过度劳累、突击性强烈的或长时间的体力劳动、紧张的竞技性运动可诱发哮喘。

5. 气候因素　如寒冷季节容易受凉而导致呼吸道感染，或天气突然变化、空气污染，都可激发支气管哮喘发作，在天气变化或寒冷时，一定要及时添加衣物，预防感冒。

哮喘患者应如何饮食？

哮喘患者除用药治疗外，最主要的就是生活调理，平时规律作息、避免剧烈运动和接触过敏原，还要注意饮食。以下5类食物建议哮喘患者最好不碰。

1. 刺激性食物，如辣椒、芥末等刺激性食物，以及火锅最好不吃。

2. 酒精、咖啡、冷饮和碳酸饮料对支气管有刺激作用，可导致气管痉挛，诱发哮喘，应尽量不碰。

3. 过甜和过咸的食物，这类食物可能诱发哮喘发作，哮喘患者的饮食该尽量清淡。

4. 海腥发物，如虾、蟹等海鲜能诱发哮喘，尽量避免食用。

5. 油腻食品，包括油炸、油煎、高脂肪饮食等均可增加呼吸道炎症发生，应尽量避免。

（柴若楠　刘　璐）

第十三部分

脱 敏 治 疗

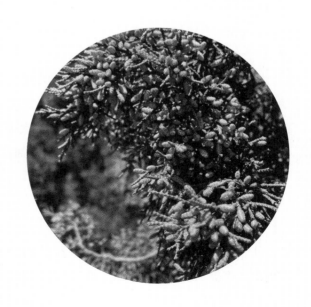

揭开脱敏治疗的神秘面纱

脱敏治疗（过敏原特异性免疫治疗）是确定患者的过敏原后，用逐渐增加剂量的过敏原提取液长时间给予注射，提高患者对致敏过敏原的耐受能力，使患者再次接触过敏原后，症状减轻甚至不出现症状的治疗方法。

历史

脱敏治疗已经有100余年的历史。在19世纪，一名叫作Blackley的医生自身是过敏性鼻炎的患者，接触牧草花粉后出现流涕、喷嚏等过敏症状。他反复将花粉颗粒涂在刮擦过的皮肤表面，希望能让自己产生对花粉的"抵抗力"，这种让人体反复接触过敏原，期待产生耐受的做法就是现代免疫治疗的雏形。

1911年，Noon教授和Freeman教授开展了历史上第一项正式的牧草花粉免疫治疗临床试验，开启了免疫治疗的百年历史。Noon教授英年早逝，死于结核感染。Freeman教授继续免疫治疗的相关研究，于1930年开展了第一项改良快速免疫治疗，能够更快地达到维持治疗剂量，更快地取得疗效。

适应证

①过敏性鼻炎，过敏性哮喘的患者。②潜在的适应证：特应性皮炎，病史和辅助检查提示疾病主要由吸入性过敏原引起；膜翅目昆虫毒液过敏的患者。

禁忌证

绝对禁忌证：控制不佳/未控制的哮喘；恶性肿瘤；活动期自身免疫性疾病。

绝对禁忌证：部分控制的哮喘；心血管疾病；缓解期自身免疫性疾病；服用β受体阻断剂。

特殊人群的脱敏治疗

5岁以下儿童：①0～2岁婴幼儿不宜进行脱敏治疗。②2～5岁则是相对禁忌，仅在个别非常需要的病例中考虑。

孕妇：相关研究数据较少，目前指南仍然不推荐在妊娠期开始脱敏治疗，但如果患者已经在维持治疗期，并且耐受良好，则妊娠后可以继续脱敏治疗。

疗程

一般以维持浓度做1000～10 000倍稀释后的浓度为起始浓度。根据病史和辅助检查，提示高度敏感的患者，可以进一步降低起始浓度。一般每周注射1～3次，浓度和剂量逐渐递增，在3～6个月内达到维持治疗阶段。更快速的提升剂量方法有集群法和快速法。

疗效

大量高质量随机对照研究以及荟萃分析均表明，脱敏治疗可显著减轻鼻炎及哮喘患者的症状，减少控制症状的药物使用，并有助于预防鼻炎进展为哮喘。脱敏治疗对于特应性皮炎患者也有不错的疗效。

不良反应

1. **局部过敏反应**　局部风团红晕很常见，见于26%～82%的患者，0.7%～4.0%患者注射后会出现，多数患者不会因此而中止治疗。

2. **全身过敏反应**　不到1%的患者发生，0.2%的注射中发生。大多数都是轻中度反应，可对症控制。

（李丽莎）

脱敏治疗知多少：诊室内纪实小故事

门诊遇到一对和蔼可亲的母女来看病。女儿患有过敏性鼻炎、哮喘、荨麻疹，反复发作数年。妈妈非常清楚地讲道：听女儿的舞蹈老师说，有一种脱敏治疗能治女儿的过敏病，今天专门为此而来。这位老师通过打脱敏针，之前对猫毛过敏，打针后就不过敏了，现在还能养猫了，而且还特别强调脱敏针里含有激素药。听了这个母亲的说法，我觉得有必要向大家介绍一下有关过敏原脱敏治疗基本的真实的科学信息。

脱敏治疗适用于哪些疾病？

脱敏治疗是变态反应科一种独特的治疗方法。这种治疗主要有2种方式，一种是皮下注射，另一种是舌下含服。皮下注射方式已有100多年的历史，研究非常充分且有效，主要适合治疗过敏性哮喘、过敏性鼻炎、过敏性结膜炎和蜂毒过敏。

脱敏治疗注射液里含有激素吗？

没有！脱敏注射液是将过敏原如螨、花粉、猫狗皮屑、真菌等经过复杂标准的生产工序提取制作出来的，不添加任何其他治疗药物，更不含有激素。脱敏治疗注射液的作用性质类似疫苗。

脱敏治疗注射液里的配方是一样的吗?

脱敏治疗是根据患者病史、临床表现、皮肤试验、抽血查特异性IgE的结果为患者个体特制，每位患者的治疗方案是不尽相同的。例如，对花粉过敏者，要选用导致患者过敏的主要花粉脱敏液进行注射，从而达到减低敏感程度的目的。而对螨虫过敏者，则采取螨脱敏液进行注射。不同患者，脱敏治疗注射药是不同的。

脱敏治疗疗程有多长?

脱敏治疗采用循序渐进逐步递增剂量的方法进行。脱敏液的浓度一般从稀到浓，剂量从递增期逐步过渡到剂量维持期。整个治疗疗程推荐为3～5年。脱敏治疗应在变态反应专科医生的指导下完成。

对于脱敏治疗，应考虑多方面因素，权衡患者治疗收获的利弊，合理开展，在保障安全的前提下，获得最佳的治疗效果，为患者健康增加福祉。

（李　宏）

诊室里的悄悄话：过敏性哮喘脱敏治疗的故事

　　作为变态（过敏）反应科医生，无论是在严肃的学术会议上，还是在日常生活中，时刻感受到过敏性疾病患者越来越多，特别是像过敏性哮喘这样不能治愈的疾病，时刻困扰着人们的生活。民间流传"内不治喘，外不治癣"，人们恐惧拒绝戴上哮喘的帽子。万一患上过敏性哮喘，我们如何理性应对并进行管理呢？

　　严格称哮喘不是一种病，而是一组病，因此有学者提出"哮喘综合征"这一概念。哮喘临床上表现有反复咳嗽、胸闷、喘息、气短等症状，哮喘急性发作严重者会造成呼吸困难甚至会死亡。但其产生的病理基础不尽相同，其中一部分哮喘与过敏密切相关，因此需要进行哮喘患者的过敏致病因素评价，判断哮喘患者是否为过敏性哮喘。

　　过敏性哮喘治疗包括过敏原预防、对症用药、过敏原特异性免疫治疗（脱敏治疗）、避免各种诱发因素、患者教育与病情监测等。有些过敏原可以躲避，如猫过敏造成的过敏性哮喘，不养猫，避免接触猫就可以完全好转。而另一些过敏原生活中很难完全躲避，就需要进行脱敏治疗（过敏原特异性免疫治疗），如螨虫、花粉引起的过敏性哮喘。脱敏治疗是目前唯一可以改变过敏性疾病进程的治疗方法。

　　经常会有患者问：打脱敏针能根治哮喘吗？第一，哮喘发病与个体遗传因素、环境因素、心理因素、个人健康状况等诸多因素相关。第二，脱敏治疗能够帮助患者减少哮喘发作，提高患者对过敏原的耐受能力，减少哮喘对症控制药物（包括皮质激素）使用量，甚至达到完全停止控制药物的使用。第三，要想达到过敏性哮喘的完全好转，应综合全面地进行治疗、控制与管理。仅仅做到脱敏治疗是不够的，唯有向过敏性哮喘的天平上持续添加更多的正向砝码，才有可能达到个体最佳的治疗效果。正向砝码有哪些呢？比如合理用药；尽可能降低过敏原的接触；定期监测病情。避免新车、新家具、新装修的各种刺激性气味；锻炼身体；预防感冒；避免过度劳累；良好的睡眠等。

我曾治疗一位严重花粉过敏的患者，患有过敏性鼻炎、哮喘合并食物过敏。经过2年多的治疗，病情得到极大改善，不但不再哮喘，而且流感也躲着他。希望大家能从中受到启发。

良好健康的卫生习惯和行为规范更加有助于我们摆脱疾病，走向健康的未来。

（李　宏）

脱敏针可以打快一点吗

脱敏治疗是一种将过敏原，即过敏原从小量到大量多次打入患者体内，诱导过敏患者对过敏原产生免疫耐受的治疗过程。大量高质量的双盲随机对照试验以及荟萃分析都证实了脱敏治疗能够有效治疗过敏性鼻炎、哮喘以及特应性皮炎，也是目前唯一能阻止过敏性疾病进展的治疗手段。

我国目前应用最广泛的是皮下注射免疫治疗，即俗称的"脱敏针"，其疗程分为2个阶段：剂量递增期和剂量维持期。传统注射方法为患者每周就医1～2次，每次注射1针，浓度及剂量递增幅度小，这使剂量递增阶段耗时可长达半年，患者需频繁就医，在时间和经济方面都有较大负担，患者的依从性也受到影响。那么，脱敏针可以打快一点吗？可以早点进入剂量维持期看到效果吗？

答案是肯定的，就是采用快速免疫治疗，按照剂量递增期时长的不同，又分为以下2种：①集群免疫治疗（cluster immunotherapy）：每周随访1～2次，每次集中注射2～4针，3～7周达到维持剂量。②冲击免疫治疗（rush immunotherapy）：连续注射1～3天，每天注射数针，每针间隔15～60分钟，3天内达到维持剂量。

这种快速打法可以让患者更早进入剂量维持阶段，也可以更早地获得免疫治疗的效果，减轻鼻炎、哮喘症状，用药量减少。但脱敏针剂量快速递增也是一把双刃剑，节省时间的同时，治疗的安全性成了新的问题，以冲击免疫治疗更为突出。

在国外一项研究中，125名尘螨过敏性哮喘患者接受了3天疗程的冲击免疫治疗，高达34.4%的患者出现严重全身过敏反应，需要使用肾上腺素急救；在治疗开始前肺功能就欠佳者，更是有73.3%患者在冲击注射期间出现哮喘发作。

集群免疫治疗稍好一些，国内临床研究资料提示，也有8%～25%的患者会出现全身过敏反应。

根据文献报道，出现注射相关全身过敏反应的危险因素可能有：注射起始剂量高，有哮喘的基础病，年龄21～40岁，治疗针剂中含有杂草花粉、牧草花粉、猫皮屑或狗皮屑成分。

为了提高快速免疫治疗的安全性，可以采取预防用药措施：在注射前预防性服用抗组胺药；预防性口服或注射糖皮质激素；在免疫治疗开始前数周，注射抗IgE单克隆抗体，以降低患者体内IgE水平。

研究证实，使用预防用药后，快速免疫治疗全身过敏反应的发生率可减少一半以上。

综上所述，快速免疫治疗在提高治疗效率的同时，也带来了全身过敏反应的问题；需要在予以预防用药，保障安全的前提下，慎重应用。

（李丽莎）

脱敏治疗疗效自评法

脱敏治疗是呼吸道过敏症最有效和直接针对病因的疗法，对儿童气道过敏性疾病尤为重要。足疗程的脱敏治疗可以提高敏感患儿对过敏原的耐受能力，变"高敏状态"为"过敏原耐受状态"，从而能和"年年岁岁花相似"的自然环境和谐共处，就好比"花是"而"人非"，逐步变为"岁岁年年人不同"，从根本上改变机体的过敏状态。

AIT疗程多则3～5年，疗程漫长，疗效持续，但并非一蹴而就。当经历至少1年疗程的脱敏治疗后，过敏症状得以改善并维持，合并用药的剂量降低和种类减少将逐渐显现。因此，在谈及脱敏治疗的疗效时，症状用药联合计分法是最为简易又需要患者坚持做记录的一项工作。贵在坚持，贵在知行合一。

1. 药物评分 对症用药的应用评价量化指标为药物评分，主要用于记录患儿使用对症药物的情况，从而评价免疫治疗的临床疗效。采用"三步"评分法，即鼻用、眼用、口服抗组胺药物均计1分，白三烯受体拮抗剂计1分，支气管舒张药物计1分，局部使用糖皮质激素（鼻用或吸入）计2分，口服糖皮质激素计3分，累计总分即为药物总评分。

建议：不同药物按说明书推荐的每日使用剂量作为标准计分单位参与上述计分。对症药物评分见表13-1。

表 13-1　对症药物评分

对应评分	对症药物
1分	口服/局部抗组胺药物（西替利嗪、氯雷他定、左卡巴斯汀鼻喷剂、氮䓬斯汀鼻喷剂）
	白三烯受体拮抗剂（孟鲁司特）
	支气管舒张类药物（沙丁胺醇、特布他林、福莫特罗、妥洛特罗、丙卡特罗）
2分	鼻用糖皮质激素/吸入糖皮质激素（糠酸莫米松、布地奈德、氟替卡松）
3分	口服糖皮质激素
	联合用药（糖皮质激素和β_2受体激动剂）（布地奈德福莫特罗、沙美特罗替卡松）

2. 症状评分　鼻炎的主要症状严重度评价指标包括4个鼻部症状评价（鼻痒、鼻塞、喷嚏、流涕），采用"四分法"，评价治疗前后的鼻部症状，各项症状评分相加即得出总鼻炎症状评分。过敏性鼻炎症状评分见表13-2。

表 13-2　过敏性鼻炎症状评分

分级评分/分	喷嚏（个/日）	流涕（次/日）	鼻塞	鼻痒
0	无	无	无	无
1	3～5	≤5	有意识吸气时感觉	间断
2	6～10	5～9	间歇或交互性	蚁行感，但可忍受
3	≥11	≥10	几乎全天用口呼吸	蚁行感，难忍

哮喘的症状评分包括日间症状评分和夜间症状评分，见表13-3，主要根据症状的严重程度及对生活的影响进行评估。

表13-3 哮喘症状评分

对应评分/分	日间症状	夜间症状
0	无症状	无症状
1	少许症状且持续很短	醒来1次或早醒
2	2次或2次以上很短症状	醒来2次，包括早醒
3	一天中较多时间有轻微症状，但对工作生活影响不大	醒来多次
4	一天中较多时间症状严重，对生活和工作有影响	晚上不能入睡
5	症状严重，以至不能工作及正常生活	

另外，视觉模拟量表（visual analogue scale，VAS）评分（图13-1）可直观反映患者的症状改变及生活质量的受影响程度，在呼吸道过敏的病情评估方面有重要作用。评估方法为：向测试者说明0分代表无影响，10分代表影响最大，用一条游动标尺标10个刻度，两端分别为"0分"端和"10分"端，刻度一面背向测试者，让测试者根据自己所感受的影响程度移动标尺，标尺所处位置即代表其症状对生活、工作的影响程度，评分值可精确到小数点后一位。注明：评分＜4分为轻度；4～7分为中度；≥7分为重度。

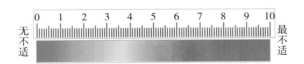

图13-1 VAS评分

注：VAS评分是患者症状评价的一种方法和指标。

3. 生物标志物的检测 目前对于脱敏治疗疗效生物标志物的研究已取得部分进展，如血清sIgE、sIgE/FIgE、IgG4、IgE-FAB促过敏原结合试验、嗜碱性粒细胞的活化、树突状细胞、细胞因子（IL-4、IL-5、IL-13等）和趋化因子等。sIgE和sIgE/总IgE、IgG4是在临床检测中可适合应用的相关指标。

（1）sIgE和sIgE/总IgE：过敏患者体内IgE水平的改变是过敏性疾病的一种标志。总IgE由非sIgE及sIgE两部分组成，其中仅sIgE与Ⅰ型变态反应有关。目前可用荧光酶免分析进行血清sIgE和总IgE浓度的测定。

（2）IgG4：目前普遍认为脱敏治疗疗效与IgG4有关，认为IgG4抗体与sIgE竞争性结合过敏原，从而抑制过敏原-IgE复合物在肥大细胞、嗜碱性粒细胞和其他有sIgE受体表达的细胞表面。对尘螨过敏的哮喘患儿进行皮下脱敏，随访1.5～2.0年后发现IgG4水平显著升高，提示免疫耐受的产生。目前认为IgG4与患者症状改善和免疫疗效的关系较为密切。因此，在脱敏治疗中可严密监测IgG4抗体水平的变化，对临床治疗具有指导意义。

对于花粉脱敏治疗，因自然环境的影响，外界花粉浓度在不同的季节有所不同，因此需结合自然状态下花粉接触的浓度来综合考量治疗效果。

（向　莉）

几岁可以开始脱敏治疗

众所周知，脱敏治疗可以诱导过敏患者对相应的过敏原产生免疫耐受，并预防过敏性疾病的进展。脱敏治疗作为目前唯一的病因治疗措施，其在过敏性疾病治疗中的地位逐步提高。比如世界过敏组织就提到脱敏治疗可以早期开始，并不需要以药物治疗失败为前提。我国指南也把脱敏治疗作为过敏性鼻炎的一线治疗方案。然而，早期治疗到底可以从几岁开始呢？在目前的大多数指南中，5岁是儿童开始脱敏治疗的最低年龄限制。这个推荐年龄更多的是基于临床实践操作而不是循证医学证据，如可能的安全性问题、低年龄段儿童的依从性问题等。但我们熟知的过敏进程（allergy march）往往出现在生命早期，如从出生后不久的湿疹、食物过敏逐步进展为呼吸道过敏等，很多患儿在5岁前即出现反复发作的哮喘和过敏性鼻炎症状，而早期的干预特别是脱敏治疗是目前唯一可阻断过敏性疾病发展进程的治疗方法。如何平衡早期治疗的获益和风险是确定脱敏治疗起始年龄的关键因素。

临床上脱敏治疗主要有2种方式：皮下脱敏治疗和舌下脱敏治疗。对于5岁以下年龄段的皮下和舌下脱敏治疗研究数据仍然相对有限。在一项随机对照研究中纳入了已经出现早期尘螨致敏但无临床症状的2～5岁儿童进行2年舌下脱敏，发现舌下脱敏治疗组出现尘螨特异性IgG抗体和IL-10水平升高，提示舌下脱敏治疗诱导了免疫耐受，但未出现治疗相关的不良反应。有一项研究纳入2～5岁的尘螨过敏的过敏性鼻炎和哮喘患儿进行舌下脱敏治疗，发现只有轻到中度的局部不良反应，无全身性不良反应的报道。对3～18岁患者的荟萃分析进一步证实舌下脱敏治疗在5岁以下年龄段也是有效和安全的。

上市后的调查数据显示，5岁以下的患儿舌下脱敏治疗不良反应的发生率为（0.083～0.200）/1000次治疗剂量，主要不良反应是口唇瘙痒和胃肠道反应。舌下脱敏治疗的安全性要高于皮下脱敏治疗。对于皮下脱敏治疗，有一项回顾性研究纳入239例5岁以下儿童（8～59个月），共进行了6689次注射，发现仅有1例3岁患儿在注射90分钟后出现全身不良反应。另一项研究纳入22例尘螨过敏性哮喘患儿（4例患儿年龄3岁以下）进行皮下脱敏治疗，7/22例出现轻度支气管痉挛，但可继续脱敏治疗。另有研究报道有2岁患儿接受昆虫毒液皮下脱敏治疗。

总之，从现有的数据来看，5岁以下患儿进行脱敏治疗是有效的，不良反应的发生率和严重程度与其他年龄段患儿相比也是相似的。但对5岁以下患儿进行脱敏治疗仍需慎重，需要充分评估治疗获益和风险，并充分征求患儿监护人的意见并获得书面同意后，在严密观察的情况下谨慎实施。

（祝戎飞　马东霞）

脱敏治疗效果预测和评价

这个五一假期，我收到了一位患者发给我的信息，说孩子经过一年多的脱敏治疗，鼻炎好多了。最近花粉季节特意领孩子去适应，也没出现什么症状。

患者是14岁的花粉过敏的花季少女，她诊断是过敏性鼻炎合并哮喘，还有花粉过敏相关的食物过敏，曾进食坚果后发生过敏性休克。经过敏原检查，发现艾蒿和坚果等过敏原阳性。经过一年多的脱敏治疗，孩子呼吸道过敏症状有所改善，同时，避免进食致敏食物（坚果），食物过敏也没有再次发作。

这个春季家长备着药，带孩子去郊区游玩，孩子没有发生过敏症状，备用的药物也没有用上。家长非常高兴：终于又可以自由享受春天了。

由衷地替孩子感到高兴。但并非所有患者有这样好的效果，这也引起我的思考。我们应该怎样评价脱敏治疗的效果呢？怎样选择脱敏治疗的对象以取得最佳效果？

皮下注射免疫治疗（subcutaneous immunotherapy，SCIT）是最成熟的免疫治疗方式。脱敏治疗的剂量从低到高，可以逐渐提高患者对过敏原的耐受，调节过敏原对过敏患者的有害的免疫反应，缓解过敏症状，减少药物用量。

根据世界卫生组织制定的脱敏治疗指南，该疗法是唯一可改变过敏性疾病异常免疫反应的治疗，也是唯一能阻止过敏性鼻炎进展为哮喘，从而改变过敏进程的治疗。

无论脱敏治疗途径是皮下还是舌下，脱敏治疗的疗程均需要持续3～5年。目前绝大多数脱敏治疗主要针对的是气传过敏原（也就是存在于环境中的，可以通过空气流动传播的，经呼吸道吸入的过敏原）的脱敏治疗。而食物过敏原的脱敏治疗国内外均尚在探索阶段。

如果说过敏原皮肤试验是精准诊断过敏性疾病的基石，那么在精准诊断的基础上进行针对性过敏原免疫治疗，则是有可能达到釜底抽薪效果的主要治疗方式。发明过敏原免疫治疗的先驱，Noon 医生本人患有豚草过敏引起的花粉症，他以自己本人为研究对象，实施了世界上第一例脱敏治疗，成功治愈了自己的豚草花粉过敏症状，并于 1911 年发表了相关研究。当时医学界对过敏性发病机制所知甚少，而直到 50 多年后，人们才首次发现了介导 I 型变态反应的关键抗体——IgE 抗体。

此后，大量的证据支持过敏原皮下注射免疫治疗（SCIT）治疗变应性疾病的整体疗效。目前，针对尘螨、花粉、动物皮屑、蟑螂、真菌这些过敏原，已有安慰剂对照研究证实了脱敏治疗对吸入性过敏症状的效果。

有大量双盲安慰剂对照研究显示，脱敏治疗对仔细选择的过敏性哮喘患者有显著疗效。一篇荟萃分析回顾了 88 项试验，包括 42 项尘螨过敏免疫治疗试验、27 项花粉过敏试验、10 项动物皮屑过敏试验、2 项枝孢霉过敏试验和 6 项使用多种过敏原的试验。总体上，哮喘症状、药物使用和支气管反应性均显著下降。

一项随机试验在豚草诱发季节性哮喘的成人中评估了脱敏治疗的安全性和有效性。经过 2 个治疗季节，两个治疗组的哮喘症状均有改善，但安慰剂组在 SCIT 的首年需要显著更多的药物来控制哮喘症状。豚草免疫组的呼气峰流速值在每个治疗年均有改善，并且在第二个治疗年显著优于安慰剂组。此外，豚草免疫组出现鼻炎症状改善、豚草皮试大小、支气管对豚草的敏感性降低。

对过敏性鼻炎症状而言，研究发现，脱敏治疗与糖皮质激素鼻腔喷雾剂大致等效。两者联用很可能有叠加效应，这可能也是现有最有效的过敏性鼻炎药物治疗方案。研究调查了 15 项 SCIT 对眼部过敏的影响，除 3 项研究外，大部分研究显示了眼部症状评分降低、药物使用减少或结膜激发试验的反应性减轻。

如何评估和预测真实世界中的脱敏治疗的效果？

目前评估脱敏疗法效果主要依赖于主观症状和用药指标的改善。截至目前，尚无可靠的生物标志物能确定脱敏治疗对哪些患者持续有效。包括免疫治疗前后的总IgE和特异性IgE水平的改变，皮肤试验（过敏原风团和红斑大小）、血清IgG抗体、局部抗体生成、体外T细胞反应等，均不能预测和评价治疗结束后的结局。

近来有一位19世纪90年代于我科进行脱敏治疗的秋季花粉症患者的情况可能可以说明一些问题。这位患者的过敏症状已经从十几年前起就不再发作，在秋季花粉季节期间无须用药。此次因其他疾病于我科就诊，我们给她进行过敏原评价（IgE检查），依然发现她的秋季花粉症IgE仍呈阳性结果。可见，即使症状改善甚至完全缓解多年以后，患者的致敏状态（皮肤试验和特异性IgE）并不会"清零"。

而由于哮喘的异质性，目前很难在脱敏治疗前，针对某个体患者预测脱敏治疗能达到的临床哮喘症状改善程度。

选择合适的患者开展脱敏治疗，是脱敏治疗成功的关键因素之一。也就是说，并不是每一个表现为哮喘或者鼻炎症状的患者，均适合脱敏治疗，或者说，并不是每一位有过敏症状的患者都能经过漫长的脱敏治疗过程取得良好的效果。

怎样选择"最合适"的患者进行脱敏治疗呢？

这个问题比较难以回答，因为鼻炎和哮喘的诱因因人而异。

如果具体到某一位患者，其过敏原暴露可能只是诱因之一。如果过敏原暴露是患者哮喘的明确而重要的诱因，则其获得改善的可能性更高。而对于哮喘主要由病毒性疾病或刺激暴露诱发的患者，即使他们对若干过敏原过敏，脱敏治疗可能也不会带来有临床意义的改善。

另一重要因素可能是过敏性疾病的持续时间。脱敏治疗对新发过敏性哮喘的效果可能好于长期疾病。例如，一位是儿童因宠物而新发哮喘症状，一位是中年多年哮喘患者在家中新添动物后哮喘症状发作次数增加，相比之下，脱敏治疗可能为前者带来更多益处。

停止脱敏治疗后，通常效果会持续若干年（一般 7 ～ 10 年），不过也有可能出现不可预测的早期复发。若复发，可再次启用脱敏治疗，仍然是有效的。

（文利平）

食物过敏可以进行脱敏治疗吗

　　食物过敏反应严重危害公众健康，近年来其发病率逐渐上升。目前一旦确定为食物过敏反应，临床医生一般都会建议患者严格避免过敏原，包括指导患者阅读食品标签；外出就餐或食用已准备好的食物时要注意，在自助餐或准备就餐时要小心交叉接触过敏食物（共用砧板、切片机和搅拌机）；对过敏反应的识别进行教育，并提供意外接触过敏原出现过敏反应的管理方案，如使用肾上腺素自动注射器和抗组胺药等。

　　虽然严格避免过敏原是最有效的防止过敏反应的方法，但完全回避过敏原并不容易，一是广泛和长期的避免可能导致营养不良，这对婴儿和儿童尤其重要；二是意外接触是比较常见的，如一些过敏原存在于药物、益生菌、甜食、冷肉、啤酒、葡萄酒、化妆品和疫苗中。另外，食物过敏常导致患者经济、心理及社会负担增加，所以一旦确诊为IgE介导的食物过敏反应，患者也常考虑脱敏治疗，该治疗在西方国家更常见。

　　食物过敏脱敏治疗目前有不少成功的报道，其脱敏方法有以下几种：①皮下脱敏：这种治疗方法由于安全性差，许多年前就被放弃了。②舌下脱敏：食物蛋白以液体的形式以吞服方式输送，舌下含服2分钟后吞咽，已有用牛奶、花生、榛子和桃进行舌下脱敏治疗的报道。③透皮脱敏方法：通过在完整的皮肤上重复敷贴过敏原进行。它的耐受性相对较好，没有严重过敏反应的报告。主要报道的不良反应是轻微的皮肤症状，包括局部应用部位的红斑或湿疹、瘙痒和异位性皮炎。有研究报道，透皮脱敏治疗没有效果，另有报道28%～50%的患者可以达到中度诱导耐受。透皮脱敏方法可作为一种逐步提高口服免疫治疗剂量安全性的方法，由透皮脱敏方法逐步过渡到口服免疫治疗。舌下和透皮脱敏方法均已被证明是安全的，但因通过皮肤或舌下吸收的过敏原的剂量有限，所以疗效欠佳。口服免疫疗法已经用在鸡蛋、牛奶、花生的脱敏中，报道其效果和安全性有较大差异，这些不同的结果可能是由于口服免疫治疗没有标准化的治疗方案。其不良反应多是轻度过敏反应，但也有全身严重过敏反应的报道，研究表明使用加工过的鸡蛋或奶制品可能加速诱导耐受，并降低严重不良事件的风险。脱敏过程中发生严过敏反应的患者往往是这些严重食物过敏的患者。其脱敏起始期增量要格外的小量增加。口服免疫疗法比其他途径更有效，部分原因是可以使用更大的剂量，但一旦停止持续暴露后，其诱导永久耐受性的能力尚不清楚。

食物过敏脱敏治疗可发生严重过敏反应，在进行食物免疫治疗时，应考虑月经期、运动、酒精、非甾体抗炎药、应激和感染等多种影响因素，这些因素可能会降低过敏阈值，增加严重不良反应的发生概率。

目前食物脱敏治疗还没有标准化的治疗方案。事实上，这些治疗方案在初始剂量、维持剂量、剂量增量之间的时间间隔各不相同，这种差异可能解释了不同研究获得的不同疗效和安全性数据。

口服免疫治疗中也常用到一些佐剂，奥马利珠单抗（Omalizumab）比较常用。奥马利珠单抗是一种重组的人源化单克隆抗体，选择性地与IgE结合。减少口服免疫疗法过程中的不良反应，并加速脱敏治疗，这对严重食物过敏和食物过敏合并过敏性哮喘的患者获益最大。达必妥（Dupilumab）是一种以IL-4受体为靶点的单克隆抗体，能有效抑制IL-4信号通路作用。初步研究显示达必妥在促进口服免疫疗法和提高口服免疫疗法安全性方面有一定的作用。

（祝戎飞　马东霞）